新装版

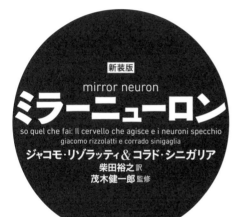

mirror neuron

ミラーニューロン

so quel che fai: Il cervello che agisce e i neuroni specchio

giacomo rizzolatti e corrado sinigaglia

ジャコモ・リゾラッティ＆コラド・シニガリア

柴田裕之 訳

茂木健一郎 監修

紀伊國屋書店

ミラーニューロン

SO QUEL CHE FAI.
Il Cervello Che Agisce e I Neuroni Specchio
by Giacomo Rizzolatti and Corrado Sinigaglia

Japanese translation published
by arrangement with Raffaello Cortina Editore
through The English Agency (Japan) Ltd.

目次

装丁・本文デザイン　松田行正＋日向麻梨子

傑出した舞台演出家ピーター・ブルックは、以前、あるインタビューで次のように述べている。ミラーニューロンの発見によって神経科学は、演劇界では長らく常識だったことをようやく理解しはじめた。すなわち、演技者は、あらゆる文化的・言語的障害を乗り越え、自分の声や動きを観客と共有し、それによって観客が演劇に能動的に参加して舞台上の演技者と一体化できるようにしなければ、どれほど努力しようと無駄に終わる、ということだ。こうした「共有」を基盤として演劇はリアリティを帯び、存在価値を獲得するのであり、自分が行為を行なうときにも、他者が行為を行なうのを眺めているときにも活性化するミラーニューロンによって、今やこうした「共有」を生物学的に説明できるようになったのだ。

ミラーニューロンに関するブルックの発言は、このニューロンの予期せぬ特性に、神経生理学以外の分野でもどれほど関心が高まっているかを如実に物語っている。芸術家や心理学者、教育者、社会学者、人類学者をはじめ、多くの人がミラーニューロンに夢中になっているが、このニューロンの発見の物語と、その発見を可能にした実験的な研究や理論的前提を知る者はごく少数のはずだ。脳の構造と機能を私たちが把握・理解する上でこの発見が持つことになる意味合いについて思いを巡らせる人は、なおさら少ないだろう。

そこで、この発見やその意味合いを本書で取り上げることにした。本書は、日常の動作、たとえば、手を伸ばして物をつかむ、食べ物を口に運ぶ、といった動作の分析から始まる。こうした動作はあまりにもありふれたものなので、その重要性は過小評価されがちだ。長年、神経科学で（そしてまた、ほかの学問領域で）も、こうした動作の背後で中心的役割を果たす運動系は、ただの端役扱いされていた。

何十年もの間、大脳皮質の運動野《や》は与えられた任務をたんに実行するだけであるという考えが幅を利かせてきた。すなわち、運動野は知覚に関する働きとは事実上無縁の存在である、ましてや認知にかかわる働きなどするはずがない、というわけだ。この観点に立った場合、私たちの運動行動を説明する上で最大の難関となったのは、さまざまな種類の感覚入力を運動系が処理するメカニズムを解明すること、そして、多様な意図や意見や欲求の生成と結びつく認知の諸プロセスの神経基盤を特定することだった。だが、脳には外界からの情報の流れを選別し、脳内部でおおむね自動的に生み出される心的表象と統合する能力があることをひとたび認めれば、運動にまつわる問題は運動の実行のメカニズムに還元されることになる。すなわち、古典的な図式に従って、「知覚→認知→運動」と。

この図式は、運動系を過度に単純化する見方が主流だった間は、申し分なかった。だが今日、見方は変わった。運動系は、視覚野・聴覚野・触覚野と緊密につながった前頭野と頭頂野のさまざまな部位によってモザイク状に構成されているだけでなく、従来考えられていた以上に複雑な機能特性をも備えていることがわかった。もっと具体的に言えば、脳の特定領域では、単純な運動ばかりでなく目的指向の運動行為（つかむ、持つ、いじるなど）にも反応して活性化するニューロンが発見されたのだ。それだけでなく、そのニューロンは、私たちが物と直接かかわりを持つときにも、それを眺めるだけのときにも、その形や大きさに即して選択的に反応することも明らかになった。こうしたニューロンは感覚情報を識別し、コードできるようだ。コード化の土台になるのは、その状況でとりうるさまざまな行為なのだが、それがやがて現実の行為に発展するかどうかは関係ない。

　脳の働きの基礎となるメカニズムに目をやれば、従来私たちの行動に与えられてきた説明がどれほど非現実的なものかが明らかになる。そうした説明は、意図的な行為と、それを実行するのに必要な純粋な体の動きとを分ける傾向がある。実際、非現実的という点では、ニューロンの活動を記録するために通常行なわれる動物実験の多くと変わりない。そのような実験では、動物（たとえばサル）は、厳密に指定されたタスクを実行するようにプログラムされた小型ロボットと見なされる。一方、与えられた食べ物などを動物が好きなときに取れるという、動物行動学的な設定でニューロンの活動を記録すれば、運動系が皮質レベルでは一つひとつの動きばかりでなく行為そのものともかかわっていることが明らかになる。考えてみてほしい。ヒトについても、まさに同じことが言えるではないか。私たちは目的もなく腕や手や口を動かすことはめったにない。手を伸ばしたり、つかんだり、噛みついたりするときには、対象物があるのが常だ。

　こうした行為は、目的指向のものであって、たんなる動きではない以上、私たちが周囲の世界を経験するときの土台を提供し、対象物が私たちに持つ当面の意味合いを、その対象物に付与する。知覚プロセスと認知プロセスと運動プロセスの間の厳密な区分は、はなはだ人為的なものだ。知覚はかつて考えられていた以上に複合的で、行動の力学《ダイナミクス》の中に組み込まれているように思える。そればかりか、「行動する脳」は何よりもまず「理解する脳」なのだ。これから見ていくように、それは実践的・前概念的・前言語的な理解の形式ではあるが、だからといってその重要性が薄れるわけではない。というのは、私たちのすばらしい認知能力の多くがそこに基礎を置くからだ。

この種の理解は、ミラーニューロンの活性化にも反映されている。一九九〇年代の初頭に発見されたミラーニューロンは、私たちが他者の行為を認識するときばかりかその意図を認識するときにさえ、何をおいても自分の運動のレパートリーに依存していることを示している。物をつかむといった基本的な行為から、たとえばピアノでソナタを演奏したり、込み入ったダンスのステップを踏んだりするという、特別の技能を要するもっと高度な行為に至るまで、脳はミラーニューロンのおかげで、自分が観察した動きを実際に自分自身で行なえる動きと照らし合わせられるし、それによって、その意味を正しく評価することもできる。もちろん、私たちはこのミラーメカニズムがなくとも、他者の行動を感覚表象として捉えるだろう。すなわち、他者の行動を「絵画的」描写として認識するだろう。だが、他者が実際に何をしているかはとうてい知りえないはずだ。たしかに私たちの、より高次の認知能力をもってすれば、自分が知覚したものについて考え、他者の意図や期待や動機を推測し、彼らの行為の裏にある理由をつかめるだろうが、私たちの脳は、いかなる種類の推理を働かせるまでもなく、運動能力のみに基づいて、他者の意図や期待や動機をたちまちのうちに理解できるのだ。

したがって、ミラーニューロンシステムは、私たちが個人のみならず社会の一員として振る舞う能力の根本にある、経験の共有というものに不可欠に見える。単純なものも複雑なものも含めた模倣の形態や、学習の形態、言葉と身振りによるコミュニケーションの形態は、特定のミラー回路の活性化を前提としている。さらに、他者の情動反応を評価する私たちの能力も、ミラー特性を持つ特定の諸領域と相関関係にある。行為と同様に、情動はじかに共有される。私たちは、他者が体験している痛みや悲しみ、嫌悪感を知覚すると、自分がそうした情動を経験するときに関与するのと同じ大脳皮質領域が活性化する。

ここから、私たちと他者をつなぐ絆がいかに強力で深く根づいたものであるかがわかる。換言すれば、「私たち」を抜きにして「私」を考えるのは、奇妙この上ないのだ。ピーター・ブルックが指摘してくれたように、舞台の上の演技者は、あらゆる文化的・言語的障害を乗り越えて、行為と情動の共有体験の中に観客を取り込む。ミラーニューロンの研究は、演劇が提供し、また本来私たちの日常体験の基盤でもある、この種の共有された参加のかたちを読み解くための、まとまりある実験的・理論的枠組みを、史上初めて提供してくれるように思える。

1 運動系

一杯のコーヒー

身近な例から始めることにしよう。コーヒーの入ったカップを手に取る以上に単純なことなどあるだろうか。ところが、この単純な動作にはじつに多くのプロセスが必要で、しかもそれらのプロセスは、互いにあまりにも密接に結びついているため、一見すると区別が難しい。まず私たちは、こちらの注意を引こうと競い合うさまざまな物のなかからカップを識別しなければいけない。そのためには、顔をそちらに向け、カップの像が網膜のいちばん敏感な箇所に映るように目を動かし、カップの多様な特徴（形、取っ手の向き、色など）を調べる必要がある。次に実際にカップを手に取るためには、自分の体との正確な位置関係を見極めなければならず、そうして初めて、カップに向かって手を伸ばし、同時にその大きさや形状を見定め、いちばんふさわしいやり方でカップをつかむことができる。

幾何学的な特性とつかみ方に関する情報はカップ自体が提供してくれるが、その情報をもとにどう行動するかを決め、最もふさわしいと思えるつかみ方や最も慣れ親しんでいるつかみ方を選ぶのは、私たち自身だ。カップをつかむためのこうした準備を自分ではいつも意識しているわけではないだろうが、カップに触れる前からすでに、つかもうとする部分の形に合わせて、私たちの指は曲がりはじめ、手の平も丸まりだす。そして、カップに触れたとたん、手は皮膚と関節と筋肉から情報を受け取り、そのおかげで私たちはそつなくカップをつかみ、口へ運ぶことができる。

このように、コーヒーカップをつかむという単純な動作の背後では、感覚（視覚・触覚・嗅覚、固有受容性の感覚（訳注　各部位の位置や、体に加わる圧力といった感覚）など）、動機に基づく行為どうしの関連、体の各部の配置、運動の実行が複雑に絡み合っている。そして、姿勢の調整（個々の動きの実行とその結果を予測し、実行に必要とされる体の力学的バランスの制御を保証するもの）や、学習のプロセスが果たす役割と、対象物一般を識別し、その位置を突き止め、手を伸ばし、つかむことですでに身につけたノウハウもこれに絡んでいることは言うまでもない。これらの要因がすべておおむね足並みを揃え、互いにも、この世の中に満ちている物とも、作用し合うのだ。

ここまで、コーヒーカップをつかむことに伴う諸々のプロセスの複雑さをかいつまんで述べてきたが、神経生理学の領域へ話を移したら、どうなるのだろう。このプロセスはみなそれぞれ、解剖学的・機能的観点から明確に区別できる大脳皮質の回路に結びついていると予想すべきなのだろうか。コーヒーカップを取り上げるときに、皮質のレベルでは神経系のうち、どれが関与しているのか。それらの神経系はどんな相互作用をするのか。

前頭運動野の構成

コーヒーカップをつかむという日常的な動作が、認知科学ばかりか、神経科学をも語るのに使われるとは、多くの読者にとって意外かもしれないが、物をつかむといった基本的な行為（をはじめ、日常生活でのごく一般的な行為の数々）の根底にある神経メカニズムの分析のおかげで、私たちは過去二〇年間に、脳の機能について、とりわけ運動系の構成や、（たとえば、感覚系に代表される）ほかの系と運動系との機能的関係について、従来の見解にとってカギとなる多くの側面を見直さざるをえなくなった。

感覚、知覚、運動の各メカニズムは、それぞれ明確に異なる皮質領域に位置すると長い間思われてきた。感覚の領域は、後頭葉に位置する視覚野、中心後回《ちゅうしんこうかい》に位置する体性感覚受容野、上側頭回《じょうそくとうかい》に位置する聴覚野など、一方、運動の領域は、前頭葉の後部領域（無顆粒《むかりゅう》前頭皮質とも呼ばれる）という区別だ。この見方に従えば、感覚領域と運動領域の間には、しばしば「連合野」と呼ばれる広大な皮質領域が存在し、これらの連合野、とりわけ側頭－頭頂領域の連合野で、さまざまな感覚野からの情報がまとめられ、対象物と空間に関する知覚内容が形成され、運動野へ送られ、動きが構成されることになっていた（図1-1）。

このモデルによれば、何かを手で持ち上げるとき、脳は順番に構成された一連のプロセスを実行する。まず、感覚野から来た情報を連合野へ送って統合させ、その結果のデータを運動皮質へ伝え、適切な動きを起こさせるのだ。

したがって、運動系の役割は、神経学と神経科学のほとんどの手引書に掲載されている機能マップに見られるように、末端の、ほぼ実行専門のものとなる。そうしたマップの例は、クリントン・ウールジの古典的な「シミウンクルス（simiunculus＝小さなサル）」や、それに劣らず古典的なワイルダー・ペンフィールドの「ホムンクルス（homunculus＝小さなヒト）」（図1-2）に見ることができる。これらは、二〇世紀に、サル（シミウンクルス）とヒト（ホムンクルス）の運動皮質の表面に配したマクロ電極からの電気刺激実験によって得られた［注1］。どちらのマップも、運動野を二つに区分している。第一次運動野（MⅠ）と補足運動野（SMA、ときにはMⅡとも）で、体の動きを完璧に表象したものだが、第一次運動野のほうが詳細で、補足運動野はやや粗い。

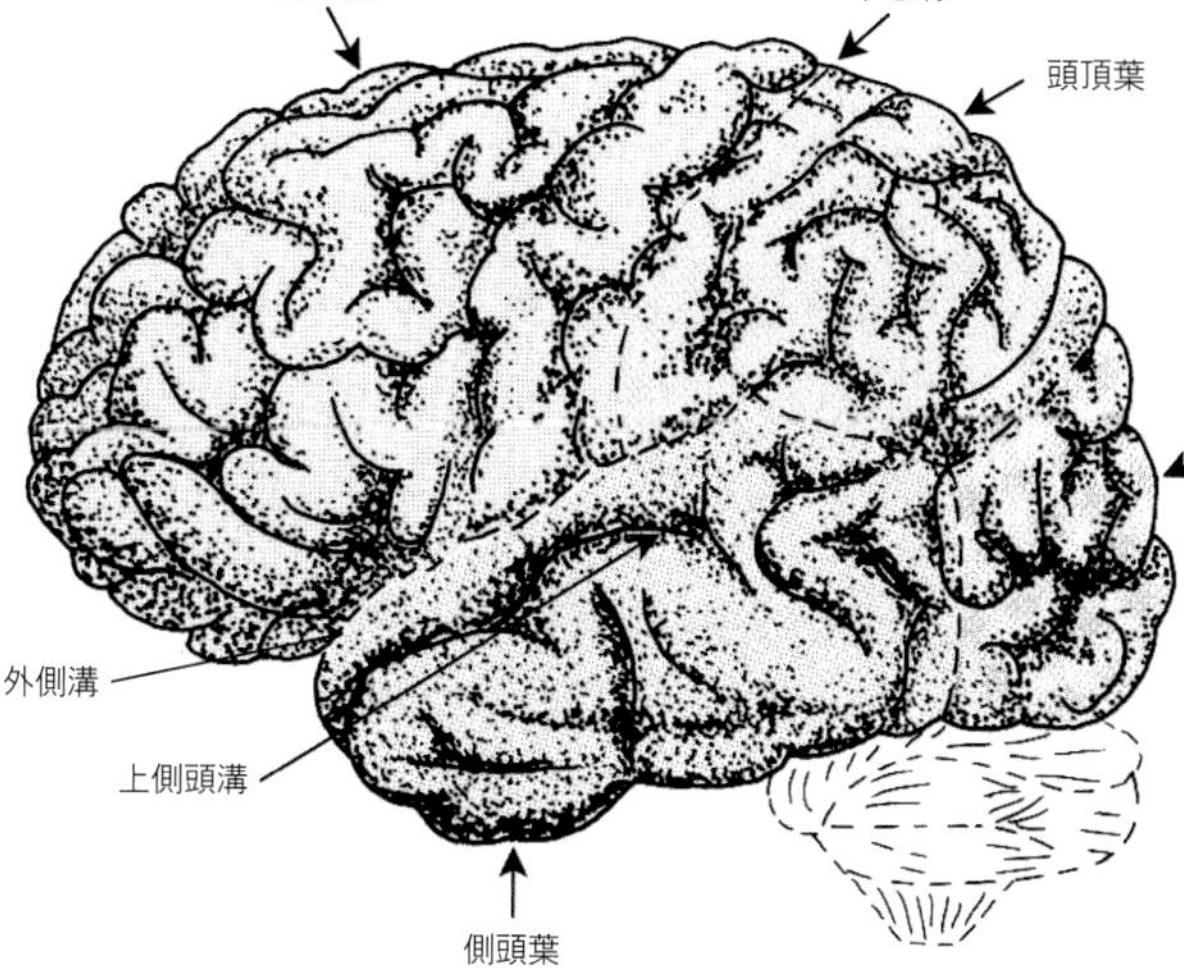

図 1 - 1　ヒトの大脳皮質の側面図。後頭葉と、側頭葉のうち側頭溝の下部に位置する部分（下側頭葉）が視覚機能を持っている。第一次聴覚野はシルヴィウス裂とも呼ばれる外側溝の内側に埋まっている。上側頭回（上側頭溝の上部にある皮質）はおもに聴覚機能を担っている。上側頭溝の陰には、高次視覚野と多種感覚（ポリモーダル）野（視覚と聴覚と体性感覚が集まる皮質野）がある。頭頂葉の前部には、触覚刺激と固有受容性の感覚刺激を受け取る皮質野が、後部には従来、連合野に分類される機能を担う皮質野が、それぞれ含まれる。前頭葉の後部には運動野が、前部（前頭前野と呼ばれることが多い）には認知機能を持つ皮質野が、それぞれ含まれる。

しかし、この二つの機能マップは、二〇世紀初頭にコルビニアン・ブロードマンが描いた、霊長類における前頭葉の後部領域（運動皮質）の細胞構築学的な構成［注2］と完全には一致しなかった。ブロードマンは前頭葉のこの領域を、六層から成る大脳皮質の第V層に含まれる錐体《すいたい》細胞の分布に基づき、4野と6野の二つの領域に明確に区分した（図1-3）。じつは第一次運動野は4野のすべてと、6野のうち大脳半球の外側面のほとんどを含んでいた。一方、補足運動野は内側面に位置する6野の部分に相当する。ウールジは、この不一致を説明するために、こう述べた。すなわち、4野と6野の間の細胞構築学上の相違は機能的な違いを体現しておらず、多様な体部位局在の現れにすぎない、手や口や足の動き（末端部の動き）は4野に、腕や脚の動き（基部の動き）や胴体の動き（軸部の動き）は6野に帰属する、というのだ。

これはその場しのぎの解決案と見る人も多く、かなり批判を浴びたものの、「シミウンクルス」や「ホムンクルス」という概念そのものは、長い間、神経学のかなめ石の一つと考えられてきた。これについては、少なくとも二つの理由があった。第一の理由は、体の動きを司る部位を運動皮質に限定するにあたって、臨床的観点から適用しやすい、直接的な説明を提供してくれること。第二の理由は、運動皮質とは、知覚的・認知的役割はまったく持たず、連合野で処理される感覚情報の到着点であるという、当時ばかりか今日でも広く受け入れられている運動皮質の機能的統一性の説を反映していることだ。

エルウッド・ヘンネマンに言わせれば、こうした系が脳に存在するのは、ただたんに「思考と感覚を動きに変換するため」となる［注3］。もちろん問題は、この変換がいつ、どのようにして起きるか、

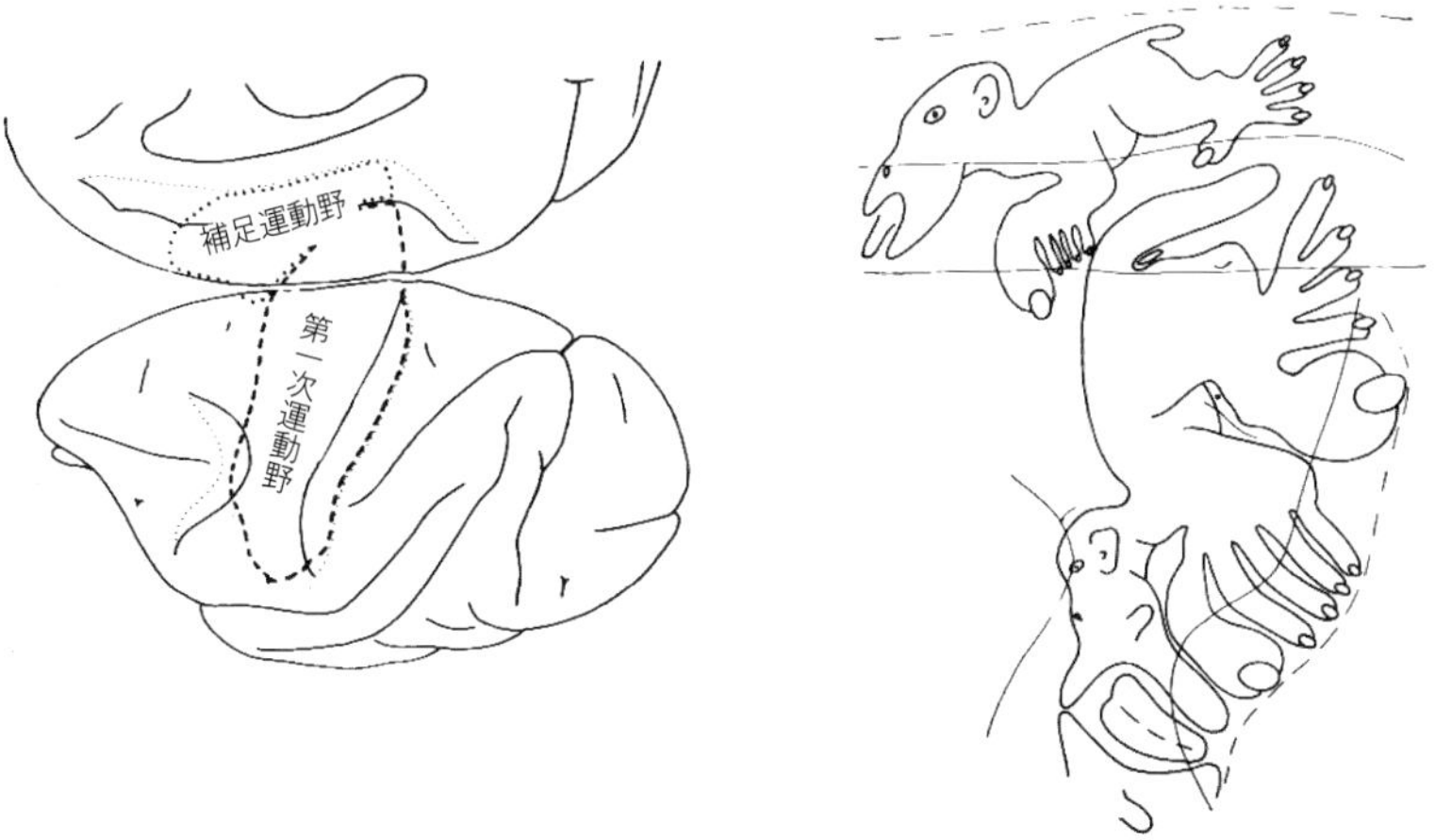

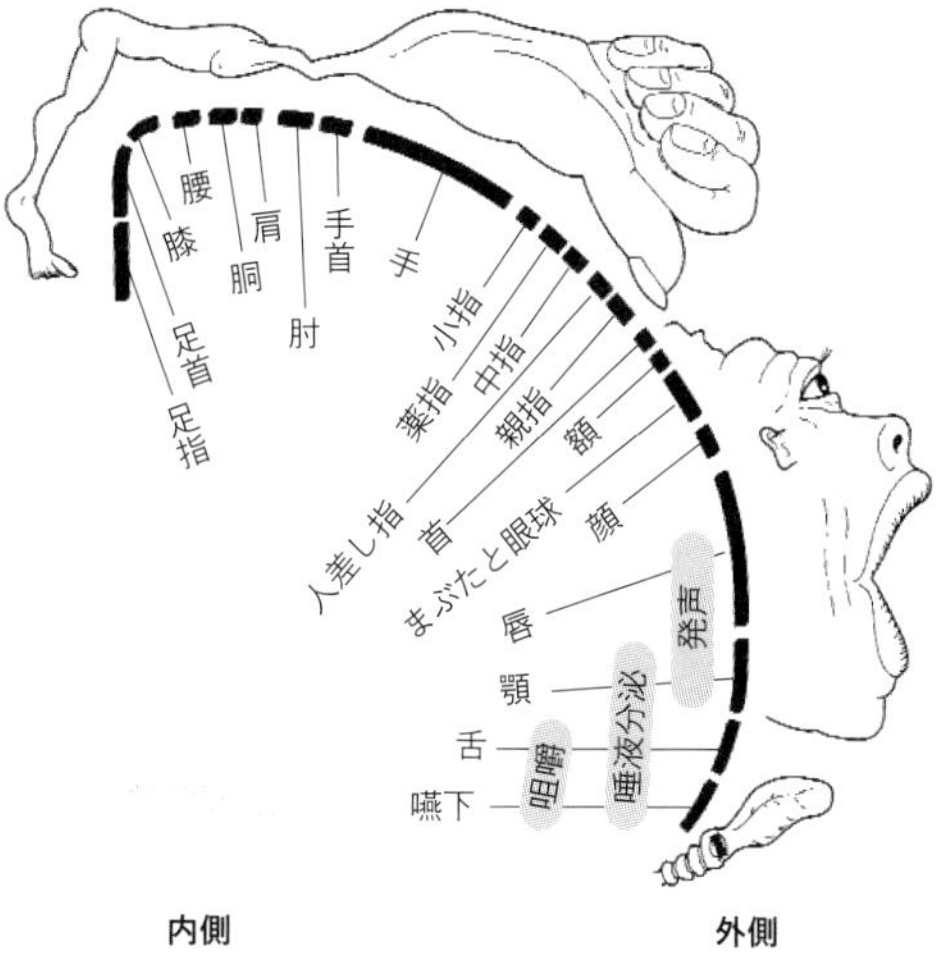

図 1 - 2　左上：サルの脳の内側面図と外側面図。破線の部分は古典的神経学によって定められた第一次運動野と補足運動野の範囲を示す。右上：クリントン・ウールジによる二つの「シミウンクルス」。第一次運動野と補足運動野に体の動きがどう表象されるかをマップにしたもの。右下：ワイルダー・ペンフィールドの運動の「ホムンクルス」。

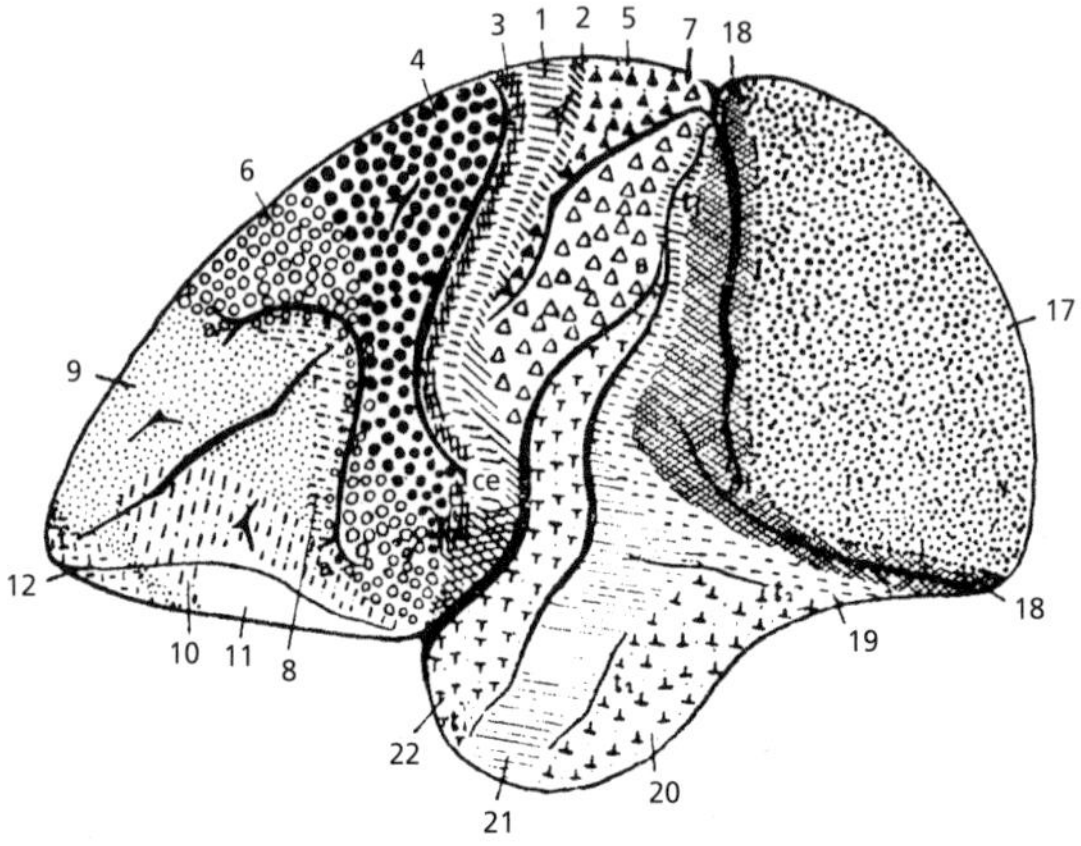

言い換えれば、思考と感覚がいつ思考と感覚でなくなり、動きになるのか、だ。ヘンネマンは「現時点では、このプロセスの始まりは分析の範囲外にある」と述べている［注4］。しかし、「現時点」（一九八四年）からわずか数年後には、運動系が「思考と感覚」に関与する大脳の活動を行なう皮質野と解剖学的に結合しているばかりか、純粋に動作実行のためだけの唯一のマップであるという概念とは相容れない複数の機能を持っていることが明らかとなった。

皮質の運動系は、たった二つの領域（第一次運動野と補足運動野）で構成されているのにはほど遠く、さまざまな領域が多数集まって成り立っている［注5］。無顆粒前頭皮質を解剖学的・機能的に区分した現在の見方（図1－4）を図1－2や図1－3と比較すれば、ウールジの仮説に反し、第一次運動野（MI、今後はF1野と呼ぶ）は、ブロードマンの4野に一致することがわかる。一方、6野は三つの主要領域（内側《ないそく》部、背側《はいそく》部、腹側《ふくそく》部）に分けられ、それぞれがさらに前部と後部に細分される。

内側部はF3野（SMA）とF6野（pre-SMA）の二つから成る。背側部（背側運動前野）はF2野（PMd）とF7野（pre-PMd）から、腹側部（腹側運動前野PMv）はF4野とF5野から成る。

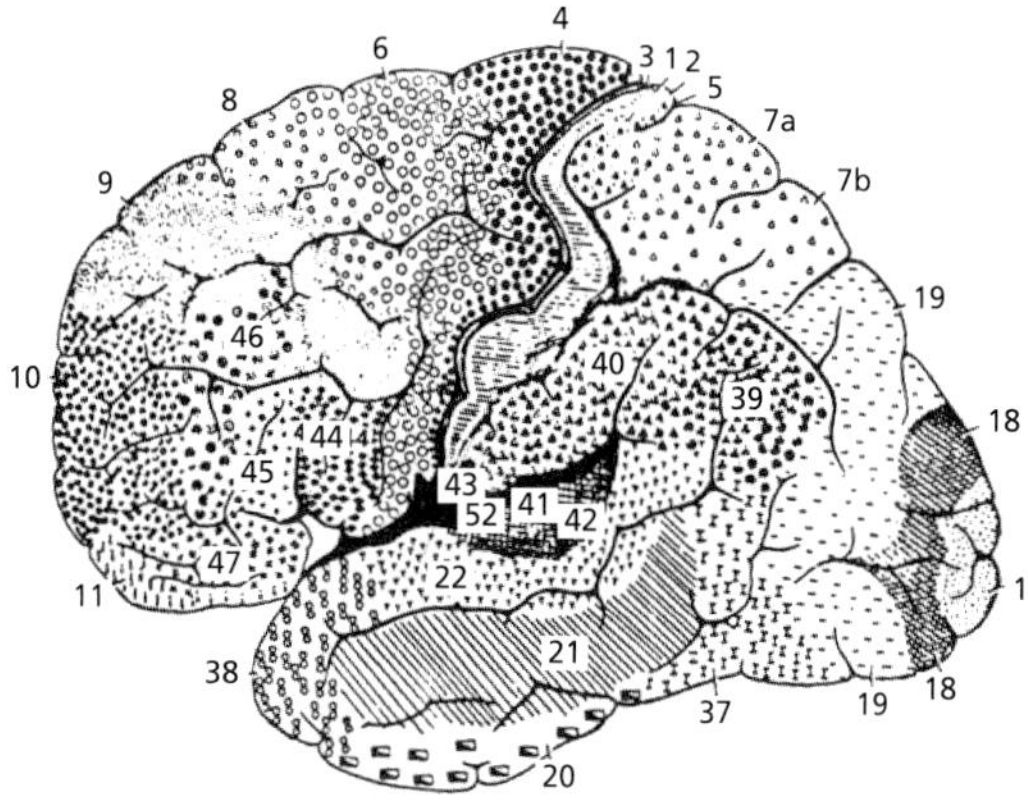

図1-3　サル（ヴェルヴェット・モンキー）（右）とヒト（左）の大脳皮質の細胞構築学的マップ。ブロードマンが、細胞体を染め分ける組織学的手法（ニッスル染色法）によって作成した。この方法を使えば、皮質層の数（通常は六層）と大きさ、含まれるニューロンの数、皮質ニューロンの基本タイプ（錐体、星状あるいは顆粒、紡錘ニューロン）の分布によって区分される一連の皮質野を確認できる。二つのマップを見れば、サルとヒトの皮質にいくつかの基本的類似性があることがわかる。ともに、同じような裂溝（中心溝、外側溝、上側頭溝）があり、また、いくつかの例外はあるものの細胞構築学的に同等の皮質野を持っている。しかし、重要な相違点もある。たとえば、頭頂 - 側頭後部領域はヒトではサルよりはるかに広い。そのため、視覚野の位置が変わり、ヒトの大脳皮質では脳半球の内側面を占めるが、サルでは脳半球の最後部の外側面に大きな部分（17 野）を占めている。さらに、ヒトでは前頭葉が著しく拡大している。一方、サルにはヒトにはない弓状溝という裂溝があり、前頭葉を細胞構築学的にも機能的にも異なる前後二つの領域に区分けしている。その後部は 4 野と 6 野から成り、顆粒細胞がほとんどなく、第 IV 層（顆粒細胞層）が欠如している（したがって、無顆粒性皮質と呼ばれる）のが特徴だ。ヒトの前頭葉を肉眼で観察しても、これほど明確な下位区分は見て取れないが、細胞構築学的研究と機能の分析から、ヒトでも前部と後部を区分できることがわかっている。4 野と 6 野から成る前頭葉の後部はおもに運動に関与し、前部（前頭前野）は認知の機能にかかわる。

大脳皮質にミクロ電極を挿入して投射ニューロンの小群に刺激を与える精巧な電気生理学的技法（皮質内微小電極法）によって、運動皮質には多くのマップがあることがわかっている。それらのマップは機能的に明確に区分され、前述の6野の各部に位置している。6野の内側部に関しては、F3野は微弱な電流で刺激でき、そこには体の動きが余すところなく表象されていること、一方、F6野は、もっと強い電流でなければ刺激できず、腕のゆっくりとした複雑な動きだけを生み出すことがわかった。また、背側部のF2野は、電気的に刺激でき、おおまかな体部位局在機構がある（脚と腕がそれぞれ上中央凹部の背側部と内側部に表象されている）。他方、F7野は電気刺激にはっきり反応せず、その機能的特質はほとんどわかっていない。最後に、腹側部に関しては、F4野とF5野はともに電気刺激に反応するが、F4野は腕と首、顔の動きに対応し、F5野はおもに手と口の動きを表象する。

機能的観点から言えばさらに重要なのは、個々のニューロンの記録から得られるデータだ。そうしたデータから、運動皮質のさまざまな皮質野が感覚刺激に対して異なる反応を示すことや、能動的動きをしている間に、それらの皮質野が重要な相違を示すことも明らかになった。したがって、運動皮質を第一次運動野と補足運動野の二つに区分するのは、あまりに単純すぎるようで、ウールジの「シミウンクルス」説をただちに放棄したくなければ、せめていくぶん調整して、古典的な二重表象を多様な体部位局在の説明に置き換えねばならない。さらに、無顆粒前頭皮質の解剖学的・機能的構造が過去に想定されていた以上に複雑であることがわかったおかげで、運動系と感覚系（視覚・聴覚・嗅覚・体性感覚など）を明確に区別する考え方が克服しやすくなった。

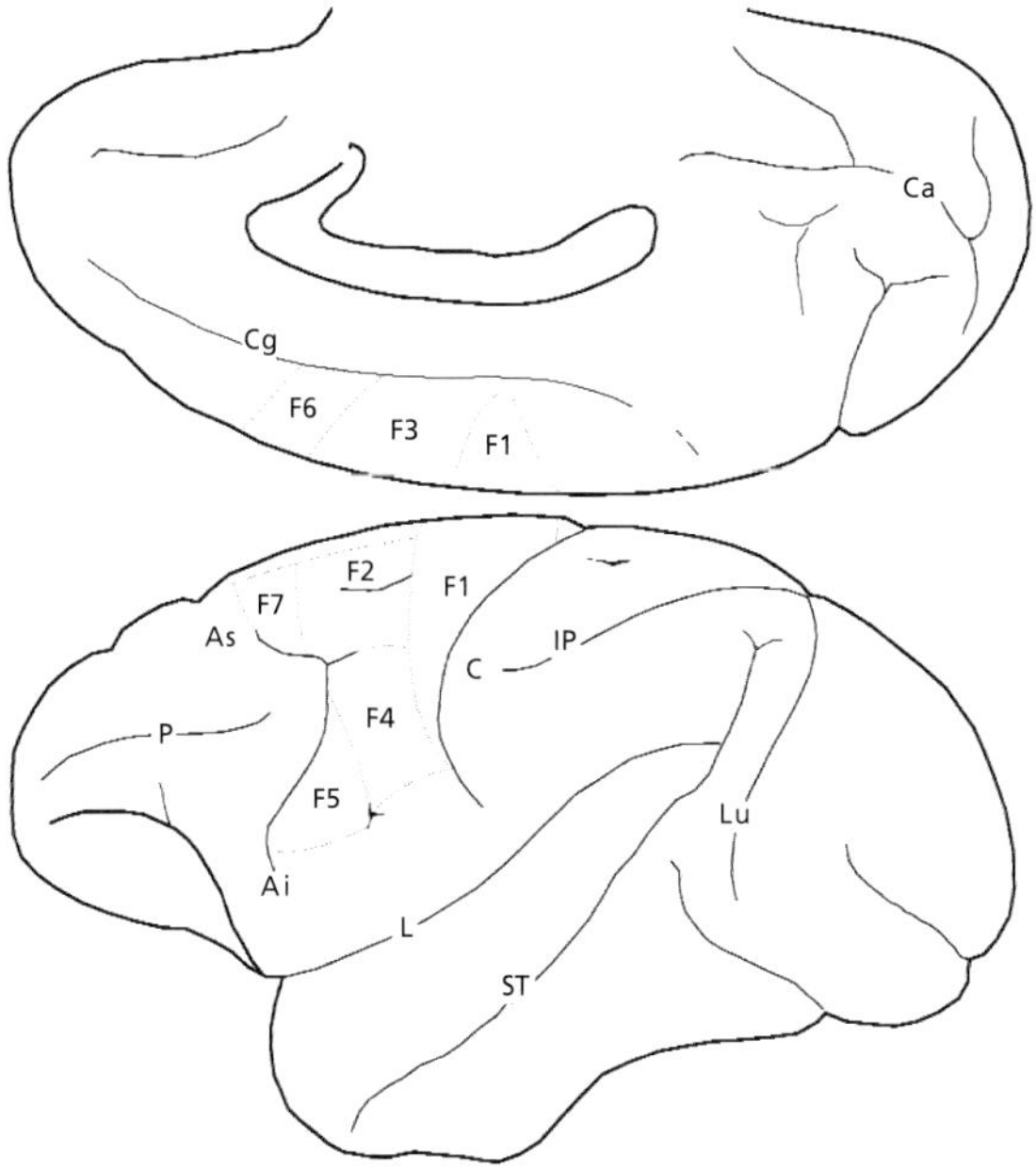

図 1 - 4　前頭の運動皮質の解剖学的・機能的な区分を示すサルの内側面図と外側面図。アルファベットの F に数字がついた領域は無顆粒前頭皮質を示す。無顆粒前頭皮質という名称は、1925 年に人間の皮質領域を区分したフォン・エコノモとコスキナスに由来する。ほかの略号は以下のとおり。Ai ＝下弓状溝、As ＝上弓状溝、C ＝中心溝、Ca ＝鳥距裂、Cg ＝帯状溝、IP ＝頭頂間溝、L ＝外側裂（シルヴィウス裂）、Lu ＝月状溝、P ＝主要溝、ST ＝上側頭溝

網膜と内耳の蝸牛《かぎゅう》が大脳皮質に多様なかたちで表象されるというのが、現在の一般見解であり、体性感覚がさまざまな細胞構築学的領域において独立したかたちで表象されるという見方も同様だ。だとすれば、同じように運動皮質でも多様な表象が行なわれているとわかったところで驚くこともないだろう。このような解剖学的・機能的な多様性があるとすれば、問題は、運動の構成と制御にあたって、さまざまな皮質野がどのような働きを見せるかを突き止めることにある。それは、階層的な処理なのか、それとも並行的な処理なのか。こうした処理行為は、通常それらの皮質野に割り当てられた機能の範囲内に限られるのか、それとも従来、感覚情報を運動指令に変換するのに欠かせない連合野の働きとされていたほかの機能も含むのか。

頭頂－前頭の回路

運動皮質系の性質や範囲を完全に理解するには、無顆粒前頭皮質で解剖学的・機能的に明確に分かれた領域のモザイクを構成しているさまざまな要素を識別するだけでは十分ではない。ほかの運動野とのつながり（内部での結合）や皮質下の中枢や脊髄への投射（下降性の結合）、さらには無顆粒前頭皮質の外にある皮質野とのつながり（外部との結合）の構成も考慮しなければならない。

無顆粒前頭皮質の後部に位置する運動野（Ｆ２野〜Ｆ５野）と前部運動皮質（Ｆ６野とＦ７野）との間に、かなりの違いがあることは、今日ではよく知られている。前者（Ｆ２野〜Ｆ５野）はＦ１野と直結し、体部位局在のかたちで結合しているように見える。一方、後者（Ｆ６野とＦ７野）はＦ１野にニューロンを投射していないが、ほかの運動野と強く結びついている[注6]。下降性の結合にも、同じような下位区分が見られる。F1野とF2野とF3野、そしてF4野とF5野の一部は皮質脊髄路を持っているが、F6野とF7野は脊髄とはつながっておらず、脳幹の別の部分にニューロンを伸ばしている。これは、F6野とF7野はその後部の運動野（F2野～F5野）と異なり、皮質下の中継によって、間接的にしか動きを制御できないことを意味する[注7]。

F1野に端を発する神経線維が脊髄の中間層と、運動ニューロンが位置する層に到達するのに対し、ほかの運動野（F2野～F5野）から下降する線維がほぼ例外なく脊髄の中間層で終わっていることは注目に値する。この解剖学的な違いが機能の多様性を生み出す。F2野～F5野からの投射は、すでに形成されている脊髄の回路を活性化し、そうした回路が体の動きの全体的枠組みを決める。一方、F1野からの投射は、運動ニューロンに直接到達するので、本来備わっている筋肉や神経の協調を打破し、動きの微妙な形態を決める。

外部との結びつきについて言うと、無顆粒前頭皮質の領域は、前頭前野、帯状回《たいじょうかい》皮質、頭頂葉（第一次体性感覚受容野、略してSIと、後頭頂葉）の三つの主要な領域から皮質の求心性情報（訳注　脳の中枢へ向かう情報）を受け取っている。

前頭前野が作業記憶（訳注　短期的な情報保持や、認知的な情報処理をする機能）や時間的動作計画などの、いわゆる高次機能において重要な役割を果たしていることは広く受け入れられている。また、前頭前野が意図の一貫性を保つとされることも、これまでよくあった。前頭前野に障害を持つ人は、自らの意図に即して行動するのが困難で、すぐに気が散ってしまうことはよく知られている[注8]。そこから、前頭前野は、私たちの行為に先立ち、その行為を導く意図が形成される神経基盤を持っているという考えが生まれてきた。

帯状回皮質についてはほとんどわかっていないが、この領域が動機や情動にまつわる情報の処理に関与していることは広く受け入れられている。そうした情報は、私たちの意図の土台となり、行動方針に影響を与える。

三番目の後頭頂葉については、さらに詳しい解剖学的記述が必要で、それなしでは、さまざまな運動の回路が持つかもしれない機能を完全に理解するのは無理だろう。

霊長類の後頭頂葉は、進化の歴史のなかでも非常に古い溝である頭頂間溝（IP）によって二つの主要な部分に分けられている。上頭頂小葉（SPL）と下頭頂小葉（IPL）で、ともに、多くの独立した皮質野から成り、それらの皮質野は、感覚情報の個々の面を処理する機能を持つようで、それぞれ特定の効果器（訳注　神経刺激を受けて反応する組織や器官）と結びついている（図1-5）。体性感覚の感覚種《モダリティ》と結合しているものもあれば、視覚のモダリティと結合しているもの、あるいはその両方と結合しているものもある［注9］。

後頭頂葉は運動皮質と同様、細分化されている。これは特筆に値するが、長年、連合領域に分類されてきた後頭頂葉領域で、運動行為と関連した神経活動が観察されている［注10］。したがって、運動ニューロンとは体の動きと結びついたニューロンであるという定義が正しいならば、後頭頂葉も皮質の運動系の一部と見なさねばならない。これは、解剖学的観点に立つと前頭－頭頂結合が高次の特異性を示し、その結果、解剖学的に独立した一連の回路を形成している事実によって実証される。ま

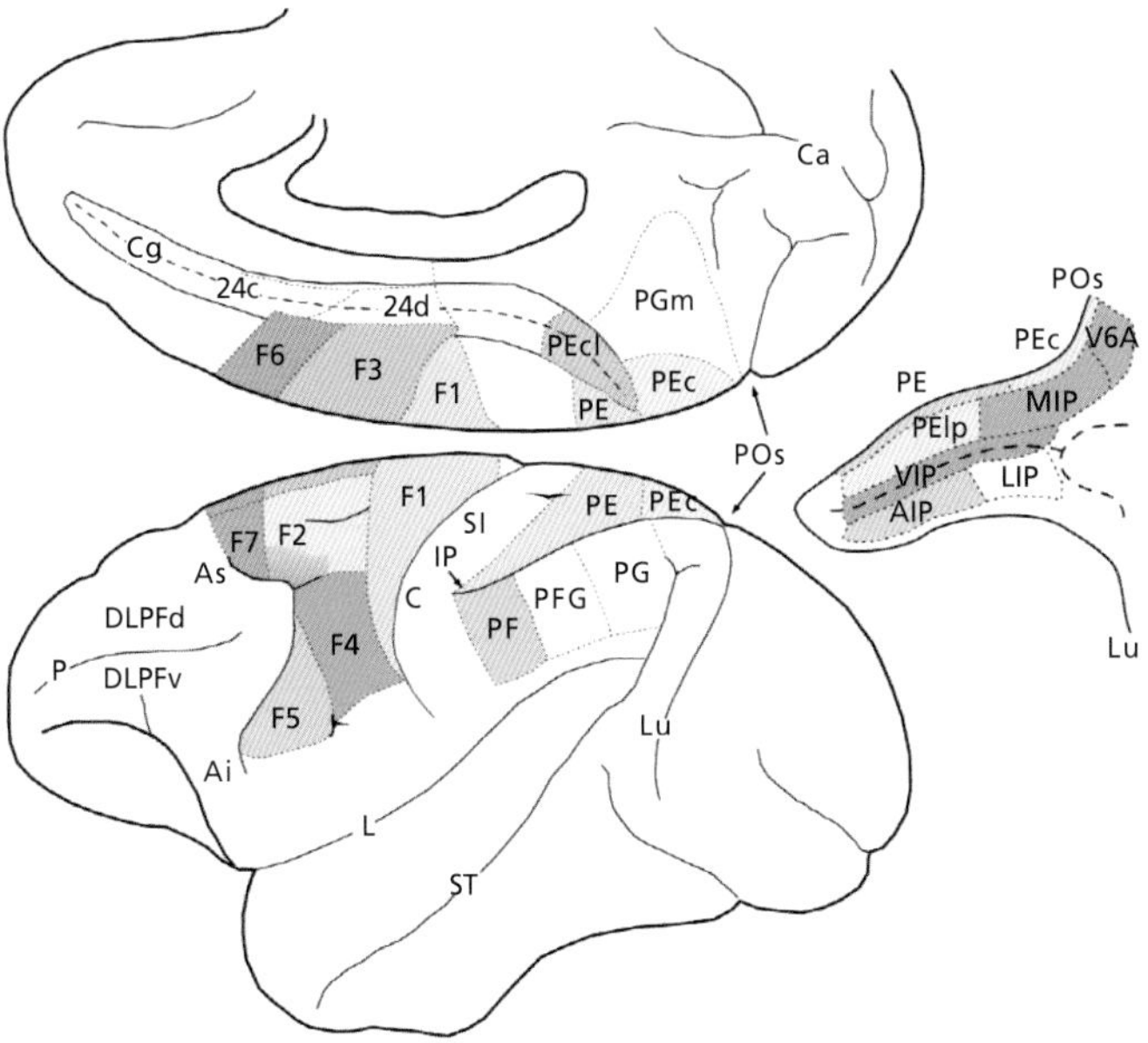

図 1 - 5　サルの脳の内側面図と外側面図。運動皮質と後頭頂葉は、解剖学的・機能的に細分されている。後頭頂葉の各部はアルファベッドの P で始まる略号で示されている。右側にある図は頭頂間溝（IP）の内側に埋まっている領域。AIP ＝前部頭頂間野、LIP ＝外側頭頂間野、MIP ＝内側頭頂間野、PEIp ＝頭頂間 PE 野、VIP ＝腹側頭頂間野。そのほかの略号は、DLPFd ＝背側 - 背外側前頭前皮質、DLPFv ＝腹側 - 背外側前頭前皮質、SI ＝第一次体性感覚受容野、POs ＝頭頂 - 後頭溝。残りの略号は図 1 - 4 を参照のこと。（Luppino, Rizzolatti, 2000.）

た、機能の観点に立てば、これらの回路がそれぞれ、感覚から運動への変換の一面に関与する、あるいは別の言葉で言うと、感覚刺激から運動刺激への「翻訳」の一面に関与する、ということになる。

ここで少し前頭運動野（無顆粒前頭皮質）に話を戻そう。前頭運動野が後部（F2野〜F5野）と前部（F6野とF7野）に分けられることは、すでに述べたとおりだ。以下の図は、この細分が外部との結合にも当てはまることを示している。運動野後部はおもに頭頂葉から皮質の求心性情報を受け取っている（図1‐6）。一方、運動野前部は前頭前皮質と帯状回皮質から求心性情報を受け取っている（図1‐7）。

したがって、この二種類の運動領域は異なる機能を持つと結論せざるをえない。運動野後部は頭頂葉から豊富な感覚情報を受け取り、続いてその情報が運動の構成と制御に使われる。この情報は、並列処理によって精巧に作り上げられる。そのプロセスでは、それぞれの回路が、感覚を運動へ変える特定の変換処理にかかわる。たとえば、一部の回路は体性感覚の情報を分析し、四肢の運動の制御に関与する体の部位を特定する。視覚情報を使って周りの空間をコードしたり、物に手を伸ばしたり、手を適切に動かしたりする回路もある。一方、運動野前部は感覚情報をほとんど受け取らないので、感覚から運動への変換にかかわっている可能性はきわめて低い。しかし、長期的な運動計画や動機にかかわる高次の認知情報は受け取るので、これらの皮質野はおもに制御機能を担い、運動野後部が選んだ潜在的な運動行為がいつどのような状況で実際の行為に変換されるべきかを決めるという仮説［注11］に信憑性が出てくる。

最初の結論

ここまで、さまざまな大脳皮質野の構成と相互の結びつきについて、簡単に紹介してきた。この紹介からわかるとおり、長年にわたって生理学と神経科学の現場で支配的だった運動系の当初の見方が、過去二〇年間に得られた実験データによって根本的に変わった。無顆粒前頭皮質と後頭頂葉は、互いに強く結びついているものの解剖学的・機能的には独立した領域のモザイクから成り、それぞれが形作る回路は並列で働き、特定の効果器に関連した感覚情報と運動情報を統合する。前頭前皮質と帯状回皮質にかかわる回路についても同じことが言える。これらの皮質は、意図の形成や長期の計画、行為の適切な実行時期の決定を行なっている。

こうした発見に照らし合わせると、もはや適切ではない仮定は多々あり、それはなにもウールジやペンフィールドが引いた線に基づいて描かれた古典的なマップに限らない。たとえば、過去に広く受け入れられ、現在も言及される仮定に、感覚機能と知覚機能と運動機能は独立した別個の領域に収まっているというものがあるが、これはあまりに単純化しすぎているように見える。実際、運動系に属することがわかってきた膨大な数の構造と機能を見ると、運動系の役割は他の部位の発する指令の受動的な実行でないことが、しだいにはっきりしてくる。

それに、運動系の役割は動きを生み出すことに限られると考えられていたときには、そのプロセスの初期段階、すなわち、感覚情報や意図、動機などが「どこで」「どのように」適切な運動事象に「翻訳」されるかは、理解のしようがなかった。その段階で連合野に目を向けても、答えが得られる

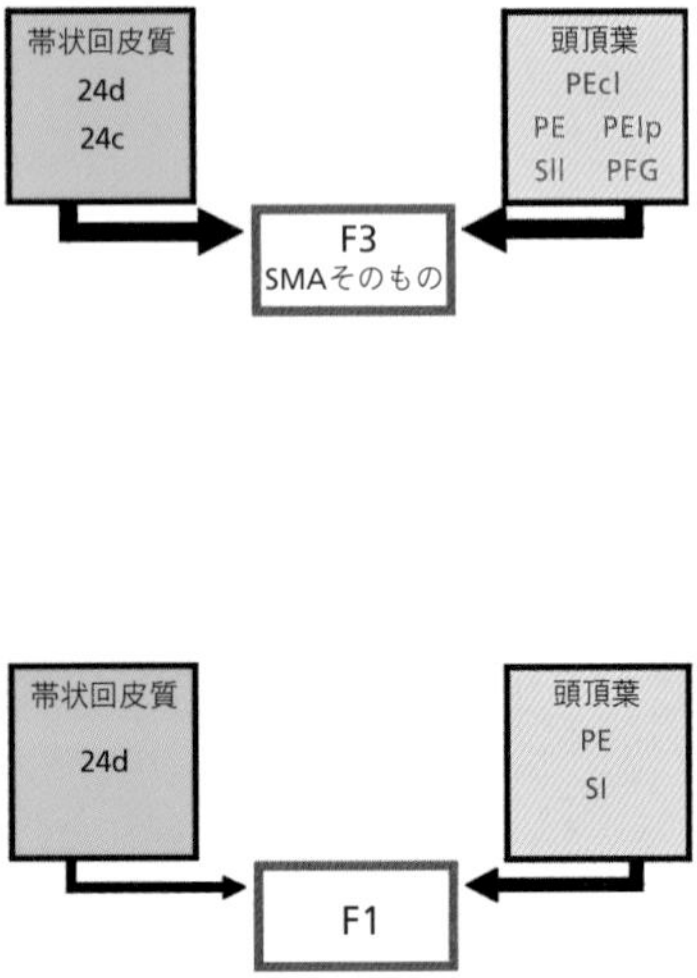

図 1 - 6　運動野後部と外部との求心性結合を図式化したもの。結合の強さは矢印の太さで表す。それぞれの運動皮質野に主要な運動入力情報を送る頭頂皮質野は赤字で、副次的な投射の出所となる皮質野は黒字で示す。(Rizzolatti, Luppino, 2001.)

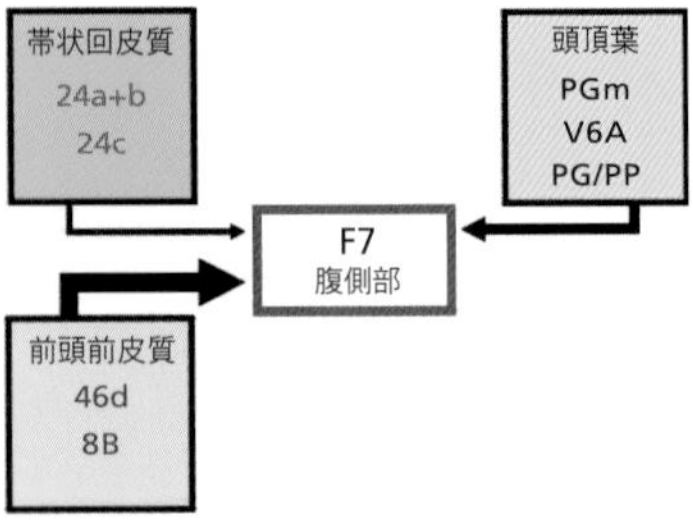

図 1 - 7　運動野前部と外部との求心性結合を図式化したもの。前図と同様、結合の強さは矢印の太さで表す。それぞれの運動皮質野に主要な運動入力情報を送る前頭皮質野と帯状回皮質野は赤字で、副次的な投射の出所となる前頭皮質野と帯状回皮質野は黒字で示す。(Rizzolatti, Luppino, 2001.)

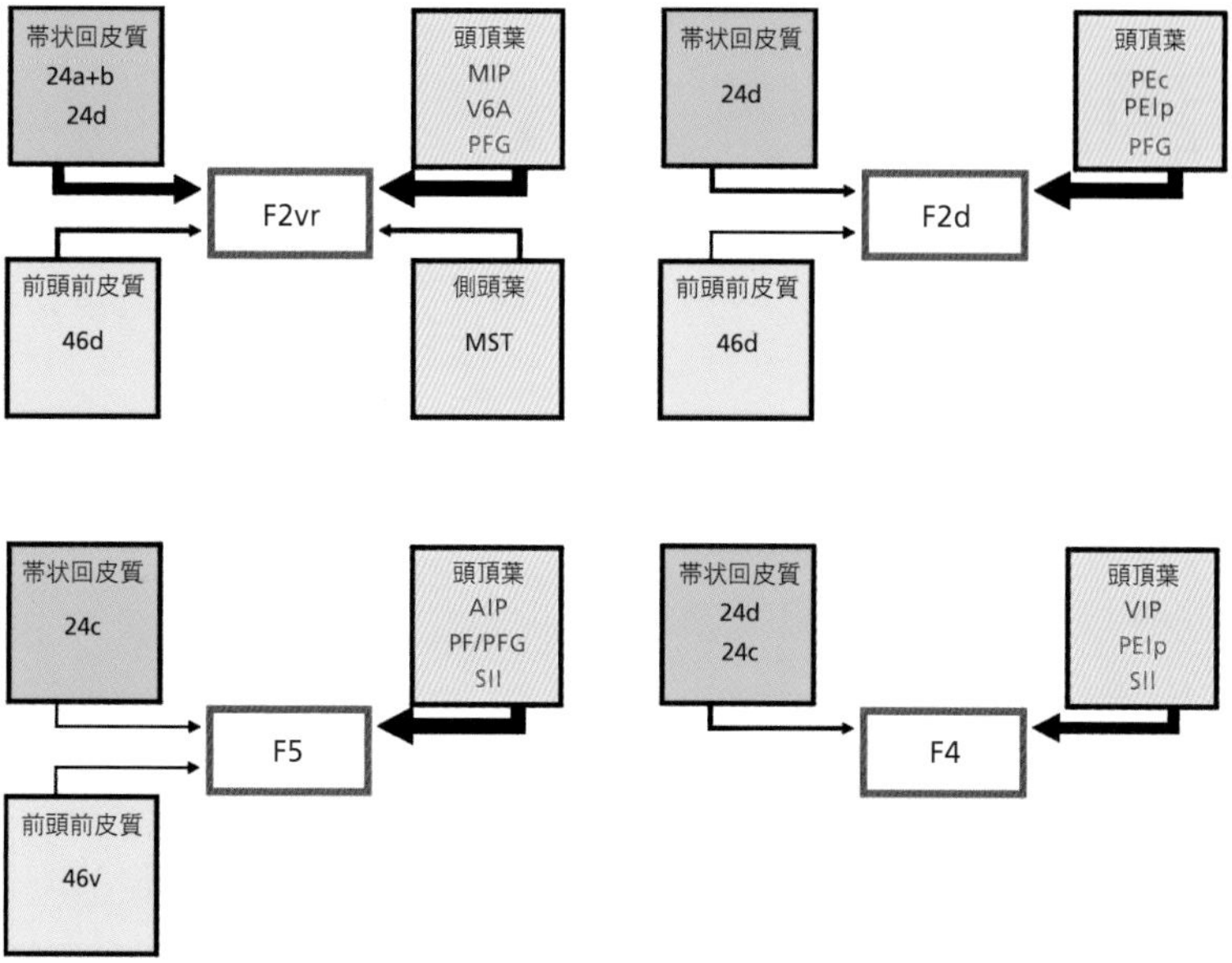
帯状回皮質
24a+b
24d
頭頂葉
MIP
V6A
PFG
F2vr
前頭前皮質
46d
側頭葉
MST
帯状回皮質
24d
頭頂葉
PEc
PEIp
PFG
F2d
前頭前皮質
46d
帯状回皮質
24c
頭頂葉
AIP
PF/PFG
SII
F5
前頭前皮質
46v
帯状回皮質
24d
24c
頭頂葉
VIP
PEIp
SII
F4

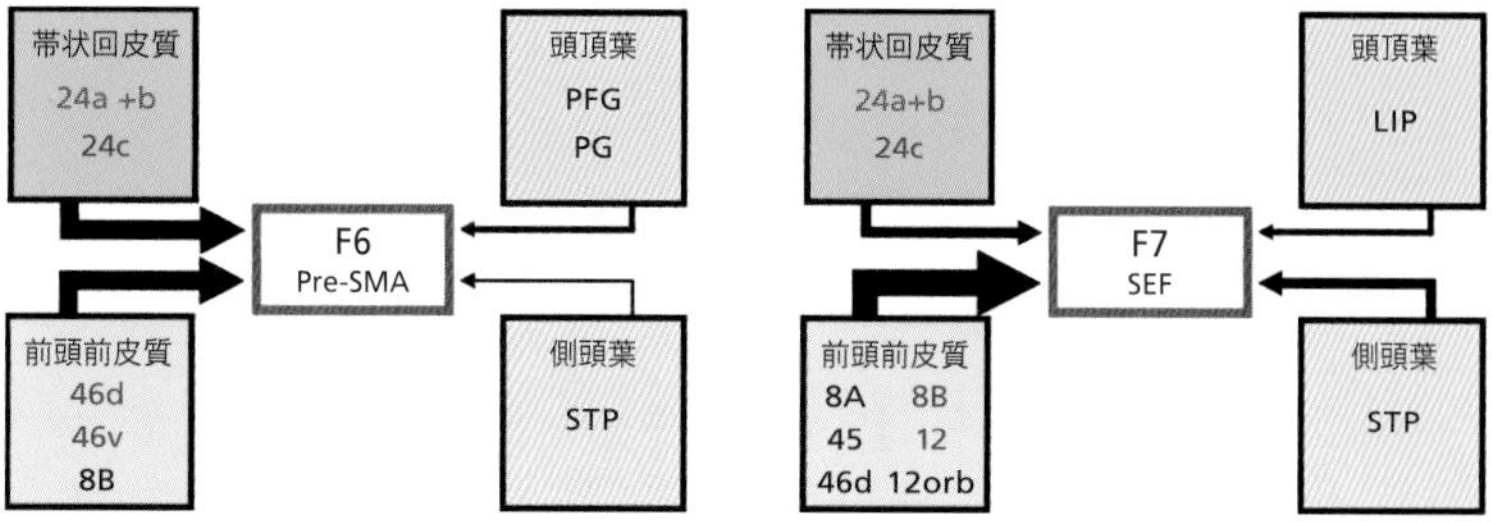
帯状回皮質
24a +b
24c
頭頂葉
PFG
PG
F6
Pre-SMA
前頭前皮質
46d
46v
8B
側頭葉
STP
帯状回皮質
24a+b
24c
頭頂葉
LIP
F7
SEF
前頭前皮質
8A 8B
45 12
46d 12orb
側頭葉
STP

どころか、問題が浮き彫りになるばかりだった。実際、まず頭に浮かぶのは、「連合」を運動のための入力情報に変換するために、どんなメカニズムが使われたのか、だ。

従来の見方に重大な変化をもたらしたのは、次のような発見だった。すなわち、（従来、「連合野」というレッテルを貼られていた）頭頂後部の皮質野は、感覚野から強い求心性情報を受け取るばかりか、無顆粒前頭皮質と類似の運動特性も持っており、無顆粒前頭皮質とともに高度に特化した皮質内回路を現に形成している、という発見だ。これにより、以下の事実が明らかになった。運動系は大脳のほかの活動から隔離された末端の存在では断じてなく、解剖学的にも機能的にも異なる皮質野の複雑なネットワークから成り立っており、それらの皮質野は、感覚から運動への「翻訳」（もっと正確に言えば「変換」）に貢献するのであり、この「翻訳」があってこそ、私たちは対象物を特定して位置を突き止め、日々の生活を構成する行為を実行できる。さらに、感覚情報と運動情報が、前頭－頭頂の特定の回路を使うことを特徴とする共通のフォーマットを持っているという事実から、運動系は私たちの運動行動を構成するだけでなく、それ以上の機能を多く持つことがうかがわれる。その機能には、通常はもっと高次の、したがって認知系のものとされるプロセスも含まれている。たとえば、他者が行なった行為の知覚と認識、模倣、身振りと音声によるコミュニケーションといったプロセスだ。これらのプロセスの主要な神経基盤が運動系にあることは十分考えられる。

こうしたテーマについて今後の各章で詳しく検討するが、まずはひと休みして、手に取ったカップからコーヒーを飲むことにしよう。

2 行動する脳

第1章で見たとおり、何か（たとえばコーヒーカップ）を手に取る行為は、手を伸ばすこととつかむことという、二つのプロセスの組み合わせであり、両者は別の動きではあるものの、連係している。一般には、手を伸ばすことがつかむことに先行すると考えられているが、じつは違う。腕と手の動きの記録をとってみると、この二つのプロセスが並行して始まり、進むことがわかる。カップに向けて腕が動くのと同時に手はカップをつかむのに必要な形をとる。

つかむというプロセスをもっと詳しく見てみよう。手が何かを実際につかむためには、脳は、（1）対象物の幾何学的な特性（「固有の」特性）に関する感覚情報を変換し、つかむのにふさわしい形状を指にとらせるメカニズムを持つこと、そして、（2）実際につかむために、手、とりわけ指の動きを制御できることが必要となる。

このつかむという機能には第一次運動野（F1野）の関与が必要であることは、以前から知られている。F1野は、脊髄の運動ニューロンと直結しているおかげで、指の個別の動き（つまり、本来備わっている筋肉や神経の協調の一部でない動き）を制御する唯一の皮質野となっている。F1野が損傷すると、しまりのなさや脱力につながり、個々の指を独立して動かす能力が失われる［注1］。

しかし、F1野は視覚情報を直接受け取れない。しかも、この領域にあって視覚刺激に反応するほんの一握りのニューロンも、対象物の幾何学的特性をそれにふさわしい運動のパターンに変換できない。この変換は、物をつかむといった行為には必須であり、それがF5野でなされていることが今ではわかっている。

すでに述べたとおり、F5野には手と口の動きが表象されており、その表象は一部重なり合う。ほかの皮質野の場合と同様、F5野の機能を区別するためによく使われる技法に、動物の個々のニューロンの活動を記録し、運動行動と関連づけるというものがある。これにはまったく異なる二つの手法がある。一つは、動物に特定の動きをするよう訓練し、その動きができるようになったことを実験者があらかじめ確認した上で、その動きだけを実行させ、その間にニューロン活動を記録するというもの［注2］、もう一つは、可能なかぎり自然な状況を設定し、その下で広い範囲の自発的動きをさせ、その間にニューロン活動を記録するというものだ。

後者は、前者に比べていくぶん主観的に見えるかもしれないが、重要な利点もいくつかある。定められた紋切り型の動きを実行している間のニューロン活動を調査すると、実験者によって最初から選ばれた運動に関連する特性しか現れず、神経機構の想定外の側面を発見する可能性が排除される。これに対して、たとえばサルがさまざまな物を手に取ることを許されるような、自然な状況に近い設定で記録をとれば、先入観に縛られてまったくの偏見に陥る危険が少ない。そのうえ、新しい意外な機能を発見する可能性がつねに伴う。

したがって、この手法を使った研究から、F5野の思いがけぬ特性が明らかになったのも驚くにあたらない。その特性とは、この領域のニューロンの大多数が個々の動きではなく運動行為（つまり目的指向型の運動）をコードするというものだ［注3］。現に、サルがたとえば食べ物をつかむといった運動行為をするとき、右手を使おうが左手を使おうが、あるいはたとえ口を使おうが、F5ニューロンの多くが発火する。多くの場合、特定の運動行為の間に、あるニューロンを活性化させる動きは、一見その動きに関連していそうな別の行為の間は活性化しない。たとえば、同じ人差し指を曲げるという動きでも、つまむときに活性化するニューロンは、引っかくときには活性化しない。したがって、こうしたニューロンの活動は、純粋な動きという観点からは適切に記述できないが、運動行為の効果を分類の基本的な拠り所とすれば、特定のカテゴリーに細分できる。そのうち最も一般的なのが、「手と口でつかむ／くわえる」「手でつかむ」「持つ」「引き裂く」「いじる」などだ。

図2-1は、典型的な「手と口でつかむ／くわえる」ニューロンの振る舞いを表したもので、食べ物を、(A)は口で、(B)は記録している脳と反対側の手で、(C)は同じ側の手でつかんだときのニューロンの発火を示している。このニューロンは、情動刺激のような、食べ物以外の刺激によって口を開けたり閉めたりしても、まったく反応しなかったし、サルが食べ物をつかむことなく腕を伸ばしたり、邪魔な物を押しのけるだけのために腕を伸ばしたりしたときにも、反応しなかった。こうした発見を概括すれば、物をつかむとき以外に実行される手や口の動きは、同じ筋肉が関与しているにもかかわらず、このニューロンを発火させなかった。逆に、サルが別の動きを同じ目的、すなわち食べ物を得るという目的で実行したときには、このニューロンは反応した。

大半のF5ニューロンは当該の行為を実行するために手がとらねばならない形状もコードしているので、サルが細かく狙いを定めてつかむ、いわゆる「精密把持《はじ》運動」のとき（親指と人差し指で挟むようにして小さな物をつまみ上げる場合）に活性化するニューロンもあれば、全部の指を使って物をつかむとき（普通は中程度の大きさのものをつかむ場合）に発火するニューロンや、めったにないものの、手全

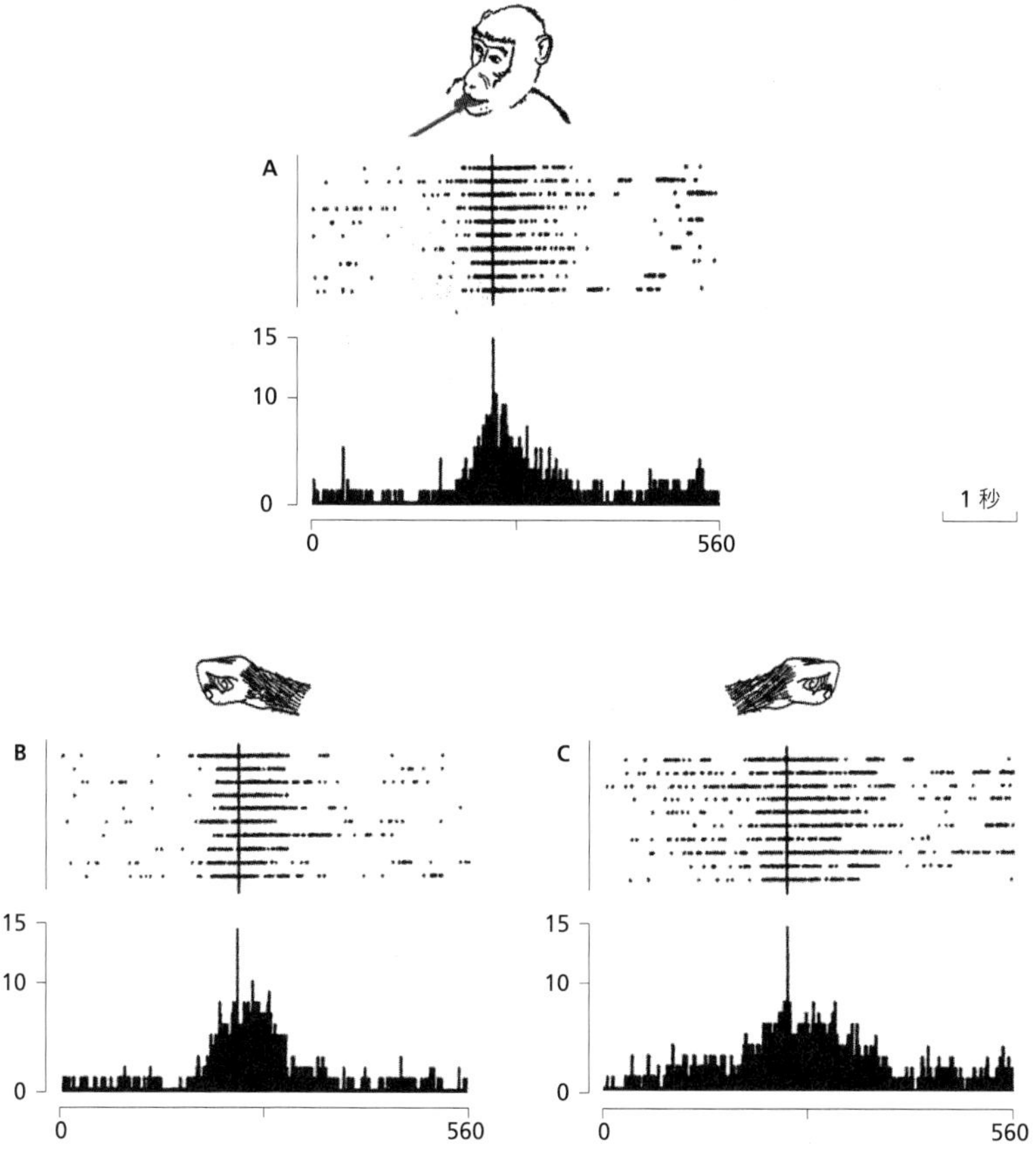

図 2 - 1 「手と口でつかむ／くわえる」F5 ニューロンの例。A はサルが食べ物をくわえたとき、B は記録している脳と反対側の手で食べ物をつかんだとき、C は同じ側の手でつかんだときのニューロンの活動を示している。水平走査線（ラスター）とヒストグラムはサルが食べ物に触れた瞬間に合わせて揃えてある。ヒストグラムは 10 回の試行の平均値。横軸は時間（ビン幅（訳注　データの範囲を分割した、それぞれの区間の幅）は 10 ミリ秒）を、縦軸は 1 ビン当たりのスパイク数を表す。（Rizzolatti et al., 1988 より）

体を使って大きな物を持ち上げるときに発火するニューロンもある。また、たとえば、手全体を使って丸い物をつかむ行為（全部の指から力を加える行為）をコードするニューロンと、親指に力を入れずに円柱状の物をつかむ行為をコードするニューロンとは違う［注4］。

Ｆ５ニューロンは、それぞれのつかみ方ばかりでなく、運動行為の段階によっても反応の仕方が違う。一例を挙げると、手を使ってつかむときには、指を曲げる間に全体の約三分の一のニューロンが発火しはじめ、残る三分の二は指を曲げる前から、しっかりつかみ終わるまで発火を続ける。この三分の二のうち、およそ半分は指を伸ばす間に発火するが、残りは指の動きが観察される前に発火する。これにより、Ｆ５ニューロンは個々の動きではなく運動行為そのものに対して選択的に反応するという説が、さらに有力になる。実際、物をつかむプロセスの最終段階にだけ発火するニューロンを除けば、残るＦ５ニューロン（全体の約七〇パーセント）は、指を伸ばすとき（つかむ下準備として手の形を整える段階）と曲げるとき（実際につかむ段階）の両方で発火する。したがって、Ｆ５ニューロンの活性化を、指を伸ばす、曲げるなどの、どれか特定の動きに帰することは、非常に難しい［注5］。

視覚 - 運動特性

前の項で説明した運動特性は、Ｆ５ニューロンの特徴をよく表している。しかし、ごく初期の研究以来、Ｆ５ニューロンの一部が視覚刺激に対しても選択的に反応することがわかっている［注6］。そこで、Ｆ５ニューロンの視覚 - 運動機能をさらに調べるために、運動に対する反応から視覚刺激に対する反応を切り離し、その特徴を明らかにするための実験パラダイムが考案された。

村田哲らが行なったこの実験［注7］は、次のようなものだ。形や大きさの違う六つの立体（板、輪、立方体、円柱、円錐、球）が入った箱の前にサルを座らせる。立体を一つずつ、つねに真正面でサルに見せる。実験は、（A）明るいところにある立体をつかむ、（B）暗いところにある立体をつかむ、（C）立体をじっと見つめる、という三つの条件から成る。（A）の条件では、発光ダイオード（LED）から赤い光を一筋、立体上の一点に浴びせる（立体自体は見えない）。サルは赤い光を凝視し、それからキーを押すと箱の照明がつき、中にある立体が見える。そこで赤い光は緑に変わり、サルはキーを押すのをやめて、その立体をつかむ。（B）の条件では、最初サルは照明がついている箱の中の立体を見てからつかむ。それから照明が消され、その後の試行は暗い中で行なわれる。当然、この条件下では、サルはもう視覚は使えず、立体の位置や特徴について先に得ていた知識に頼るしかない。（C）の条件は最初の条件とそっくりだが、最初に緑のLEDがついてサルはそれを注視しキーを押し、最後にLEDの色が赤に変わって、キーを押すのをやめたとき、サルは立体をつかまずに、ただじっと見つめる。

記録を見ると、この実験で調べたニューロンの半分は、つかむことにかかわる動きの間だけ発火した（運動ニューロン）が、残る半分は、サルが立体を見たあとでつかんだときにも、たんに凝視しただけのときにも、立体が見えたときに顕著に反応した（視覚－運動ニューロン）。どちらの種類のニューロンも、その三分の二は特定のつかみ方の様式を選択的にコードしていた。

しかし、ここが肝心なのだが、運動選択性を示した視覚－運動ニューロンはすべて、視覚選択性も持っていた。これらの視覚－運動ニューロンは、特定の立体を見つめている間、ほかの対象を見つめているときよりも激しく発火したばかりでなく、（C）の条件（立体の凝視）のときに現れた視覚選択性は、（A）の条件（明るいところでの把持）のときに見られた視覚選択性と同じだった。（C）では立体をつかまなければならない（A）のときと違い、立体の形は課題の実行（キーから手を離すこと）とは完全に無関係なのだから、これはなおさら驚くべきだ。しかも、この実験の三つの条件における視覚－運動ニューロンの選択的反応を比べると、ニューロンの大半が図２－２に示したものと似た振る舞いを見せたことがわかる。図２－２を見れば明らかなように、特定の種類のつかみ方における運動選択性と、形や大きさは違うものの運動のレベルでは同じつかみ方をコードしている立体に対する視覚選択性は、はっきり一致していた。

ヒトに関しても同様のデータが報告されている。機能的磁気共鳴画像法（ｆＭＲＩ）を使った研究によると、健常な被験者は、つかむことのできる道具や物を目にしたとき、つかむことが求められた場合にも求められなかった場合にも、運動前野でサルのＦ５野の相同部位と考えられている部分が活性化した［注8］。

こうした結果はどう解釈すべきだろうか。Ｆ５ニューロンは運動ニューロンに分類されていながら、対象物を見つめるだけでその一部が反応を見せるとは、どうしたことか。そのような反応は、どう解釈すればよいのか。物を手に取るというサルの意図（ことによると欲求でさえあるかもしれない）の表れなのか。それとも、注意の要因に帰すべきなのか。どちらの仮説も不十分だ。どのように起きているにせよ、ニューロンは対象物に選択的に反応するはずがないからだ。意図や注意は一定で、

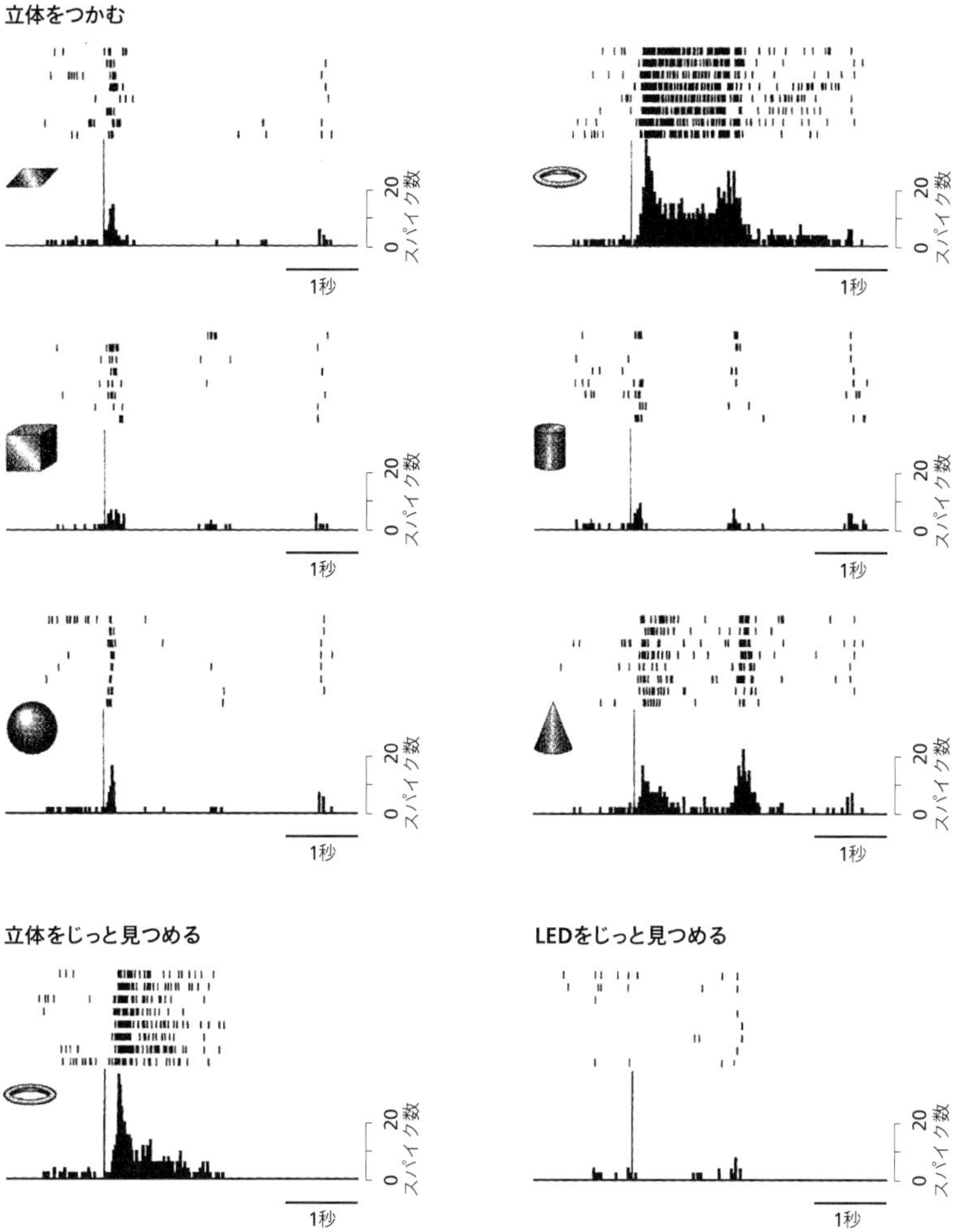

図 2 - 2　F5 視覚 - 運動ニューロンの例。上の三段は、サルがさまざまな立体を眺めてつかむときのニューロンの活動を示している。水平走査線（ラスター）とヒストグラムはサルがキーを押して立体が見えるようになった瞬間に合わせて揃えてある。このニューロンは輪に対して選択的に反応する。反応の二つのピークのうち、最初のものは輪を目にしたことによって、二つ目は輪をつかむ動きによって生じる。輪に対する視覚的反応は、サルが輪をつかまずに見つめる場合にも見られる（左下）。最後に、右下は、立体が見えず、LED の光が当たっているところをサルが見つめることを求められた場合のニューロンの活動を示している。（Murata et al., 1997, 1988 より）

対象物の具体的な特徴とは無関係だ。残された可能性は二つしかない。F5ニューロンの反応を運動性のものと見なすか、視覚性のものと見なすか、だ。しかし、運動性のものと見なすのが正しければ、実際の動きを伴わない事実を、どう説明すればよいのだろう。

従来の神経生理学における知覚と動きの概念の扱われ方に疑いを投げるように見えるこれらの疑問を検討する前に、「つかむ」「持つ」「引き裂く」といった行為にかかわる感覚-運動変換の分析を続ける必要がある。念頭に置いておいてほしいのだが、解剖学的観点に立つと、F5野は前部頭頂間野（AIP）と密接に結びついており、AIPのニューロンは手の動きの間に発火する。

酒田英夫らは、のちにF5ニューロンの研究でも採用される実験パラダイムを使って、（A）明るいところで対象物をつかむ、（B）暗いところで対象物をつかむ、（C）対象物をじっと見つめるという三つの条件で記録した反応に基づき、AIPニューロンを「運動優位」「視覚・運動」「視覚優位」の三つのカテゴリーに細分できることを示した[注9]。最初の二つのカテゴリーの特性は、F5野の運動ニューロンと視覚-運動ニューロンの特性に似ており、「運動優位」ニューロンは（A）と（B）の条件では発火するものの、（C）の条件では活動せず、「視覚・運動」ニューロンは（B）より（A）の条件のほうが活発で、（C）の条件でも発火する。一方、F5野にはない「視覚優位」ニューロンは、（A）と（C）の条件では発火するものの、（B）の条件では活動しない。

村田らは酒田の実験を再現し、さまざまな形・大きさ・向きの立体に関して、（A）と（B）と（C）の条件で活性化するAIPニューロンの視覚的選択性を調べた[注10]。すると、記録したニューロンの約七〇パーセントが視覚刺激に選択的に反応し、そのうちかなりの数のニューロンが単一の対

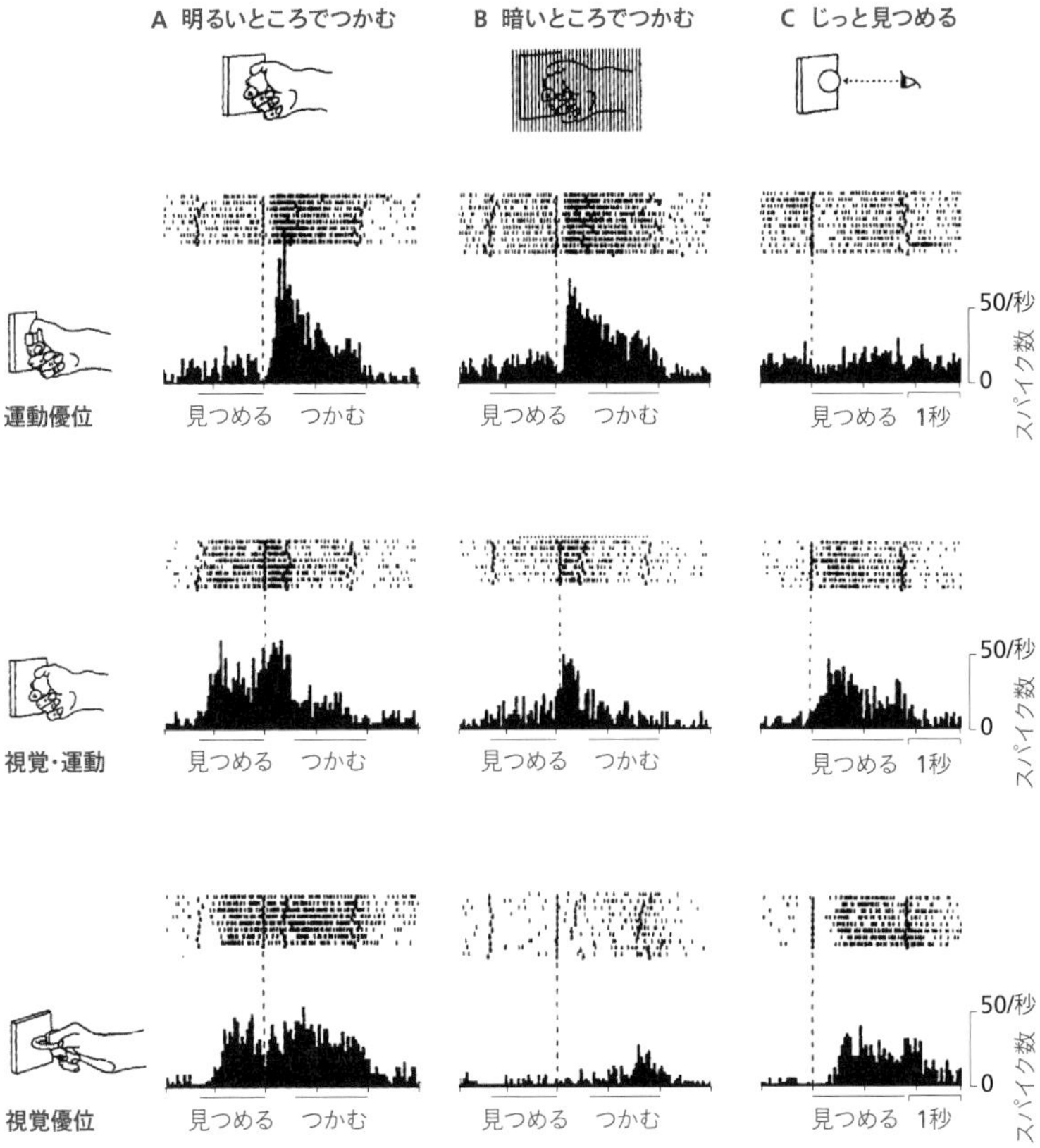

図 2 - 3　異なるタイプの AIP ニューロンの例。明るいところでつかむ条件とじっと見つめる条件の実験パラダイムは、図 2 - 2 に示した立体をつかむ条件とじっと見つめる条件の実験パラダイムと同じだった。暗いところでつかむ条件では、光を当てた箱の中に入った立体をサルが見ることができる状況下で予備試行が行なわれた。続いて明かりが消され、その後の試行はすべて暗い中で行なわれた。連続した試行で同じ立体が提示された。個々の試行と反応のヒストグラムは、つかむ条件では運動の開始の合図に、じっと見つめる条件ではタスクの開始に、それぞれ合わせて揃えてある。(Murata et al., 2000 より)

象物あるいは限られた数の対象物をおもにコードすることがわかった（図2‐3）。

これらのニューロンの機能特性は、物をつかむのに必要な視覚‐運動変換にＡＩＰ‐Ｆ5回路が関与していることを示しているようだ。しかし、無顆粒前頭皮質にはほかの手の動きも表象されているので、この回路の役割は案外それほど重要ではないかもしれない。そこで、中枢神経系でもとりわけ広範に見られる抑制性神経伝達物質の一つ、ガンマアミノ酪酸の作用を強化するムシモールの顕微注射によって、Ｆ5野とＡＩＰの一部を一時的に不活性化する効果が研究されることになった。

さまざまな形や大きさや向きの立体をつかむように訓練されたサルは、ＡＩＰを不活性化されたあと、その影響を受けた脳半球とは反対側の手を、つかむべき立体固有の特徴に合わせることが非常に難しくなった。とくに、精密把持運動が必要なときは、それが著しかった。たまにタスクをやり遂げられることもあったが、それは、立体の表面を手で撫で回して指の動きを繰り返し正したあとに限られた［注11］。

Ｆ5野の一部を不活性化した場合にも、同じような結果が得られた。しかし、その場合、不活性化した脳半球と同じ側の手のプリシェイピング（あらかじめ手の形を物体の形に合わせること）にも明らかに支障を来たした。ただし、運動障害はまったく生じなかった（図2‐4）。したがって、Ｆ5野が両手の動きを制御していることだけでなく、この皮質野を一時的に不活性化したあとに起きる視覚‐運動変換の障害は純粋に運動機能の面での障害のせいではないこともわかる［注12］。

物をつかむことと結びついた視覚‐運動変換はおもにＡＩＰ‐Ｆ5回路に頼っているという仮説は、頭頂間溝の側面前部を損傷した人間が手の形を整えるのが非常に困難になることを示す数多くの

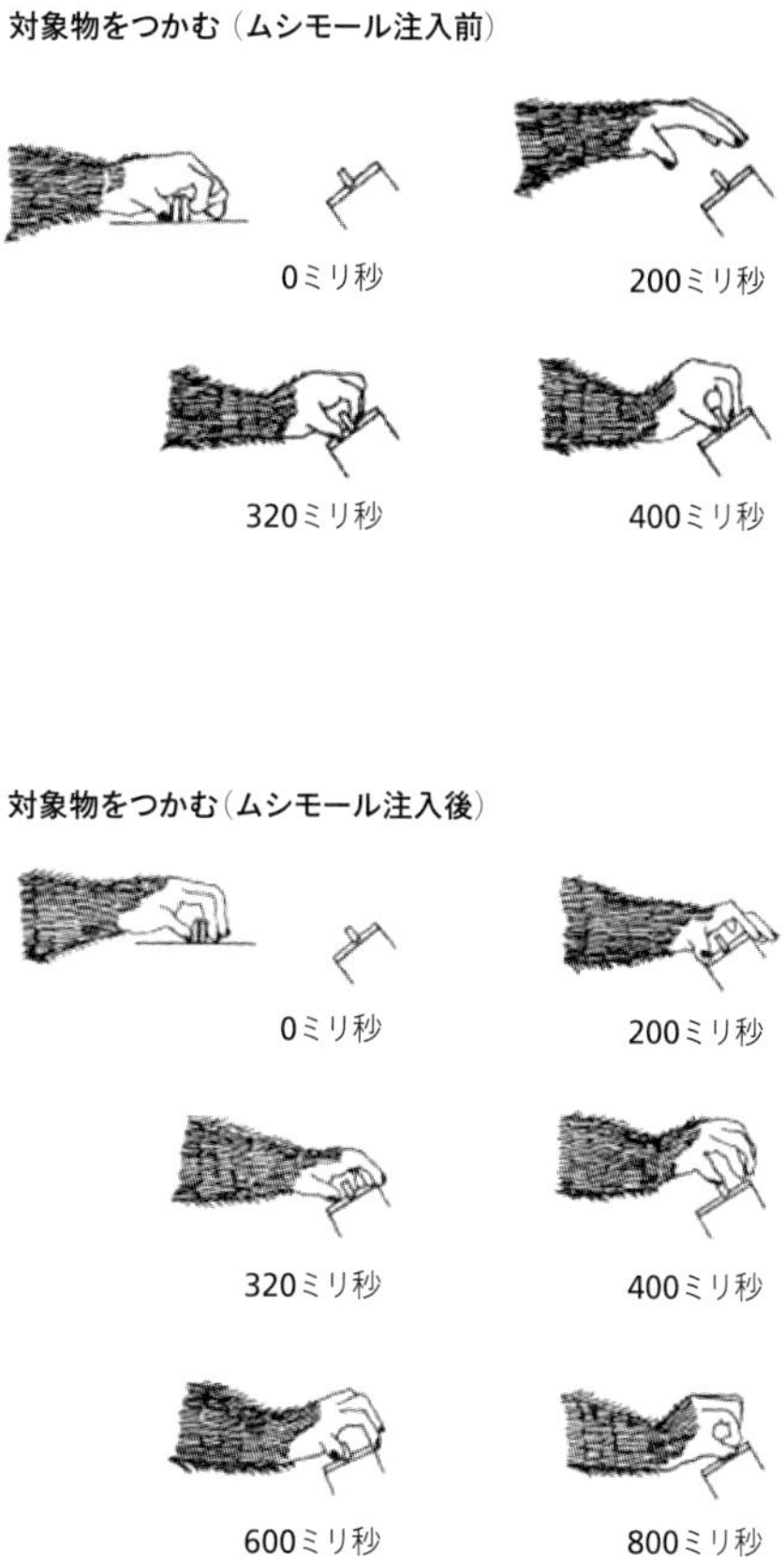

図2-4　F5野の一部を一時的に不活性化する前としたあとに、手の形を整えて小さな対象物をつかむ動きを撮ったビデオに基づくイラスト。この実験では、サルは形や大きさの違う立体が入った箱の前に座る。サルの方に向いた箱の面は液晶表示装置の素材でできている。それぞれの試行は、サルがレバーを押したときに始まる。200ミリ秒後、サルの方に向いた箱の面は透明になり、サルは中が見える。一定の時間（1.2～1.8秒）ののち、箱のその面が引き下げられ、サルは中に手を入れて対象物をつかむことができる。それぞれのイラストの下に示された時間は、手が動きはじめた瞬間から算定したもの。（Fogassi et al. 2001より）

調査研究によって裏づけられているようだ［注13］。頭頂間溝の側面前部は、健常な人間が物をつかんだりいじったりすると活性化する領域だ［注14］。

把持回路

では、AIPとF5野はいったいどのように相互作用しているのだろう。両者のニューロンは、視覚情報を行為の実行に必要な運動のフォーマットに変換するときに、どんな役割を果たしているのだろう。

AIPニューロンのうち、「視覚優位」と「視覚・運動」のカテゴリーに入るものの持つとりわけ重要な特性の一つが、特定の三次元の刺激に対する選択的反応であることがわかっている。球体に反応するニューロンもあれば、立方体に反応するものや平たい立体に反応するものもある。ずっと以前にジェイムズ・J・ギブソンが提唱した「アフォーダンス」の概念［注15］は、こうした反応の機能的意義を明らかにしてくれる。対象物の視覚的な知覚とは、私たちがその対象物を扱うのを助けるような、その対象物固有の特性を、ただちに自動的に選択することを意味するという見解をギブソンが持っていたことはよく知られている。それは、「抽象的な物理的［あるいは幾何学的］特性であるだけでなく」、対象物を知覚する生き物に、その対象物が提供する実際の運動の可能性を具現してもいる［注16］。コーヒーカップの話に戻ると、この場合に私たちの運動系に提供される視覚的アフォーダンスは、カップの取っ手や本体、縁《ふち》などにかかわるものだ。私たちがカップを目にしたとたん、これらのアフォーダンスはＡＩＰニューロンのさまざまなグループを選択的に活性化する。続いて、視覚情報はＦ５野の視覚－運動ニューロンに伝えられるが、視覚－運動ニューロンはもはや個々のアフォーダンスをコードせず、自らに合致した運動行為をコードする。こうして視覚情報は運動情報に翻訳され、このフォーマットで、行為の実行のためにＦ１野やさまざまな大脳皮質下の中枢に送られる。

現時点では、効果的な把持や操作につながる運動反応が、対象物の視覚的側面と徐々に合致するようになった過程を説明する実験データはない。しかし、私たちはたぶん、ごく幼い頃から、対象物の特定の特徴を、自分がその対象物を最も効果的に扱うことを可能にする運動行為と結びつけているのだろう。Ｆ５野に到達する視覚情報は、たしかに異質に見える嫌いがあるが、フィードバックを繰り返すうちに、適切な運動行動を形作ることを可能にする情報だけが選別される。異なる種類の運動行為を、対象物に関連した特定の視覚的側面と結びつける方法をいったん発見すれば、その側面は対象物のアフォーダンスとなり、運動系は、コーヒーカップを手に取る行為をはじめどんな行為であれ、それを行なうのに必要な変換をすべて実行できるようになる。

しかし、もう一点、はっきりさせておかねばならない。コーヒーカップを含め、多くの対象物には複数のアフォーダンスがある。そのため、私たちがそうした対象物を目にすると、ＡＩＰニューロンの複数のグループが活性化され、それぞれが特定のアフォーダンスをコードする。おそらくこれらの「行動案」はＦ５野に送られ、潜在的運動行為とでも呼べるものを引き起こすのだろう。そこで、どのように行動するかという選択は、形、大きさ、向きといった、対象物固有の特性だけでなく、私たちがその対象物をどうするつもりかという意図や、対象物の機能などにも左右されることになる。またしてもコーヒーカップの例に戻れば、中のコーヒーを飲むために手に取るとき、洗うとき、たんに別の場所に移すときで、それぞれつかみ方は違ってくる。さらに、やけどするのを心配しているときや、周りに物がたくさんあるとき、といった状況によっても、つかみ方に違いが出るし、習慣や癖、社会規範を守る傾向などによっても影響を受ける。

物をつかむような行為を支える皮質のメカニズムを分析するときは、この種の情報を処理する基盤となるプロセスを考慮に入れなければならない。そのプロセスは、動機づけや決定にかかわる性質を持つように見える。また、前頭前野のほかの部分や、下側頭葉《かそくとうよう》（ＩＴ）、帯状回皮質、さらにはＡＩＰ－Ｆ５回路と関係している。とくに、前頭前野と帯状回皮質は、どういう理由で何をすべきか（たとえば、中身を飲むためにカップを手に取る、あるいは、移動するために手に取る）によって、どんなつかみ方をするかを決める上で重要な役割を果たすと考えられている。

この決定が実際にどこで起きるかについては、二つの考え方がある。一部の人は、Ｆ５野で起きるとしている［注17］。Ｆ５野では、ＡＩＰに提供された情報によって示された多くの潜在的運動行為のなかから適切な運動行為が選ばれる（図２－５）。しかし、前頭前野とＦ５野の直接の結びつきはいくぶん弱いと指摘する向きもある［注18］。その一方で、しばらく前から、前頭前皮質と、ＡＩＰを含む下頭頂小葉との間には強い結びつきがあるという説が受け入れられている［注19］。したがって、けっきょく決定はＦ５野ではなくＡＩＰで下されており、運動行為ではなくアフォーダンスを考慮に入れているのかもしれない。言い換えれば、Ｆ５野はたった一つのアフォーダンスについて受け

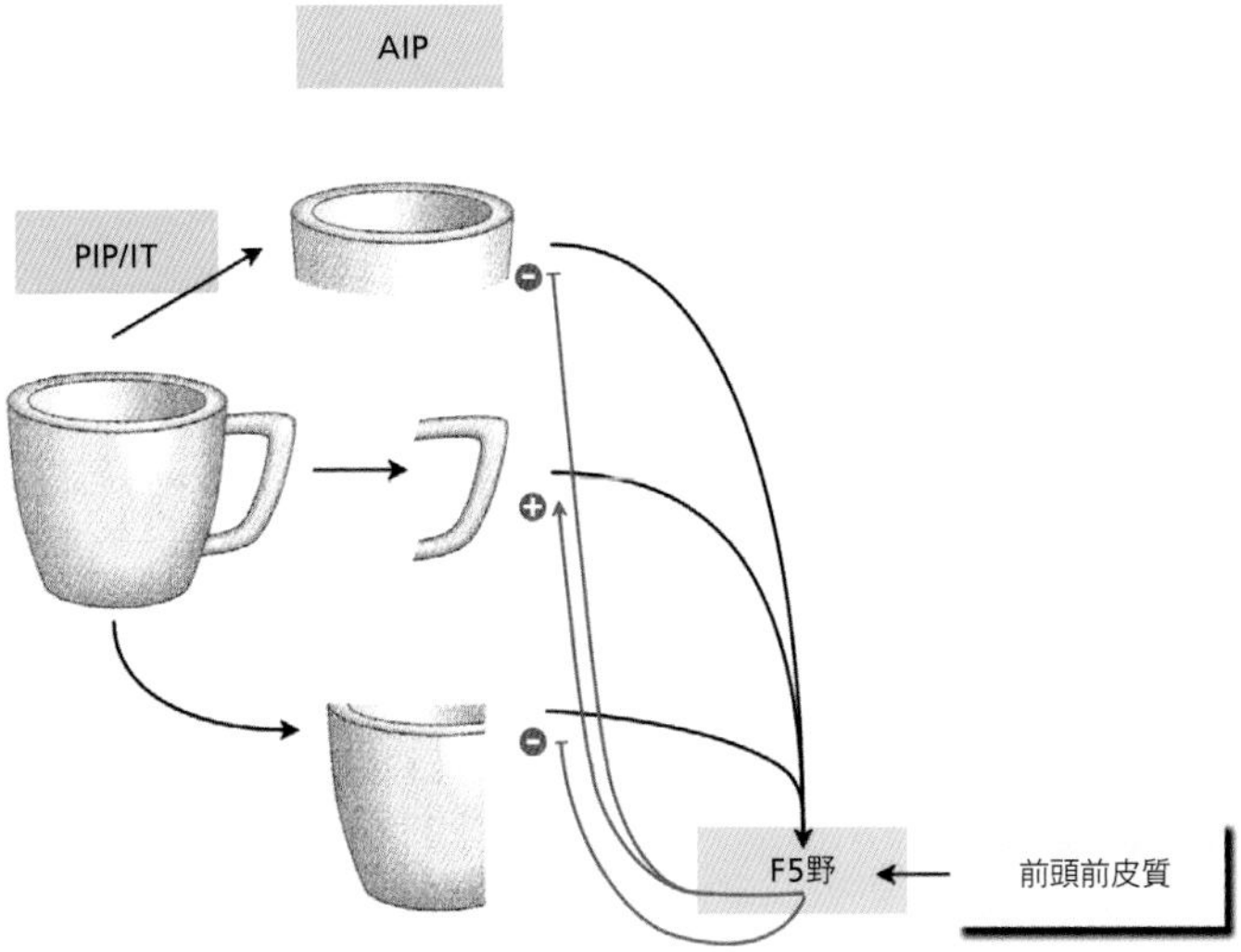

図2 - 5　コーヒーカップを手に取るときに起きるAIP-F5相互作用を図式化したもの。AIP＝前部頭頂間野、IT＝下側頭葉、PIP＝AIPとつながっている後頭頂葉。この図は、AIPが対象物からその物理的側面（PIPに由来する視覚情報）と意味合い（ITが供給する情報）に基づいて視覚的アフォーダンスを引き出し、F5野に潜在的運動行為（つかむ行為）を始動させることを示している。F5野は、行為者の意図（前頭前皮質が提供する情報）に基づき、運動行為（この場合はカップの取っ手の精密把持）を選び、その選択をAIPに伝え、適切なアフォーダンスを強調し（「+」で終わる赤線）、ほかのアフォーダンスを抑制する（「−」で終わる赤線）。潜在的運動行為（F5野でコードされる）から遂行される行為への変換には、内側面皮質領域の介入が必要となる。

取った情報を頼りに、どれが最適の運動行為かを決めるというわけだ。

動機の選択は、対象物を認識することによって補われ、統合される。たとえば、鉛筆と指示棒《ポインター》のアフォーダンスは似ているが、（書くときの）鉛筆の握り方と、ポインターの持ち方とは違う。つまり、私たちは鉛筆を鉛筆と認識し、ポインターと区別できるということだ。あとで見るように、対象物の認識に必要となる、特性のコード化はＩＴで起きる。したがって、ＩＴからＡＩＰに送り出される情報は、どのようなつかみ方をするのが最適かを決めるときに、動機の面とともに考慮される要因である可能性が非常に高い。

視覚経路

視覚に誘導される行為の実行に必須の感覚 - 運動変換に、後頭頂葉が重要な役割を果たすという概念は、一九九〇年代初めにメルヴィン・グッデイルとデイヴィッド・ミルナーが提唱した二つの視覚系モデル［注20］でも、根本的な前提となっている。

この一〇年前、レズリー・アンガーライダーとモーティマー・ミシュキンは、二つの視覚情報伝達経路を想定したモデルをすでに提唱していた［注21］。そのとき二人が拠り所としたのは、デイヴィッド・イングル［注22］とコルウィン・Ｂ・トレヴァーゼン［注23］とジェラルド・Ｅ・シュナイダー［注24］の視覚構成に関する重要な洞察、そして何より、二人が自らサルの脳損傷を調べて手に入れた新しいデータだった。二人は、第一次視覚野（17野、別称Ｖ１）から高次の中枢へ情報を伝達する流れは二つ

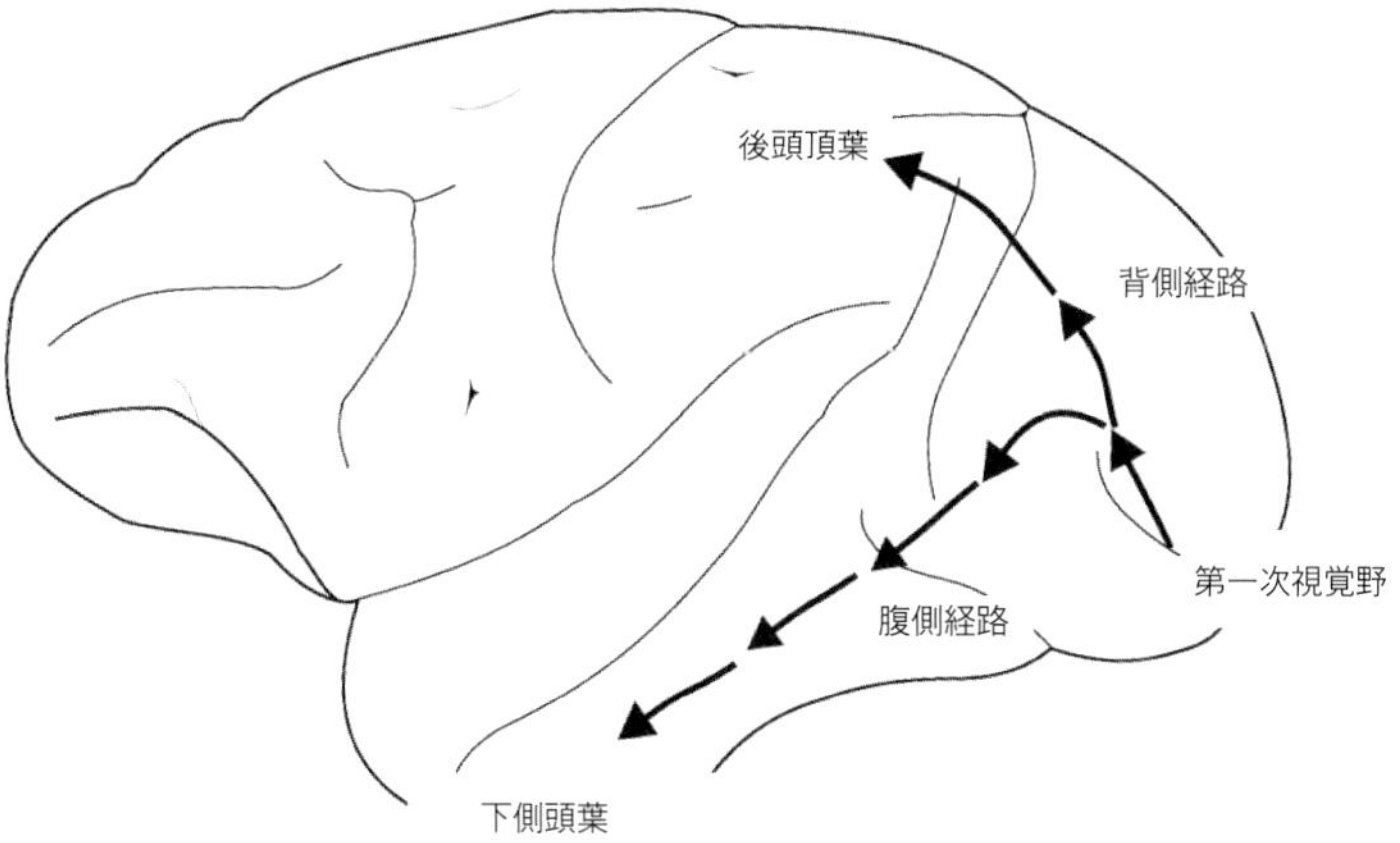

図2-6　レズリー・アンガーライダーとモーティマー・ミシュキンが提唱したモデルに従い、二つの視覚情報の流れの解剖学的構成を図式化したもの。腹側経路（「what 経路」）は V4 を中心とし、第一次視覚野（V1）を下側頭葉（IT）と結び、背側経路（「where 経路」）は中間側頭葉（MT）を中心とし、V1 を後頭頂葉と結んでいる。メルヴィン・グッデイルとデイヴィッド・ミルナーの提唱したモデルは、腹側経路に関してはアンガーライダーとミシュキンのモデルと一致しているが、背側経路は視覚情報のうち「where（どこ）」（空間知覚）ではなく「how（どのように）」に関するもの（つまり、行為を制御するのに役立つ情報）を担っていると見ている。

あることを立証した（図2‐6と図2‐7）。一方は背側部にあり（背側経路）、頭頂葉で終わり、対象物の位置を突き止める働きを担う。この流れは「where経路」とも呼ばれている。もう一方は、腹側部にあり（腹側経路）、側頭葉で終わり、対象物の形に関する面の認識をもたらす。この流れは「what経路」とも呼ばれている。

グッデイルとミルナーは、視覚系が機能的に異なる二つの流れから成り立っているという概念は受け入れたものの、その機能は、従来提唱されていたものとは違うとした［注25］。二人は、後頭‐側頭葉に広範な損傷を受けた患者D・Fに一連の独創的な実験を行ない、D・Fは基本的な視覚特性（視力など）に関しては比較的正常なのに、ごく初歩的な幾何学的形状ですら区別できないことを明らかにした。

この実験で興味深いのは、D・Fは形状を区別する能力をはなはだしく損なわれているのにもかかわらず、依然として対象物を扱うことができた点だ。D・Fは日常的な品々を苦もなく手に取ることができた（たとえば、ボールや棒でさえ手で受け止められた）。棒をつかむには、じつに複雑な運動力学に基づく推測が必要とされるのにもかかわらず、だ。

こうした観察結果と、特定の実験状況のもとでは自らの行為を意識することなく実行できる健常な被験者から得たデータとに基づき、グッデイルとミルナーは、二つの流れの根本的違いはアンガーライダーとミシュキンが考えていたように視覚情報処理によって導かれる知覚内容のタイプ（空間か対象物か）ではなく、高次の中枢によるこの情報の利用法にあると述べている。腹側経路は刺激を知覚するのに必要な情報を伝達し、背側経路は行為を制御するのに必要な情報を伝達するというのだ。

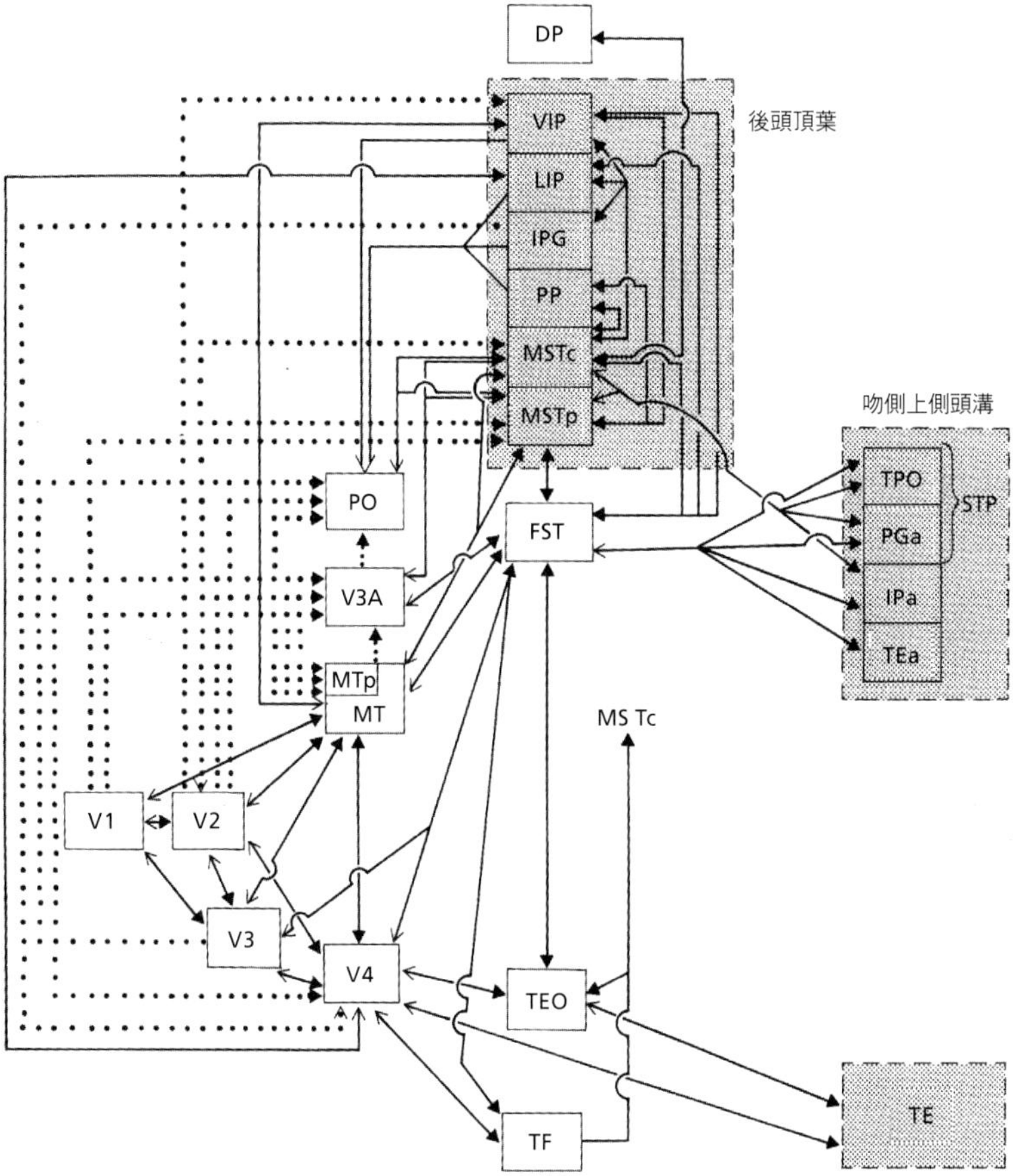

図 2-7 二つの流れにかかわる視覚野を詳細に示した図。
(Ungerleider, Mishkin, 1982 より)

マーク・ジャンヌローは同じ頃、同じような説を発表し、情報処理は「意味に関するもの」にも「実用のためのもの」にもなりうると述べた［注26］。前者は腹側経路に特有で、外部世界の意識的理解につながり、後者は背側経路に特有で、運動プログラミング専用だ。

視覚野に運動機能と知覚機能の両方での役割を与え、視覚野の単体概念を覆した功績は、間違いなくグッデイルとミルナーに帰するが、二人の二分法的な説はあまりに融通が利かないため、頭頂葉の機能的複雑性も、損傷の結果起きる臨床的パターンも説明しきれない。また、知覚と行為ははっきり別個であるという、二人の説の核となる前提は、知覚を対象物の視覚的特性のたんなる映像的表象に、行為を感覚－運動変換のオンライン制御プロセスにそれぞれおとしめることも指摘しなくてはならない［注27］。

グッデイルとミルナーのモデルは、右の下頭頂小葉が損傷を受けたときに典型的に現れる神経症候群である「半側空間無視」に関して、とりわけ説得力がない。半側空間無視の症状を示す患者は、損傷した脳半球の反対側の空間から届く刺激を知覚できない［注28］。たとえば、実験者が患者の右側から話しかけると、通常と変わらぬ返答をするが、実験者が左側に移って話しかけると、無視したり、右側に人がいないか探したりする。患者は皿の左側に載せられた食べ物を無視するし、絵を写すように言われると、右側だけを写し、左側は完全に無視する。ようするに、半側空間無視の症状を呈する患者は、損傷した脳の部位と反対側の空間を「失う」。あるいは、エンニオ・デ・レンツィの言葉を借りれば、彼らの空間は「切り詰められ」てしまう［注29］。したがって、背側経路の活動範囲が動きの制御に限られておらず、たとえば、空間の表象（第3章参照）と結びついた知覚プロセスにも関与していることは明らかだ。

こうした臨床の考察は、解剖学的データと統合しなければならない。上頭頂小葉（SPL）と下頭頂小葉（IPL）はともに細分化されていること、運動系の解剖学的・機能的構造を理解する上で前頭‐頭頂結合を分析するのが重要であることについてはすでに述べた。ここで、視覚情報を処理・伝達する回路を考察すれば、背側経路はアンガーライダーとミシュキン、グッデイルとミルナーのモデルが想定しているよりはるかに複雑に結合していることがわかる。最近得られた解剖学的・機能的知見によれば、この流れはさらに、腹側‐背側経路と背側‐背側経路という二つの別個の支流に分かれている可能性が十分あるという（図2‐8）。

腹側‐背側経路の処理・分配中枢はMT（中間側頭葉）／V5皮質野で、そこはすでに見たように、背側視覚経路の連結点《ノード》と考えられている（図2‐6参照）。一方、それに匹敵する背側‐背側経路の処理・分配中枢はV6にある（図2‐9）。MT／V5とV6は同じ機能的特徴を備えているので、背側経路に割り当てられているのもうなずける[注30]。しかし、両者のアウトプットははなはだしく異なる。MT／V5がおもに下頭頂小葉（IPL）の皮質野に投射するのに対して、V6は上頭頂小葉（SPL）への情報の主要源だ。さらに、IPLは、上側頭溝（STS）と、とりわけ、上側頭多感覚野（STP）という名で知られている領域でコードされた、おもに空間と生物学的動きにかかわる視覚情報への膨大なアクセスを持っていることが、最近の実験でわかっているが、SPLにはそのようなアクセスはない[注31]。

したがって、背側経路全体は、単一の機能カテゴリーの枠組みの中に収めることはできない。すでに見たとおり、背側−背側経路はグッデイルとミルナーの提唱したオンライン制御の仕組みを通じて、もっぱら、あるいはほとんどもっぱら、運動行為の構成にかかわっている。一方、腹側−背側経路と下頭頂小葉は、たんに行為を制御するよりはるかに多くのことをこなす、さまざまな運動−知覚機能を持っており、そうした機能の前には、単純な二分法はすべて無効になる。それが知覚内容（アンガーライダーとミシュキンが提唱した、対象物か空間か）にかかわるものだろうと、情報がどのように使われていようと（グッデイルとミルナーのモデルの、知覚のための視覚か行為のための視覚か）関係ない。

行為の語彙

さまざまな感覚−運動相互作用のメカニズムや、知覚と行為の間の連係については、第3章以下でもっと詳しく検討する。しかし、ここで、F5ニューロンと前部頭頂間野（AIP）の特性の分析で未解決になっていた問題に立ち戻る必要がある。いわゆる背側経路の解剖学的・機能的構成についての考察に照らして、それらの問題が目立ってきたからだ。

すでに見たとおり、個々のF5ニューロンの記録から明らかになった最も驚くべき側面は、これらのニューロンが特定の運動行為（つかむこと、持つこと、引き裂くことなど）や、こうした行為のうちでも、特定の実行様式と活性時間に対して選択的である点だった。それが、F5野は運動行為の一種の「語彙」を内包しており、そこでは「単語」はニューロン集団によって表されるという仮説につながった。単語には、行為（持つ、つかむ、割る、など）の全般的な目的を示すものもあれば、特定の運動

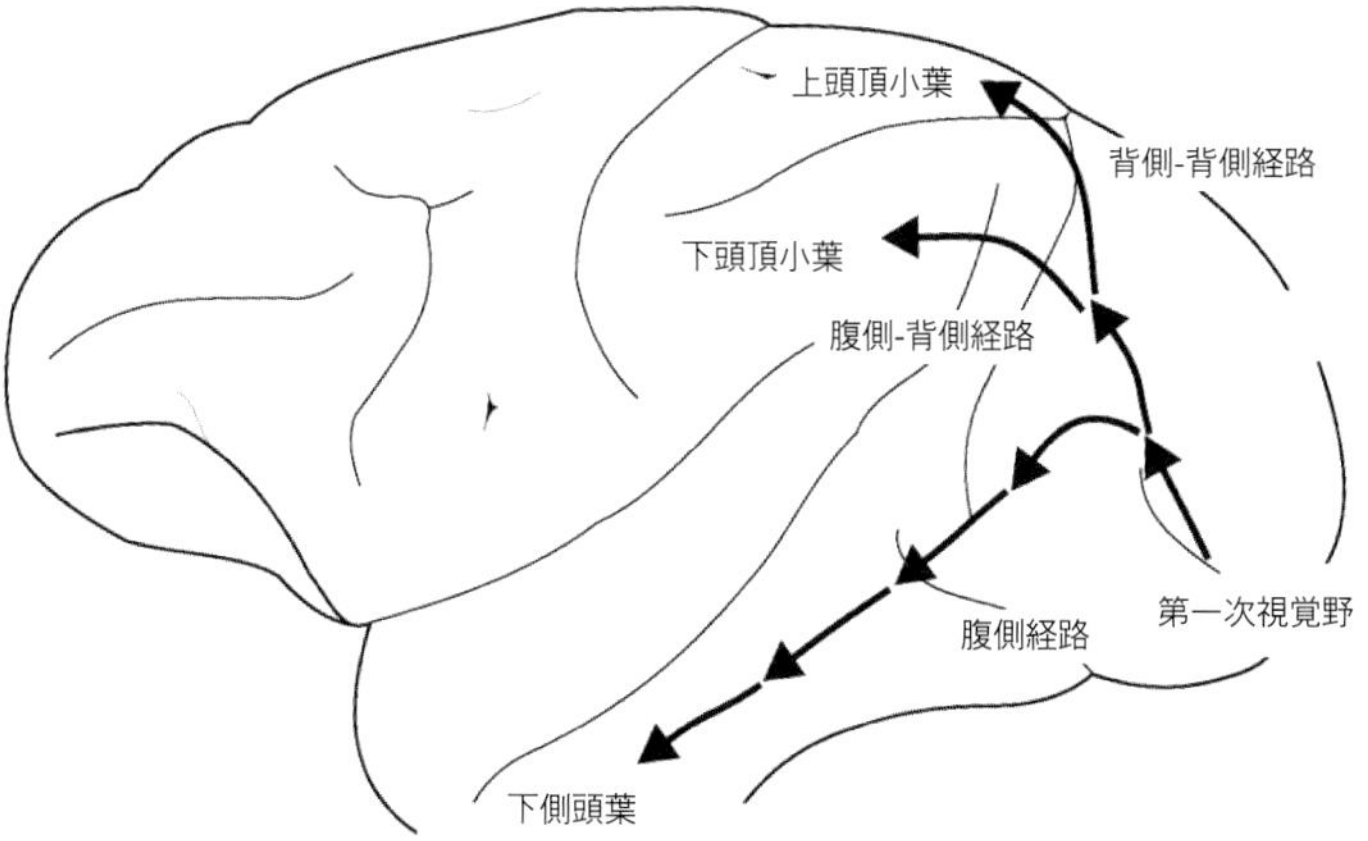

図 2 - 8　サルの脳で見られる三つの視覚情報の流れ。腹側経路は従来のモデル（図 2 - 6）と同じだが、背側経路は、下頭頂小葉（IPL）で終わる腹側 - 背側経路と上頭頂小葉（SPL）で終わる背側 - 背側経路とに細分される。

行為を行なう方法（精密把持、指による把持、など）を示すものも、運動行為の基本的動き（手を開いたり閉じたりする動き）の時間的区分を指定するものもある。

このように、運動行為の語彙という観点からF5野を解釈することには、重要な機能的意味合いがある。第一に、特定の運動行為をコードするニューロンという概念から、なぜ私たちは日頃からほとんど同じやり方で物を扱うかが説明できる。コーヒーカップの例に戻ろう。カップの持ち上げ方はたくさんあるが、私たちのやり方は限られている。たとえば、中指と薬指で取っ手をつかんだりしない。これはおそらく、子供の頃にさかのぼる学習メカニズムのせいであり、また、首尾良くつかめた結果（「運動強化」）に基づくものでもあるだろう。うまくつかめると、効果的な運動行為をコードするF5ニューロンの選択につながるからだ。第二に、語彙があれば、そうした行為と、AIPニューロンによって取り出されたアフォーダンスとの連合が促進される。最後に、語彙は、従来は感覚系に帰するとされてきた認知機能の根底にある行為の「レパートリー」を運動系に提供する。これについては、今後の章でさらに詳しく検討する。

今、説明した事柄は、F5ニューロンの運動特性に関連している。しかし、F5ニューロンの一部は、行為を現に実行しているときと、対象を観察しているときの両方で発火し、運動反応の選択性（つかみ方の種類）と、視覚反応の選択性（対象物の形や大きさや向き）の間に、強い一致があることを示している。対象物を眺めるだけで、運動行為が行なわれない条件で記録された反応は、即時で、一定で、特定のものだ。そこでこれらの反応は純粋に視覚的なものだと解釈したくなる。しかし、そうした条件で発火するのとまったく同じニューロンが、明るいところであろうが暗いところであろうが、

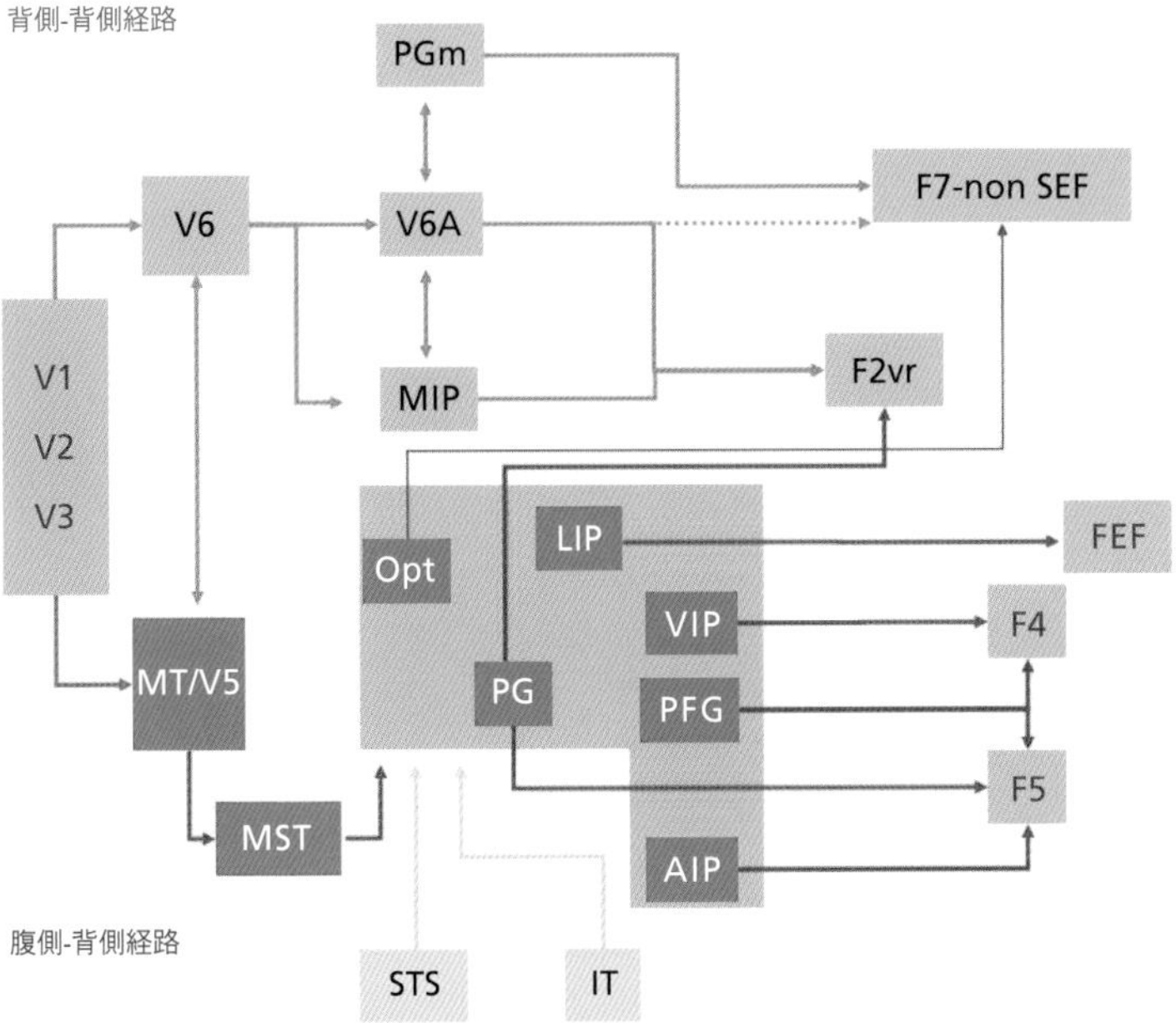

図2-9　二つの背側経路の解剖学的つながりを図式化したもの。上部＝背側 - 背側経路（グレーの四角）、下部＝腹側 - 背側経路（緑の四角）。腹側 - 背側経路は上側頭溝（STS）と下側頭葉（IT）の中にある皮質（黄色の四角）から求心性情報を受け取る。

行為を実行するときにも活性化する。したがって、F5ニューロンは「運動」ニューロンに分類して差し支えなさそうに見える。

F5ニューロンの振る舞いについて唯一可能な解釈は、視覚反応も運動反応も同じ機能的意味を持つ、というものだ。言い換えれば、F5野の視覚－運動ニューロンからほかの中枢へ送られるメッセージは、サルが特定の対象物（食べ物あるいは立体）を扱うときと、たんに眺めるときとで、完全に同じということだ。ある行為が実行されるとき、ニューロンの発火は、「精密把持でこれを持ち上げろ」といった運動指令の発動を表しているが、ただ眺めるだけで、行為が伴わない場合は何が起きるのか。この状況でもニューロンが同じように発火するのなら、発火はサルが動いたときと同じメッセージを伝えるはずだが、そのメッセージは明白な動きを定めるかわりに、潜在的段階にとどまる。サルが特定のタイプの対象物を眺めるたびに、これが自動的に起きる。もし実際の行為が求められれば、ほかの皮質野も機能を果たさざるをえない。たとえば、前頭前野から強力な求心性情報を受け取っており、運動行動を調節できるF6野がそうだ。しかし私たちは、制御や実行のメカニズムに目を奪われてはならない。なぜならここでは、行為を行なう明確な意図がないときにさえ運動行為の語彙に帰するべき機能に着目しているからだ。

たとえば物をつかむという潜在運動行為の喚起は、じつは、さまざまな動きの実行に必要なパラメータ（媒介）の特定は伴わない。実際に行なわれるのは、視覚－運動の可能性を特徴とする、特定のタイプの対象物の参照だ［注32］。

ここでまたしても、コーヒーカップが恰好の例になる。形や大きさ、取っ手や縁の向きなどに関する感覚情報をまとめることが、どんなタイプのつかみ方をするかを選ぶプロセスで必要とされる。それによって、手の形を整えるのに必要なものをはじめとする一連の動きが決まり、私たちはカップを手に取ることができる。私たちが思いを遂げられるか遂げられないかは、その行為に含まれる個々の運動プロセスを実行・制御する能力など、数多くの要因に左右されるが、だからといって、いずれの場合にもカップが「行為のヴァーチャルな極」として機能し、相関的性質を発揮して、それが活性化する運動パターンを定義すると同時に、そのパターンによって定義される事実に変わりはない。

F5野とAIPの視覚‐運動ニューロンが、実行タスク（対象物をつかむ）と観察タスク（それをつかむことなく見つめる）の両方で、対象物の提示に反応するという発見は、対象物がどちらの条件でも同じやり方でコードされていることを示している。言い換えれば、カップを目にすることは行為の準備段階にすぎず、いわば、「用意！」という合図であり、実際にそれを手に取るかどうかにかかわらず、二本の指で取っ手をつかんで手に取る物といった具合に対象物を特徴づけ、そうすることで対象物を、それが内包する運動の可能性の機能によって識別する。

すでに説明したモデルに戻ると、これは次のようなことを意味する。すなわち、AIPでの視覚的アフォーダンスの選択と、その結果F5野で起きる、アフォーダンスと一致した潜在的運動行為の活性化は、運動系の実行皮質野に対する指令の根底にあるばかりでなく、つかみ方のタイプと、コードされた対象物のタイプとの間の相関関係も確立する、ということだ。もしこの相関関係がうまくいけば、AIP‐F5回路によって作られたつながりは、視覚刺激に対する適切な反応が発動するのを助けるだけでなく、可能な行為の観点から対象物の分類も行なう。

このタイプの分類は、乳児が生後数ヶ月の間に行なう物の分類に重要な役割を果たす可能性が高いことは特筆に値する。乳児は意味の上で物を分類する前に、提示される運動可能性に即して、大きいか小さいか、傾いているか水平か、といった具合に分類する。そして、この運動可能性による分類を足場に、のちの視覚経験が構築され、対象物の意味づけのもとが得られると考えてもよさそうだ［注33］。

手で見る

「私たちは手で扱うから見る。そして、見るから手で扱える」というのは、ジョージ・ハーバート・ミードの言葉で、彼が一世紀近く前にそう言ったのは、「手のような器官による、目のような器官の継続的制御や、目のような器官による、手のような器官の継続的制御なくしては」知覚は不可能であることと強調するためだった［注34］。この相互制御がなければ、私たちはコーヒーカップを手に取ることはできないだろう。しかし、AIP－F5ニューロンによって行なわれる視覚－運動変換の分析が示すように、「見る」という、手を導く行為はまた（何より）、手で見る行為であり、それによって対象物は、行為を行なうようにという、一組の既定の誘いとしてただちにコードされる［注35］。AIP－F5ニューロンの視覚的選択性と運動選択性とが一致しているところから、次のことがわかる。すなわち、じつはこれらのニューロンによる潜在的運動行為は、実際の行為の実行を統制するパラメータとは無関係に、そして、実際の行為の実行とは別個に、「目に入った」対象物を「このつかみ方」あるいは「あのつかみ方」などで「こんなふうに」あるいは「あんなふうに」つかめるなどと分類し、そうしなければ持ちえなかっただろう「意味」を対象物に与えるということだ［注36］。言い換えれば、これらのニューロンは、刺激の感覚的側面ではなく、刺激が個体にもたらす意味に反応しているように見えるのであり、「意味に反応することこそまさに、『理解すること』という言葉の意味するところなのだ」［注37］

この「理解すること」は事実上「実践的」なものだから、それ自体が対象物の意味に関する表象を定めはせず、そうした表象に基づいて対象物が識別されたり、たんなる手で取り上げられる物ではなくコーヒーカップであると認識されたりはしないことに疑いの余地はない［注38］。F5野とAIPのニューロンは、対象物の特定の側面（形、大きさ、向きなど）にのみ反応する。そのため、その選択性は、そうした側面が視覚アフォーダンスのシステムや潜在的運動行為として扱われるから重要だ。一方、下側頭葉のニューロンは、輪郭や色や表面の感じをコードし、選ばれた情報を処理して画像にし、それがいったん記憶に委ねられることで私たちは対象物の視覚的側面を認識できる。

ここまで考えた上でもなお、腹側経路と背側経路の解剖学的区別は知覚のための視覚と行為のための視覚の機能的区別と合致していると主張できるだろうか。そうは思えない。少なくとも、知覚が対象物の映像的表象、物の描写に格下げされ、行為が物自体との関係からいっさい切り離されてたんなる動きの制御におとしめられるのでなければ。

もちろん、下側頭葉（腹側経路）の各部が対象物を分類するタスク（つまり、対象物の識別と概念化）に貢献していることを否定するつもりはさらさらない。目的はむしろ、こう強調することにある。すなわち、運動系の機能は運動の実行と制御に限定されず、物をつかむような単純な行為の場合でさえ、AIP－F5回路に含まれる運動語彙は知覚と行為の継続的相互作用を必要とするのだ。どれほど「実践的」であろうとも〔注39〕、この相互作用は依然として、対象物の感覚を構築する上で決定的な役割を果たしている。それなしでは、いわゆる「高次の」認知機能の大半は起きえないだろう。

したがって、F5野とAIPのニューロンの振る舞いを調べれば、知覚の概念をロジャー・スペリーの示した方向（「知覚とは基本的に、反応するための暗黙の準備である」〔注40〕）で修正し、神経生理学のレベルで経験の運動的側面を捉える上で助けになるだろう。この側面は、モーリス・メルロ＝ポンティの言葉を借りれば、「新奇で、ことによると最初のものと認識すべき［……］世界と対象物へのアクセスを与えてくれる」「対象物へ向けて持ち上げられた手の行為には、その対象物についての参照事項が含まれており、［……］それは、私たちがそれに向けて自分の体を動かすべき非常に明確な対象、期待を持って自分がそばにいるもの、そしてまた、つきまとう物という内容だ」〔注41〕

手を使った当該運動行為のタイプにかかわらず、また、感覚－運動変換の分析から導き出されるものにかかわらず、ほんとうに重要なのは、それらの運動行為が、実際に実行されようが潜在的に喚起されるだけだろうが、ある内容を必ず含んでいる点だ。その内容とは、ジャン＝ピエール・シャンジューとポール・リクールが有名な一九九八年の対談で討論した「定位と把持の活動」と「複数の、運動干渉の連鎖」であり、それが世界を「実用的な道とおおむね克服可能な障害物が交差する」「生存に適した」環境に構成するのに貢献しているという〔注42〕。実際、以下の各章で見るように、この「生存可能な環境」を構成するには、さまざまな対象物を手に取る行為（あるいはそうする意図）が拠り所となるばかりではなく、周囲の空間の中で動き、向きを定める能力、さらには他者の行為や意図を理解する能力も必要となるのだ。

3 周りの空間

前章では、コーヒーカップをつかむときに働く大脳皮質のメカニズムに焦点を当てて分析を行なった。しかし実際にカップをつかむには、まずカップに手を伸ばす必要があり、そのためにはカップの位置を突き止めなくてはならない。言い換えれば、動きにかかわる体の部位（コーヒーカップをつかむ場合であれば腕）からカップまでの距離を見極めなくてはならない。腕をカップの方に導くには、腕とカップの空間的な関係をコードすることから、その情報を変換して適切な運動指令を出すことまでの一連のプロセスを、脳が請け負う必要がある。つかむという行為の場合と同じように、こうしたプロセスは、後頭頂葉と無顆粒前頭皮質の領域間で行なわれる、皮質どうしの相互作用を前提としている。

第1章で見たとおり、腹側運動前野はF5野とF4野によって形成されている。F4野は腹側運動前野の後側－背側部にあり、下頭頂小葉、とくに腹側頭頂間野（VIP）から強い求心性信号を受け取る。皮質内に微小な電気刺激を与える実験から、首や口、腕の動き（腕の動きは、体そのものや空間内の特定の位置に向けるもの）がF4野で表象されることがわかっている［注1］。さらに、F4ニューロンの大半は、運動行為を行なっているときと、感覚刺激を受けたときの両方で活性化することが、個々のニューロンの記録からわかっている［注2］。この結果を踏まえ、こうしたニューロンは二つのグループに分類された。「体性感覚ニューロン」と「体性感覚－視覚ニューロン」で、後者は「二種感覚《バイモーダル》ニューロン」とも言われる［注3］。最近では、「三種感覚《トリモーダル》ニューロン」という、体性感覚と視覚と聴覚の刺激に反応するニューロンが記録されている［注4］。

F4野の体性感覚ニューロンのほとんどは、体の表面の触覚刺激によって活性化する。軽く触れられたり、肌を何かがかすったりする感覚さえあれば、活性化するのだ。体性感覚受容野は顔や首、腕、手にある。受容野はかなり広く、何平方センチメートルにも及んでいる。

バイモーダルニューロンは体性感覚面では、純粋な体性感覚ニューロンと似ているものの、視覚刺激、とくに三次元の物体にも反応する。ほとんどは、動いている物（とりわけ、体に向かって動いてくる物）に反応しやすいが、静止している物に強く反応するものも、あることはある［注5］。こうした特性に加えて、F4バイモーダルニューロンの機能面でたいへん興味深いのは、視覚刺激には刺激が触覚受容野の近くに現れたときだけしか反応しない点だ。もっと正確に言えば、視覚受容野であって、かつ体性感覚受容野の拡張部分を形成すると思われる、空間の特定部分に刺激が現れたときにしか反応しないのだ。

図3-1に、F4ニューロンの体性感覚-視覚受容野を示してある。注意すべきは、視覚受容野は必ずそれぞれの体性感覚受容野の周辺に位置する点だ。視覚受容野の形や大きさは異なり、奥行きはほんの数センチメートルから四〇〜五〇センチメートルに及ぶ。このため、サルの前腕をこすったときに発火するニューロンは、実験者がサルの前腕に手を近づけて視覚受容野に入れたときにも活性化する。もしこれが信じられなければ、自分の頬に手を近づけてみるとよい。指が実際に頬に触れる前にそこに指があることを感じるだろう。まるで、頬の個人空間（つまり皮膚空間）が、頬を取り巻く視覚空間に及んでいるかのようだ。

この場合、視覚刺激と体性刺激はたんに「同等な」だけではない。アラン・ベルトスが述べたように「[空間的－視覚的]近接は、これから触れられる体の部位との、いわば予期接触である」[注6]。体は、このようなかたちの「予期接触」を利用して周りの空間を定義づけ、視覚的に近い位置にある器官（腕、口、首など）や対象物の位置を突き止める。その器官や対象物が止まっていようと動いていようと関係ない。

体の座標

F4野に関していちばん意外な発見は、ほとんどの二種感覚《バイモーダル》ニューロンの視覚受容野は対応する体性感覚受容野にしっかり固定されていて、そのため、視線の方向とは無関係であるというものだ[注7]。

これは次のような実験を図で表すとよくわかる（図3－2）。図は、F4バイモーダルニューロンの視覚受容野の特性と、体性感覚受容野との結びつきを示している。条件A1では、サルが真正面にある点（*で示された点）をじっと見つめていると、視覚刺激（黒い矢印）が視覚受容野（グレーの部分）に一定の速度で入ってくる。ヒストグラムはニューロンの発火のタイミングと回数を表しており、活性化が始まるのは刺激がサルからおよそ四〇センチメートルまで近づいたときであるのが、はっきり見てとれる。条件B1では、サルはなおも真正面の点を見つめているが、刺激はその点のサルから見て左側に移動し、視覚受容野から外れている。この場合、ニューロンは活性化しない。

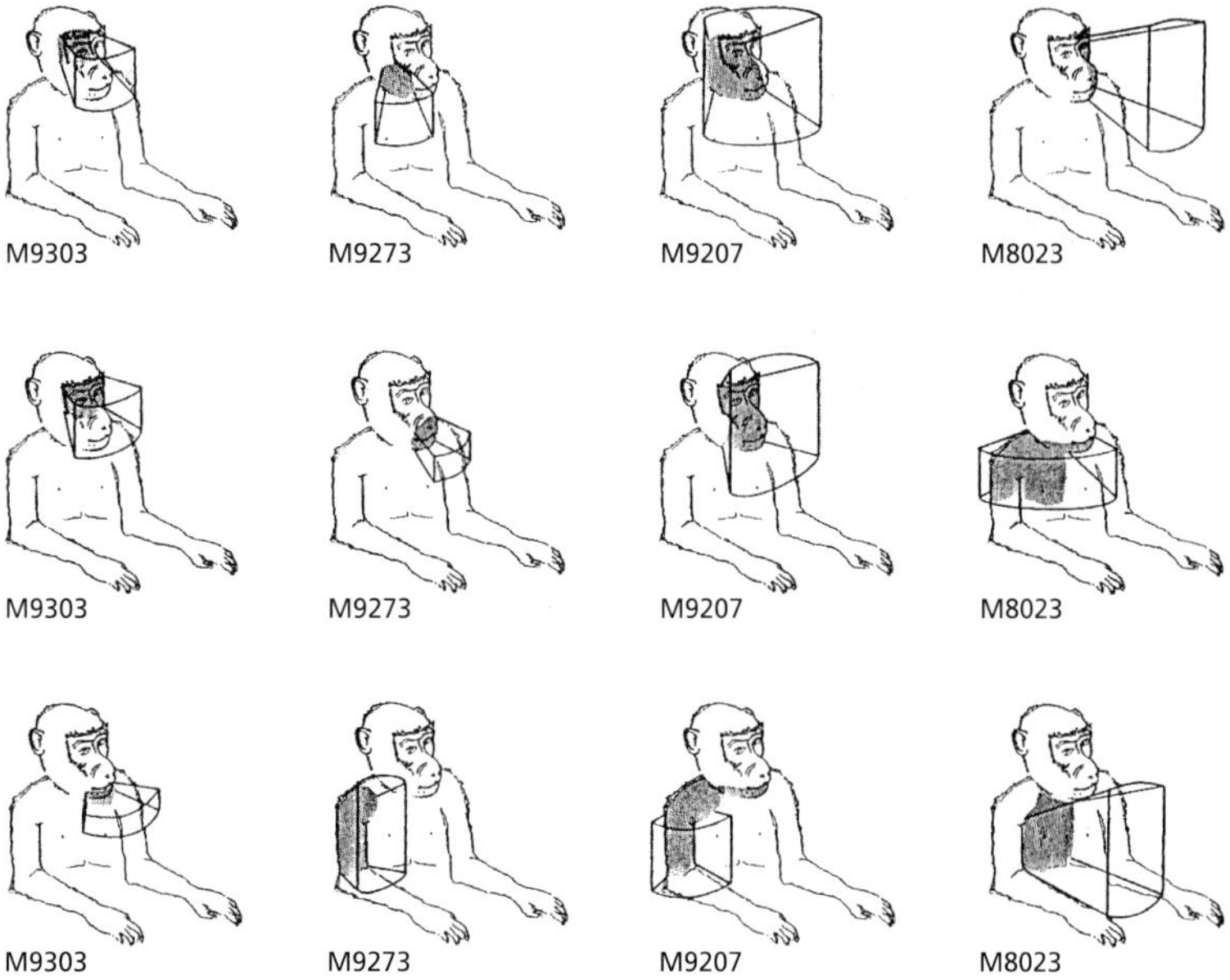

図 3 - 1　F4 バイモーダルニューロンの体性感覚 - 視覚受容野。グレーの部分は体性感覚受容野を、線で囲んだ部分は視覚受容野を示している。（Fogassi et al., 1996a より）

条件A2では、サルが見つめる先は三〇度左に移っている。この場合の刺激の動きは、網膜座標で考えればまったく違うにもかかわらず、ニューロンの反応は意外にも、条件A1で記録されたものと実質的に同じだ。最後の条件B2では、サルは条件A2と同じ点を見つめ続けるが、刺激は見つめる点の右側に移っている。受容野が網膜座標でコードされていれば、ニューロンの反応は条件A1の反応と似たものにならなければおかしい。ところが現実には、ヒストグラムを見ると、ニューロンが活性化しないことがわかる。

全体として、ニューロンの視覚受容野の位置は、刺激が網膜上でどの位置にあるかには関係ないことがこの実験からわかる。そうでなければ、サルが見つめる先を変えたとき、視覚受容野も移動したはずなのに、実験からはそうならないことが見てとれる。F4野のバイモーダルニューロンについては、数々の実験が行なわれてきた。その結果は、こうしたニューロンの七〇パーセントで視覚受容野が体性感覚受容野と結びついており、網膜座標ではなく身体座標で空間内の刺激をコードすることを示している。

ここで一つ覚えておくべきことがある。それは、数々の運動理論が唱える見方とは裏腹に、身体座標は頭あるいは肩といった体の特定の部位に据えられた、たった一つの基準系に依存してはいないことだ。F4野バイモーダルニューロンの視覚受容野が体性感覚受容野の周辺に局在する事実から、関連する体性感覚受容野に応じて配置されている多くの異なる身体基準系によって、視覚空間がコードされることがわかる。つまり、頭、首、腕、手などを中心とする座標系があり、それぞれが、由来する感覚受容野に固定されており、関連する身体部位を取り巻く空間内の視覚刺激の位置を突き止め

図 3 - 2 視覚受容野が体に固定されている F4 バイモーダルニューロン。上から順に、グラフが示すのは、水平方向と垂直方向の目の動き、個々の試行におけるニューロンの発火、反応を表すヒストグラム（横軸は時間、縦軸はビンごとのスパイク数。ここでビン幅は 20 ミリ秒）、時間の経過に伴う、刺激とサルの頭との距離の変化。線が下降している区間は刺激がサルに近づいていることを、上昇している区間は刺激がサルから遠ざかっていることを表す（横軸は時間で単位は秒、縦軸は距離で単位はセンチメートル）。触覚受容野は顔の右半分に限定してある。視覚受容野は触覚受容野の周りに位置する。（Fogassi et al., 1996a より）

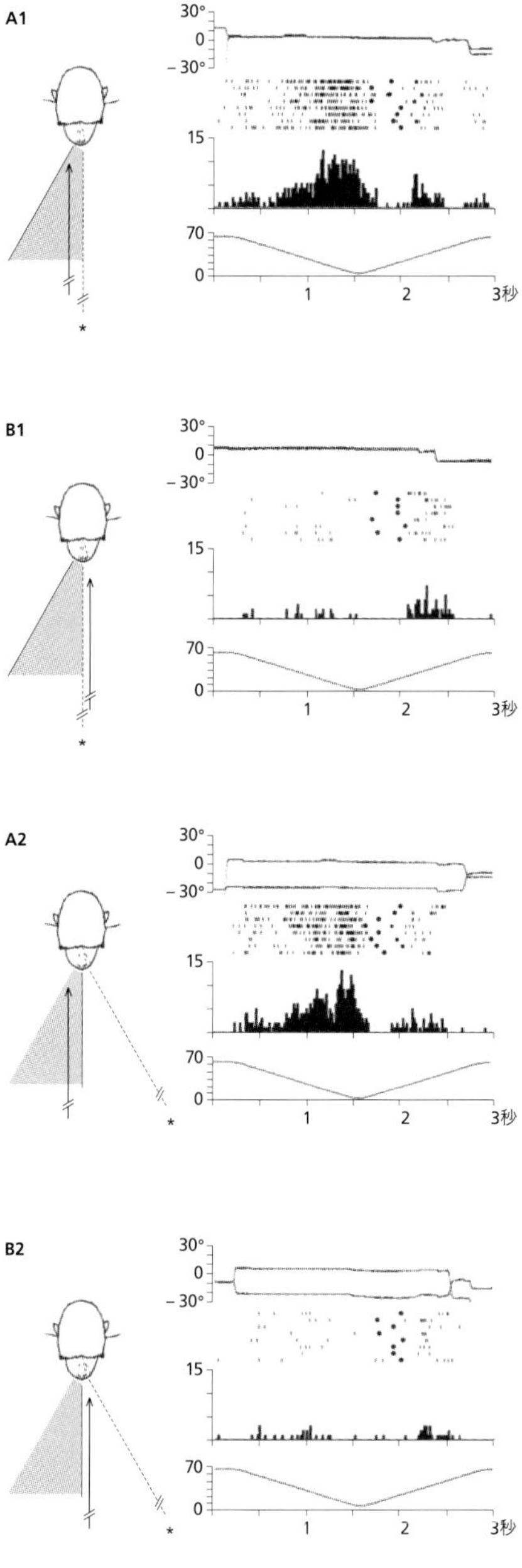

ることに寄与しているのだ。

少し想像してみよう。あなたは図3-3のマネキンで、キーボード上の一点を見つめているとする（図3-3A）。目の前のコンピュータの画面へと視線を上げても（図3-3B）、視覚受容野（線で囲んだ部分）は口や前腕の周りの体性感覚受容野（グレーの部分）に固定されているため、位置は変化しない。しかし、右側にあるコーヒーカップに視線を移し、それを持ち上げようとすると（図3-3C）、皮膚の周りの視覚受容野も移動する。このように、視覚受容野の位置は、あなたの視線の向きではなく頭や前腕の位置、言い換えれば、体性感覚受容野の位置によって決まるのだ。

ここでは話をやさしくするため、体に数多く存在する受容野のうちのわずか二つと、運動のうちたった一種類（胴体と頭の回転）しか取り上げなかった。しかし、このマネキンには、図3-1で示したサルのように、体の周りに受容野がたくさんあり、そのうちいくつかがカップの置かれている空間を含んでいる。それでは、マネキンがカップの方に手を動かすとどうなるだろう。マネキンが見つめている方向にかかわりなく、手や前腕などに対するカップの位置は、皮膚の周りのしかるべき視覚受容野によって特定される。視覚受容野への刺激は、肌と対象物の接触に先行するので、マネキンは手が物理的にカップに触れぬうちに、その位置が「わかる」。手をそばに近づけるだけで、視覚受容野を通じてニューロンが反応するのだ。視覚受容野は、それに呼応する皮膚の体性感覚受容野をたんに三次元に拡張したものなので、そのカップを視覚的に特定することで腕の具体的な運動を引き起こす。そしてまるでカップが触覚刺激であるかのように手をカップに近づけるが、視覚座標を他の座標系向けに変換する必要はない（そうした変換はひどく複雑で煩わしいだろう）。

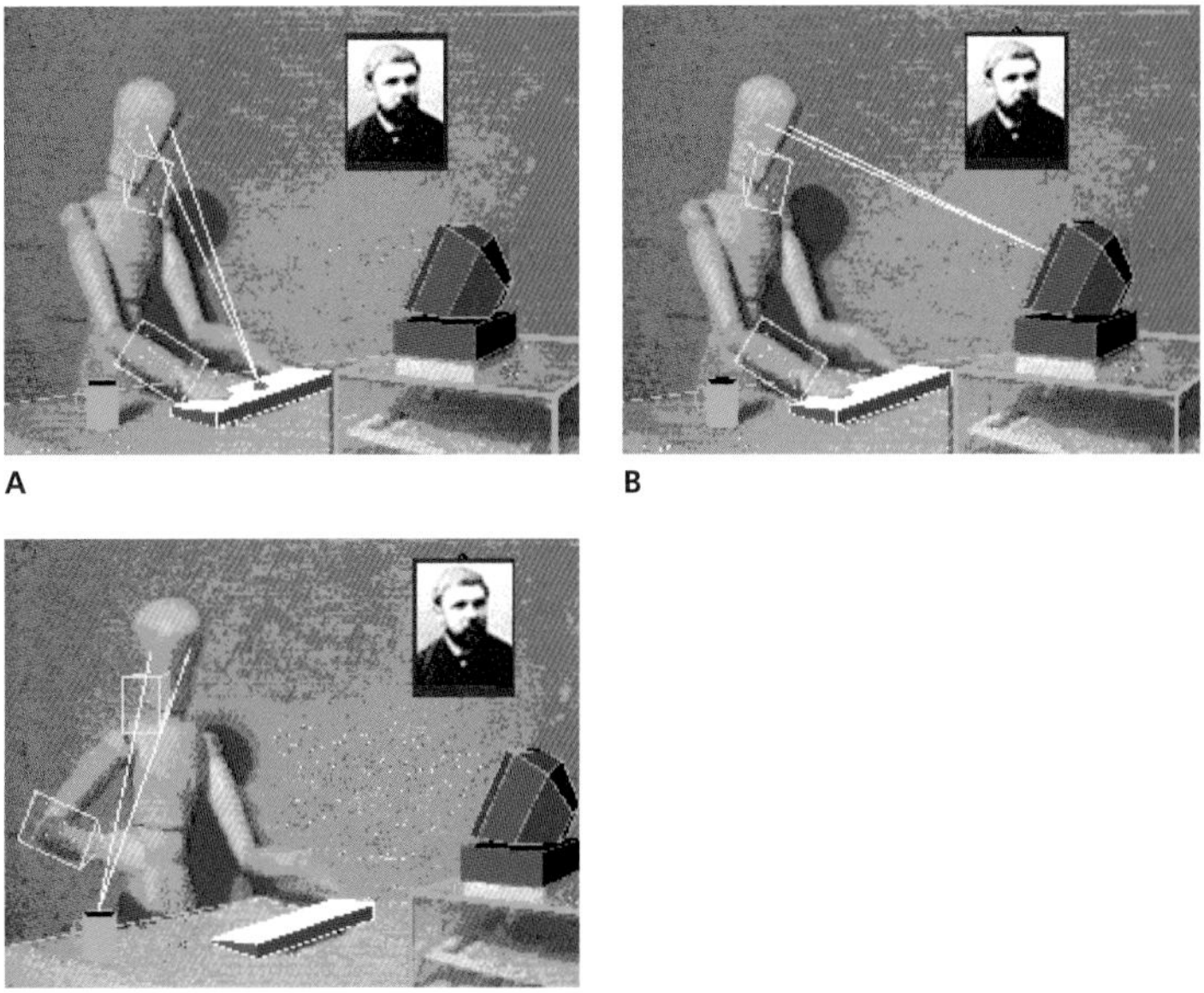

図 3 - 3　この三枚の図は、F4 野の視覚受容野が、視線の向きには無関係であることを示している。詳しい説明は本文に記してある。フランスの数学者ジュール＝アンリ・ポアンカレの肖像画にお気づきの鋭敏な読者もいるだろう。きっと、ポアンカレならこの実験と結果に満足したはずだ。(Rizzolatti et al., 1997 より)

Ｆ４野と、Ｆ４野に密接に結びついている腹側頭頂間野（ＶＩＰ）に視覚受容野があるという事実［注8］は、物の位置を突き止め、それに手を伸ばすという行為によって示唆される感覚－運動変換の解明に役立つばかりではなく、空間マップは一つだけという古くからの概念に疑問を投げかけもする。この概念は実際、一つの空間マップが頭頂葉にあり、さまざまな目的（目、頭、胴、腕の動きなど）のために用いられると仮定していた［注9］。だが第1章でたっぷり述べたとおり、頭頂葉皮質は解剖学的に区分されており、その区分によって、並行処理を行なう一連の回路を構成している。このように解剖学的に見た構成と、空間が大脳皮質で単一に表象されているという概念とはまったく相容れない。頭頂葉を形成し、後頭葉や前頭葉との連絡を通して空間情報を処理するさまざまな皮質野の機能特性も考えれば、それらの皮質野がまったく違う働き方をしていることが明らかになる。これは、それぞれの皮質野が異なる運動目的を制御し、視覚情報も独自のインプットを持っているという事実による。

ＶＩＰ－Ｆ４回路の機能特性を、外側頭頂間野（ＬＩＰ）と前頭眼野（ＦＥＦ）によって形作られる回路の機能特性と比べると、その違いは歴然とする。後者の回路は急速眼球運動（「サッケード」とも言われる）を制御する役割を持つ。急速眼球運動の機能は、視覚野の周辺にあるターゲットを網膜の中心窩《か》で捉えることだ。ＶＩＰ－Ｆ４回路でもＬＩＰ－ＦＥＦ回路でも、ニューロンは視覚刺激に反応し、特定のタイプの運動と連動して発火するが、両回路が似ているのもここまでだ。事実、

LIP－FEF回路の領域では、ニューロンは、どれだけの距離で刺激の位置を突き止めたかとは無関係に視覚刺激に反応する。つまり、LIP－FEF回路のニューロンの視覚受容野は網膜座標でコードされる（すなわち、それぞれの受容野は網膜上で中心窩に対して固有の相対位置が決まっている）のだ。したがってLIP－FEF回路のニューロンの運動特性は眼球運動だけに関係する[注10]。一方、すでに見たように、VIP－F4ニューロンはほとんどが二種感覚《バイモーダル》で、たんなる光刺激よりも三次元の物体に強く反応する。VIP－F4ニューロンの受容野は身体座標でコードされ、体のさまざまな部位に固定されている[注11]。最後にもう一つ重要なことがある。視覚刺激は、VIP－F4ニューロンを活性化させるためには、皮膚の周りの空間に現れなくてはならないのだ。言い換えれば、視覚刺激は、手の届く範囲にある物をすべて含む空間領域内に出現しなくてはならない。この領域のことを、手の届く範囲外である「エクストラパーソナルスペース」（「遠い空間」）と区別するために、以下では便宜上、「ペリパーソナルスペース」（「近い空間」）と呼ぶことにする。

ここでとくに注目に値する点が二つある。LIP－FEF回路とVIP－F4回路が異なる座標系を使うこと、そして、二つの回路が制御する運動タイプには、ペリパーソナルスペースと直接手の届かない空間との区別が含まれること、だ。

一つ目の点について少し考えてみよう。空間の情報をLIP－FEF回路に伝達するニューロンの視覚受容野は、たんなる眼球運動をプログラムするのに適した網膜座標でコードされている。ごくわずかな光が、中心窩から五度右に現れたとすれば、それを捉えるためには目を五度動かさなくてはならない。言い換えると、光の位置と、必要となる眼球運動の規模には直接対応関係がある。しかし、いつもそうとはかぎらない。別の場合を見てみよう。たとえばこんな実験だ。二つのわずかな光が交互に点滅するが、観察者は目を動かさずにいる。一方の光は観察者から右側に五度、もう一方は左側に五度のところで点滅する。次に、観察者は左右交互に光を見つめるように言われる。網膜座標はこのタスクをうまく遂行できない。網膜座標に従えば、光を目で捉えるためには右へ五度、左へ五度という二つの動きが必要であることになるからだ。もし観察者がこの作業をもっぱら網膜座標に委ねようとすれば、作業の初めの部分（目を右に五度動かすこと）は正しく行なえても、二つ目の光を捉えることはできないだろう。というのも、目を一〇度動かすことが必要となるのだが、網膜はその運動を指示しないからだ。

ごく基本的なタスクを除けば、視覚運動系は、網膜上の位置ではなく観察者との相対関係で、周りの空間にある物の位置を割り出せる座標系を必要とする。網膜座標系から、空間内での位置をコードできる座標系へどのように移行できるのかを説明するために、これまでに多くのモデルが提案されてきた。誰からも受け入れられているというわけではないが、とくによく知られているモデルの一つに、外側頭頂間野のニューロンの一カテゴリーを非常に重視するものがある［注12］。このカテゴリーのニューロンには、網膜（網膜座標）上の刺激の位置を表す受容野があるが、視覚刺激に対する反応は、眼窩での目の位置によって調節される（眼窩効果《オービタル・イフェクト》）。観察者は刺激が網膜上のどこにあり、目が眼窩のどこにあるのかを知りさえすれば、多くのニューロンを必要とする計算によって対象物の位置を割り出し、その方に視線を向けることができる［注13］。

ＶＩＰ－Ｆ4回路が空間内の物の位置を突き止めるのに使う座標系が、これとは根本的に異なることは明らかだ。この回路では、空間は体のさまざまな部位を中心とする身体座標によってコードされる。こうした身体座標に基づいて空間内での刺激の位置を特定する作業は、個々のニューロンのレベルで処理されるので、多くのニューロンの協力を必要としない。すでに述べたように、VIP－F4回路のバイモーダルニューロンの視覚受容野はそれぞれの体性感覚受容野に固定されている。つまり、体のさまざまな部位（手、腕、首など）に固定されているわけで、そのため、刺激は目の向きには関係なく位置を突き止められるのだ。おかげで、こうした部位の動きの構成は大幅に単純化される。各部位が一貫して、可能なかぎり適切な基準系を提示するからだ。

前頭眼野（FEF）やF4野を損傷したために出たサルの障害についての研究は、空間が機能的に「近く」と「遠く」に分割されることを裏づけているようだ[注14]。FEFに損傷を受けると、おもにエクストラパーソナルスペースに影響が出る。一方、F4野に損傷を受けると、おもにペリパーソナルスペースと、「個人空間」あるいは「皮膚空間」として知られる空間に影響が出る。

ヒトの場合も、空間無視の患者での調査で同様の結果が観察されている。ピーター・W・ハリガンとジョン・C・マーシャルが調べた患者は、ペリパーソナルスペースにある紙に描かれた線を鉛筆で二分するように求められると、空間無視の症状がはっきり現れたが、紙をエクストラパーソナルスペースに移動してから同じ作業をレーザーペンを使ってするように求められると、症状は大幅に軽減した。いや、ほぼ完全に消えてしまった。これで、患者がなぜ趣味のダーツは相変わらず楽しめたのか、説明がつく[注15]。アラン・コウィらは、逆のかたちの無視の症状が見られる患者五人の事例を報告している。その五人は、ペリパーソナルスペースよりもエクストラパーソナルスペースの機能障害のほうがはるかに深刻だった［注16］。

ヒトとサルのニューロン構成は、「近い」「遠い」の区別をするという点だけが共通しているわけではない。どちらも、ペリパーソナルスペースは二種感覚《バイモーダル》ニューロンの系によってコードされる。ジュゼッペ・ディ・ペレグリノらは、明らかな体性感覚消失（二つの対称的な刺激が同時に、右手側と左手側に与えられると、患者は損傷の影響を受けていない側の刺激だけを感じることを特徴とする臨床像）が見られる患者に対して視覚刺激と触覚刺激への反応の試験を行ない、患者は右手の近く、つまり脳に損傷があるのと同じ側に視覚刺激が与えられるとたんに、損傷の影響を受けた手（つまり左手）に軽く触れるという触覚刺激をもはや知覚しなくなることを発見した［注17］。しかしとりわけ興味深かったのは、視覚刺激が患者のペリパーソナルスペースの外で与えられた場合、視覚消失が触覚に与える影響は非常に少ないか、まったくなかった点だ。

サルが空間の情報を処理するときのＦ４野やＶＩＰの役割を考えると、ディ・ペレグリノらが報告した現象には、二種感覚《バイモーダル》ニューロンの基盤があった可能性は十分ある。機能的磁気共鳴画像法（ｆＭＲＩ）による研究で、ヒトの脳にある多種感覚《ポリモーダル》領域（触覚と視覚と聴覚の刺激で活性化する）の位置が突き止められたことは、ここで指摘しておく価値がある［注18］。とくに、頭頂間溝（ＩＰ）の底部と腹側運動前野と第二次体性感覚受容野（ＳⅡ）周辺の皮質に、多種感覚《ポリモーダル》領域が著しく集中していることがわかった。現在入手できるデータに基づいてＳⅡの役割に関する結論を導き出すのは難しいが、ＩＰや腹側運動前野の解剖学的な位置や特性から考えると、これらの多種感覚《ポリモーダル》領域は、サルのＶＩＰやＦ４野と相同なのだろう。

ポアンカレの決闘

ヒトでもサルでも皮質の空間表象は、単一マップというかたちにはほど遠く、個別の感覚－運動回路の活性化に基づいているようで、それらの回路の一つひとつが、（手を伸ばす、といった）運動行為を構成・制御するらしい。そして、そうした運動行為には、体の特定部位（手や口や目など）を基準とした対象物の位置を明確に突き止めることが必要となる。しかし、この空間表象の性質や、Ｆ４野や腹側頭頂間野（ＶＩＰ）のニューロンの視覚－運動反応との関係については、まだこれから検討しなければならない。

ここで私たちは、前章で取り上げたものと似た問題に直面する。サルが能動的に動いているときにも、視覚刺激に反応しているときにも発火するニューロンが、Ｆ５野や前部頭頂間野（ＡＩＰ）だけではなく、Ｆ４野やＶＩＰにもあるのだ。コードされる行為のタイプが異なるのは間違いない（Ｆ５野やＡＩＰの場合にはつかんだり持ったりすること、Ｆ４野やＶＩＰの場合には手を伸ばすこと）。とはいえ、どちらのニューロンの回路にも運動活性化と結びついた視覚反応があるので、物に対して当てはまることは空間に対しても当てはまることがうかがわれる。言い換えれば、Ｆ４－ＶＩＰニューロンが発火すると、座標系に基づいて視覚空間での刺激の位置が示されるだけではなく、その刺激に向けた潜在的な運動行為が誘発され、行為を行なう可能性があるという観点で刺激の位置が示されるということだ。

身体座標でコードされたペリパーソナルスペースが存在するという事実こそが、この解釈に信憑性を与えるように見える。仮にペリパーソナルスペースをおもに視覚的なものと考え、たとえば、F4ニューロンが刺激の提示に対していつも変わらずとても忠実に反応することをその根拠とすると、正常な屈折能力を持ち遠近調節も行なえる目が、観察者の体を取り巻く空間領域からやって来る光刺激だけを選び出す理由を説明するのは難しいだろう。もちろんその場しのぎの前提条件に頼り、たとえばF4野には複雑なメカニズムがあって、ペリパーソナルスペースの外からやって来る視覚情報を除外すると決めつけてしまうならば別だ。しかし問題は、そんなメカニズムがほんとうに必要か、だ。F4ニューロンの運動特性（前章で説明したような「行為の語彙」）は、「近い」「遠い」を区別して、それ以外の区別が行なわれていない視覚情報の中に行為のための空間を生み出すことに大きく貢献していると考えるほうが、単純で明快ではないだろうか。とどのつまり、ペリパーソナルスペースとは、手を伸ばして届くものでないとすれば、何だというのか。

けっきょくのところ、腹側運動前野と下頭頂小葉のレベルでコードされた空間の表象が基本的に活発な性質を持つと主張することで、私たちはエルンスト・マッハの教えを繰り返しているのだ。優れた物理学者で生理学者だった（さらに、自分ではそうとは認めたがらなかったが、卓越した哲学者でもあった）マッハは、ほぼ一世紀前、「生理学的空間内の点」は「つかむことや見ることといった運動や移動運動の目的」にほかならない、と述べた［注19］。こうした運動は、体が周りの空間を「マッピング」する出発点であり、またその運動が目的指向であるため、私たちは空間を形として捉えることができるのだ。

この概念は、やはり傑出した数学者であり物理学者でもあったジュール＝アンリ・ポアンカレにも馴染みの深いものだった。マッハと違い、ポアンカレは哲学者と呼ばれるのを厭わなかったが、二人はちょうど同じ時期に空間表象の起源や構造について研究を行なった。実際、ポアンカレによれば、「当然視されている空間の感覚を捨てる」だけではなく[注20]、「私たちに空間を測る道具がなかったら、空間を構築することはできなかっただろう」ことを認識する必要もあり、その道具とは、「万事の基準とし」「本能的に用いる」もの、すなわちほかならぬ私たちの体なのだという。ポアンカレの言葉を借りれば、「私たちは自らの体を基準として外部の物の位置を突き止めるのだし、それらの物について私たちが唯一思い描ける特別な関係は、自分の体との関係なのだ」[注21]

ポアンカレの見るところ、こうした「関係」は運動行為の観点から解釈すべきもので、それは私たちが運動行為によって周りにある物に手を伸ばして取れるからだ。

たとえば、ある瞬間αに物体Aの存在が視覚によって私に明らかになる。別の瞬間βに別の物体Bの存在が別の感覚、たとえば聴覚や触覚で明らかになる。私は、この物体Bは物体Aと同じ場所を占めていると判断する。これは何を意味するのか。[……]こうした物体から私たちが抱く印象は、まったく異なる道筋を経たもので[……そして]質的な観点からは共通性はない。これら二つの物体に関して私たちが形成できる表象は、完全に異質でどちらも他方に帰することができない。ただし、物体Aを手に取るためには、私はある方向に右腕を伸ばしさえすればよいことはわかっている。たとえ実際にそうしなくても、私は手を伸ばす動きに伴う、筋肉の感覚やそれに類似した感覚を心の中で表象する。そしてその表象は物体Aの表象に結びついている。さて、私は右腕を同じ方向に伸ばせば物体Bに届くことも知っている。そして、腕を伸ばせばやはり同じ一連の筋肉の感覚が伴う。二つの物体が同じ位置を占めると言うとき、私はほかでもない、このことを言っている。また、左手の適切な運動によっても物体Aに届きえたことも知っているし、その運動に伴っただろう筋肉の感覚も表象する。そして同じ感覚を伴う左腕の運動によって物体Bにも届きえただろう。これは非常に重要である。というのも、そのおかげで私は、物体Aあるいは物体Bが及ぼしかねぬ危険から身を守れるからだ。私たちに襲いかかるかもしれぬ不意の攻撃の一つひとつに、自然は一つ以上の回避策を結びつけてくれたので、私たちは身を守ることができる。同じ回避策がいくつかの攻撃に対応できることもある。だからこそ、たとえば右腕の同じ運動によって、瞬間αには物体Aから身を守ることができただろうし、瞬間βには物体Bから守ることができただろう。同様に、同じ攻撃をいくつかの方法で回避できることもある。たとえば、すでに述べたが、右腕の特定の運動でも左腕の特定の運動でも物体Aに手が届く。こうした回避策はどれも互いに共通性はない。ただ、そのおかげで同じ攻撃を防げるというだけだ。そして、それらが空間内の同じ点で終わる運動だと言うときには、ほかでもなくまさにこのことを意味する。同様に、物体が空間の同じ点を占めていると言えば、それは、共通性は何もないが同じ回避策によって私たちはその物体から身を守れるというだけのことだ[注22]。

この「感覚の表象」を「潜在的な運動行為」に換え、F4野の受容野が三次元に拡張したことによって確かなものとなった、皮膚接触に関する「予期」機能を念頭に置けば、私たちが「近位」と呼び、ポアンカレが「多数の［可能な］回避策」に起因する相互の「同格性」の観点から定義した空間の領域を、これ以上うまく説明するのは難しいだろう［注23］。さらに言えば、こうした回避策には「神経系の最も下等な部分」がかかわっているので、ポアンカレによれば、そこから生じる同格性は「個体」ではなく「種」による勝利であり、実際にその「痕跡」が赤ん坊の段階ですでに現れているという。

こうした勝利は必要になればなるほど、自然淘汰によってますます急速に進んだに違いない。この理由から、これまで語ってきた勝利は最初期のものであったに違いない。というのも、それなくしては生命体は自らを守れなかっただろうからだ。もはや細胞はたんに並んでいるだけではなくなり、互いに助け合う必要性が発生するとすぐに、これまで述べてきたようなメカニズムが構成されたに違いない。細胞どうしが抜かりなく助け合って危険に立ち向かうために［注24］。

「近い」「遠い」という分割や、体のさまざまな部位の運動可能性と空間的関係をコードする様式との結びつきは、最初、謎に包まれているように見えたが、進化という文脈で考えれば、その謎の多くが解消する。空間はもはやそのまま大脳皮質のどこかに表象されることはなくなり、空間の構築は、運動を構成することをおもな機能とする神経回路の活動に依存する。こうして組織される運動は、さまざまな効果器（手、口、目など）を通してではあるが、周囲への働きかけを保証し、脅威や機会たりうるものの位置を突き止める。

いずれにしても、ポアンカレの見解に従い、赤ん坊にすでに現れている「痕跡」を考慮すれば、空間がおもに潜在的運動行為の観点から構築されているという仮説が現実味を帯びてくる。現代の超音波技術を使うと、胎児が胎内でさまざまな運動を行なっていることがわかる。たとえば、妊娠八週目を過ぎれば胎児は顔に手を持っていき、妊娠六ヶ月目には親指をくわえてしゃぶることができる。ここから、赤ん坊は生まれる前にさえ、空間の運動表象を持っていることが裏づけられる［注25］。そして生まれると、運動はますます目的指向性を強め、明らかに体の周りの空間を基準にするようになる。視覚的な条件は運動の状態に合致する。水晶体はその時点では完璧に働くわけではなく、焦点距離はおおむね固定されており、そのため赤ん坊は二〇センチメートル以内にあるものでなければはっきりと見ることはできない。こうして赤ん坊はペリパーソナルスペースの表象（方向と奥行き）を獲得するが、刺激が「近い」か「遠い」かという区別をする必要はない。したがって赤ん坊が、運動知識を使って空間を構築し、胎内で身につけた腕の運動と結びつけられるのは、まず手が空間内の異なる位置に現れるとき、そしてのちに同じ位置に物が現れるときだ。ジャン・ピアジェの観察によれば、生後三ヶ月の赤ん坊はほとんど手を見て過ごしている［注26］というが、これはおそらく、つかめるかどうか物の大きさを測る必要性に加え、ペリパーソナルスペースを見定める必要性があるからだろう。

眼球運動、とくに視線を一点に集める能力が発達するのは、生後三ヶ月の間で、赤ん坊がこの活動から得る情報は、手や頭の運動から得るデータとあわせて、自分のペリパーソナルスペースを洗練させる助けとなる。三ヶ月目に、この空間の構築が完成し、水晶体が発達すると、赤ん坊は遠くを見ることができるようになる。赤ん坊は、ペリパーソナルスペースに関する知識を利用し、遠くからの視覚刺激を手や目や体の他の部位の運動と相関させ、エクストラパーソナルスペースを構築しはじめられる。

空間の動的な概念

運動に基づく空間形成という概念（それによると、空間は座標化された行為の系のように見える）からは、「近い」「遠い」という分割の一側面を明らかにする機会が得られる。それは、腹側頭頂間野（VIP）－F4回路が形成するものを含めた、頭頂－前頭間のさまざまな回路によってコードされた空間表象を、もっぱら感覚的に解釈したのでは説明が難しい側面だ。ポアンカレはこれも見事に解説している。

つねに手の届かぬ点がある。どんなに頑張って手を伸ばしても届かない。もし私が、たとえば触手を伸ばすことしかできぬイソギンチャクのように、地面に固定されていれば、手の届かぬ点はすべて外の空間である。というのも、私たちが地面につながれた体の行為から経験できる感覚は、そうした点に手が届くような運動という考え方にも、適切な回避策にも結びつかぬからだ。その感覚は、私たちにとってどんな空間的な性質も持たぬように思えるだろうし、私たちもそうした感覚の位置を突き止めようとすべきではなかろう。だが私たちは下等動物のように地面に固定されているわけではない。敵が遠すぎれば、まずは敵の方へと進み、十分近づいたら手を伸ばすことができる。これは回避策ではあるが、遠距離の回避策だ［注27］。

「回避策」そのものが、手の届く範囲の外にあったときには位置が決まっていなかった物の空間的位置を確定する一助となる。しかしポアンカレが指摘しているように、手の届く範囲は固定されてはいない。手の届く空間は静的ではなく、動的《ダイナミック》だと考えられるからだ。言い換えれば、「近い」と「遠い」の区別はたんにセンチメートルの問題ではない。ただし、脳が周りにある物と体との絶対的な距離を計算するのであれば別だが。このように、厳密に固定されたペリパーソナルスペースという概念は、ポアンカレが主張したように、そしてまたこれまで見てきたように、体が運動を構成するのに欠くことのできない空間的相対性の原理に矛盾するだけではなく、F４野の視覚受容野の構成や、皮膚接触に関して受容野が果たす予期機能とも相容れない。

図3‐1に戻るとわかるが、受容野の拡張域はさまざまに異なるだけではなく、明確な境界を持たないF４ニューロンもある。しかし最も重要なのは、多くの二種感覚《バイモーダル》ニューロンにとって、刺激が近づいてくる速さが増すにつれて、受容野の奥行きも増すことだ［注28］。この奥行きの増加は、事前警告システムの構築を意味することが多い。つまり、すばやく近づいている刺激は、もっとゆっくり近づく刺激と比べてまだ体から遠く離れたところにあるうちに、接近を知らせる信号が送られるのだ。その利点は明らかだろう。ニューロンが発火するのが早ければ早いほど、ニューロンがコードする運動行為も早く誘発される。早めに行為を行なえば、時間に余裕が出て空間を効率良くマッピングでき、

好機をつかんだり脅威を回避したりすることができる。

F4ニューロンはほかの方法でも、コードされた効果器の周りの空間を再定義できる。ポアンカレは、移動運動を忘れてはならないと述べている。しかし移動運動に伴うのは、ペリパーソナルスペースの実質的な変容ではなく、体のさまざまな部位に固定されている多くの基準系の移動だ。たしかに、新しい対象物がペリパーソナルスペースの中に現れ、その位置が突き止められるのだが、この条件ではペリパーソナルスペースの境界自体と体との相対的な関係は変わらず、境界も体とともに動くようだ。とはいえ、ポアンカレが示した例は価値ある示唆を含んでいる。イソギンチャクとは違って、ヒト（とヒト以外の霊長類）は物に近づき（あるいは脅威を回避し）、道具を使いこなすことができるのだ。

入來篤史らは、サルの場合、F4ニューロンと同じような方法で手の運動をコードする後頭頂葉のバイモーダルニューロンの視覚受容野が、道具の使用を伴う行為によって変わりうることを示した［注29］。入來らは、小さな熊手を使って食べ物を取るようにサルを訓練して観察したところ、道具を繰り返し使うと、手に固定された受容野が広がり、手と熊手の両方の周りの空間を含むようになることがわかった。まるで熊手のイメージが手のイメージに組み込まれたかのようだった［注30］。しかし、サルが熊手を使うのをやめてただ握っていると、受容野はいつもの範囲に戻った。熊手を使うことでサルのペリパーソナルスペースが広がり、それによって「近い」「遠い」の区別が改められた。言い換えれば、ペリパーソナルスペースに物があると発火するニューロンは、遠く（つまりペリパーソナルスペースの外）にあったときにコードしなかったものの、熊手を使うことで「近く」の空間に入った刺激に対しても反応したのだ。

同じような空間マップの改編はヒトでも観察されている。アンナ・ベルティとフランチェスカ・フラジネッティは、皮質に表象される身体空間が広がって、使った道具を取り込み、その結果、以前は「遠く」とコードされていた空間が「近く」になることを示した［注31］。ベルティとフラジネッティの患者は脳の右半球に重い損傷を受け、ペリパーソナルスペースとエクストラパーソナルスペースの明らかな分離を伴う左半側無視を引き起こしていた。そのため読書、あるいは線の消去や二等分など、ペリパーソナルスペースで行なう必要のあるタスクで深刻な欠陥が見られた。たとえば、紙に斜めに引かれた線の中央を指すように言われると、患者は必ずその紙を右に動かした。これは、線の左側に対して知覚障害があることをはっきり示している。ところが、紙がある程度（およそ一メートル）遠ざけられ、患者がレーザーペンでタスクをするようになると、半側無視は消える傾向を見せた。

この事例は一見、先述のハリガンとマーシャルの事例によく似ているように思えるが、ベルティとフラジネッティの実験からは新事実が見えてきた。患者のエクストラパーソナルスペースにある線を、その線に「届く」棒を使って二等分するように求めると、遠くの空間にも無視は見られ、それはペリパーソナルスペースでの無視に劣らず深刻だった。入來らの研究したサルのペリパーソナルスペースが道具の使用によって広がったように、ベルティとフラジネッティの患者のペリパーソナルスペースも、棒を使うことで、二等分するべき線のところまで広がったようだ。患者にとっての遠くの空間は、近くの空間としてコードし直され、その結果、無視の影響を受けた。実際、棒を使ったためにペリパーソナルスペースの無視がエクストラパーソナルスペースにまで広がったのだ。

さまざまな行為で届く範囲

したがって、物と空間は実践的な状況に即応し、その状況によって前者は「ヴァーチャルな行為の極」の役割を果たし、後者は、そうした行為によって展開された「関係の体系」で定義づけられ、体の各部位に固定されているようだ。そこに関与する神経回路は明らかに異なる。それらの回路がコードする行為のタイプが異なるのとまさに同じことだ。

それにもかかわらず、こうしたプロセスはそれぞれどれほど異なっていようと、そして互いに並行して作動するとしても、行為によって調節されることに変わりはない。すでに何度か触れたとおり、F5野やF4野に位置づけられる行為の語彙は個々の運動とは無関係であり、F5野やF4野が運動の目的指向の表象をコードすることを明白に理解して初めて運動前野の機能を十分に把握できる。これまで見てきたように、私たちは、手に取ったり、たんに回避したりといったかたちで関与する意図がないかぎり、何かに向かって腕を伸ばしたりはしない。

ここでまた、コーヒーカップが好例を提供してくれる。手を広げるための最初の動きのときから、私たちの脳はカップのさまざまな特徴(形、取っ手の向き、縁《はじ》など)を選ぶ。それは、これから取りかかる行為に関連しそうな特徴であり、カップの「運動にかかわる外的特徴」と「可能な把持の空間」の両方を確定するのに寄与する。カップの「運動にかかわる外的特徴」は「可能な把持の空間」あってのものだし、逆も同様だ。とはいえ、実際に手に取るためには、カップは手の届く範囲になくてはならないし、つかむという行為にかかわる体の部位がその位置を突き止められなくてはならない。ここで言う位置とは、行為に関係するさまざまな体の部位（腕、手、口など）に対する位置であり、それらの部位がとりうる目的指向の運動の観点から定義される。運動は時に応じて変わるかもしれないが、空間における対象物の位置と切り離されることはない［註32］。

実際、もし切り離されてしまえば、私たちを取り巻く空間は区別のつかない点の集合でしかない。しかし、ここまでの分析から、そしてマッハやポアンカレの卓抜な考察から学んだとおり、最初、空間は物と、それに手を伸ばすことを可能にする数々の協調した行為とから形を成す。したがって物はたんに「行為の前提」であり、そのため空間内の場所は、体の位置（客観的と称されるが、じつはそうではない）との関係で「客観的な位置」として解釈しえず、メルロ＝ポンティが指摘したように、それが「私たちの周辺でさまざまな範囲の目的や身振りを」形作るなかで理解されなくてはならない［注33］。またその範囲によって、私たちがペリパーソナルスペースとエクストラパーソナルスペースを区別できるかどうかや、両者を隔てる境界の動的《ダイナミック》な性質を理解できるかどうかが決まる。

物と空間の密接な結びつきによって、空間無視の研究で見過ごされがちな疑問も解明される。空間無視というのは、すでに見てきたように、空間表象の基本的な面（ペリパーソナルスペースのコード化、その空間が広がる可能性など）にかかわる。さまざまな研究からわかるように、空間無視は物の知覚も妨げる［注34］こともぜひ心に留めておかなければならない。この現象を説明するのにうってつけなのは、おそらくハリガンとマーシャルが報告した事例だろう［注35］。二人の実験では、重い左半側無視の症状を持つ患者に、二枚の家の絵を続けざまに見せた。家の右側はどちらの絵も同じだが、片方の絵の家の左側は炎に包まれていた。患者は二枚の絵に違いはないと言いきったが、どちらに住みたいかと訊かれると、炎に包まれていないほうを必ず指差した。つまり、患者は無意識には二つの刺激が区別できたものの、頭頂－前頭回路の損傷で空間無視が引き起こされ、視覚によってだけではあるにせよ、その刺激の位置を突き止めて把握することができなかったのだ。

これは物と空間の形成が相互依存することのさらなる裏づけとなる。こうした相互依存は両者に共通する行為の基礎に由来するもので、その相互依存のために、物に手が届かなければ空間のさまざまな領域のマッピングもできなくなる。これを見ればはっきりするが、何であれ脳の機能を厳密に二分して解釈すると不都合が生じる。たとえば前章で説明した、「what 経路」と「where 経路」、あるいは「what 経路」と「how 経路」の対置に基づく二分がそれだ。対象物の分類から空間表象に至るまで、運動系（とくに、腹側－背側経路の皮質野）は、たんなる運動の制御をはるかに超えた豊富な機能を示している。こうした機能は行為の力学《ダイナミクス》に結びついており、このダイナミクスは、次章以降で見るように、体やその周りの物だけではなく、行為を行なっている他者の体まで含むのだ。

4 行為の理解

Ｆ５野の機能特性の分析で見てきたとおり、つかむ、持つ、いじるといった運動行為の間に、この皮質野のニューロンはその大多数が発火し、視覚刺激にも反応するものがある。視覚刺激に反応するニューロンの運動特性（たとえば、ニューロンがコードするつかみ方のタイプ）と視覚的選択性（対象物の形、大きさ、向き）は明らかに呼応しており、そのおかげで、対象物に関する視覚情報を適切な運動行為に変換するプロセスでこれらのニューロンが果たす役割が決定的なものとなる。このようなニューロンは「標準《カノニカル》ニューロン」と呼ばれている（訳注　感覚情報を運動情報に変換するのが感覚－運動ニューロンの標準的な機能）。運動前野が視覚－運動変換にかかわっているかもしれないと長い間考えられていたからだ。

ところが、一九九〇年代の初めに行なわれた実験（サルを使った実験で、サルは特定のタスクを実行するように訓練されてはおらず、自由に行動できるようになっていた）で、カノニカルニューロン以外にも視覚－運動特性を持ったニューロンのタイプがあることがわかった［注1］。驚いたことに、サル自身が運動行為（たとえば食べ物をつかむ）を行なったときと、実験者が運動行為を行なっているのをサルが見たときの両方で、活性化するニューロンが見つかったのだ。これらのニューロンはＦ５野の皮質円蓋部で記録され、「ミラーニューロン」と名づけられた［注2］。

ミラーニューロンの運動特性は、特定の運動行為の間、選択的に発火するという点では、Ｆ５野のほかのニューロンとまったく同じだが、両者の視覚特性は著しく異なる。ミラーニューロンは、カノニカルニューロンとは違い、食べ物やほかの立体的な対象物を見たときには発火しないし、発火が視覚刺激の大きさに影響されることもないようだ。じつは、ミラーニューロンが活性化するのは、手や口といった体の一部がかかわる特定の運動行為、つまり対象物への働きかけを観察したときに限られる。興味深いのは、腕を上げるとか手を振るといったパントマイムのような行為、すなわち対象物のない「自動詞的」行為（訳注　自動詞は目的語《オブジェクト》をとらないので、対象物《オブジェクト》のない行為を「自動詞的」行為と呼ぶ）には反応しないという点だ。ミラーニューロンは、観察者と観察される行為との距離や相対的位置関係にはほとんど影響されずに発火するという点も注目に値する。ただし、見えた行為の方向や、実験者の手（右か左か）に影響されるように思える場合もある。

視覚的にコードされた実際の運動行為を識別基準として考えると、ミラーニューロンは、第2章でF5ニューロンの運動特性に当てはめたのと同じような種類に細分できる。「つかむミラーニューロン」「持つミラーニューロン」「いじるミラーニューロン」などだ。また「置くミラーニューロン」（実験者が台の上に物を置くのをサルが見たときに発火するニューロン）や「両手で扱うミラーニューロン」（片手で物を持ち、もう一方の手がその方向へ動くのを観察したときに発火するニューロン）などもある。この分類によって、F5野のほとんどのミラーニューロンが、特定のタイプの行為（たとえば、つかむ行為）を観察したとき発火することがわかる。ただし、これほど選択性を持たず、二つ、あるいは（めったにないが）三つの運動行為のいずれかを観察すると発火するニューロンもあるようだ。

図4-1は典型的な「つかむミラーニューロン」の振る舞いを示している。（A）の条件では、実験者がトレーから食べ物をつまみ上げるところをサルが見ている。実験者の手が食べ物に近づき、そ

れをつまみ上げようとする形をとったとたんにニューロンが発火しはじめ、発火は行為が完結するまで続く。(B)の条件では、サルが食べ物をつまみ上げるが、この場合もニューロンの発火は手の形を整える動きと相関している。

運動行為中の視覚反応と活動を比較すると、ミラーニューロンの非常に重要な機能的一面が明らかになる。コードされた運動行為と、その行為を引き起こした、観察された運動行為との一致だ。

しかし、ニューロンによって一致の度合いも異なる。これまでに二つの主要なタイプが確認されている。「厳密な一致」を見せるものと「おおまかな一致」を見せるものだ。「厳密な一致」を見せるニューロンの場合は、観察された行為と実行された行為はほぼ完璧に一致している。その例を図4-2に挙げる。(A)の条件では、サルは実験者が両手を逆方向に回してレーズンを二つにちぎろうとするようにひねっているところを眺める。ニューロンは一方向にひねるときだけ発火する。(B)の条件では、実験者とサルが同じレーズンをつかんでいる。レーズンがちぎれるように、サルが実験者と反対方向へ手をひねるとニューロンが発火する。(C)の条件では、サルがレーズンを指先でしっかりつまんでいる(精密把持《はじ》)。この運動行為ではニューロンはまったく発火しない。

「おおまかな一致」を見せるニューロンの場合は、視覚と運動の言語でニューロンがコードする行為は、明らかに結びついているものの、完全に同じではなく、その結びつきは、さまざまなレベルの一般性を示しうる。実際、ある運動行為(たとえば、つかむ行為)が実行されたときと、二つの行為(つかむ行為と持つ行為)が観察されたときだけ反応するニューロンもある。また、実行・観察される運動行為を一つコードするが、選択性の度合いが違うニューロンもある。図4-3のニューロンを例に

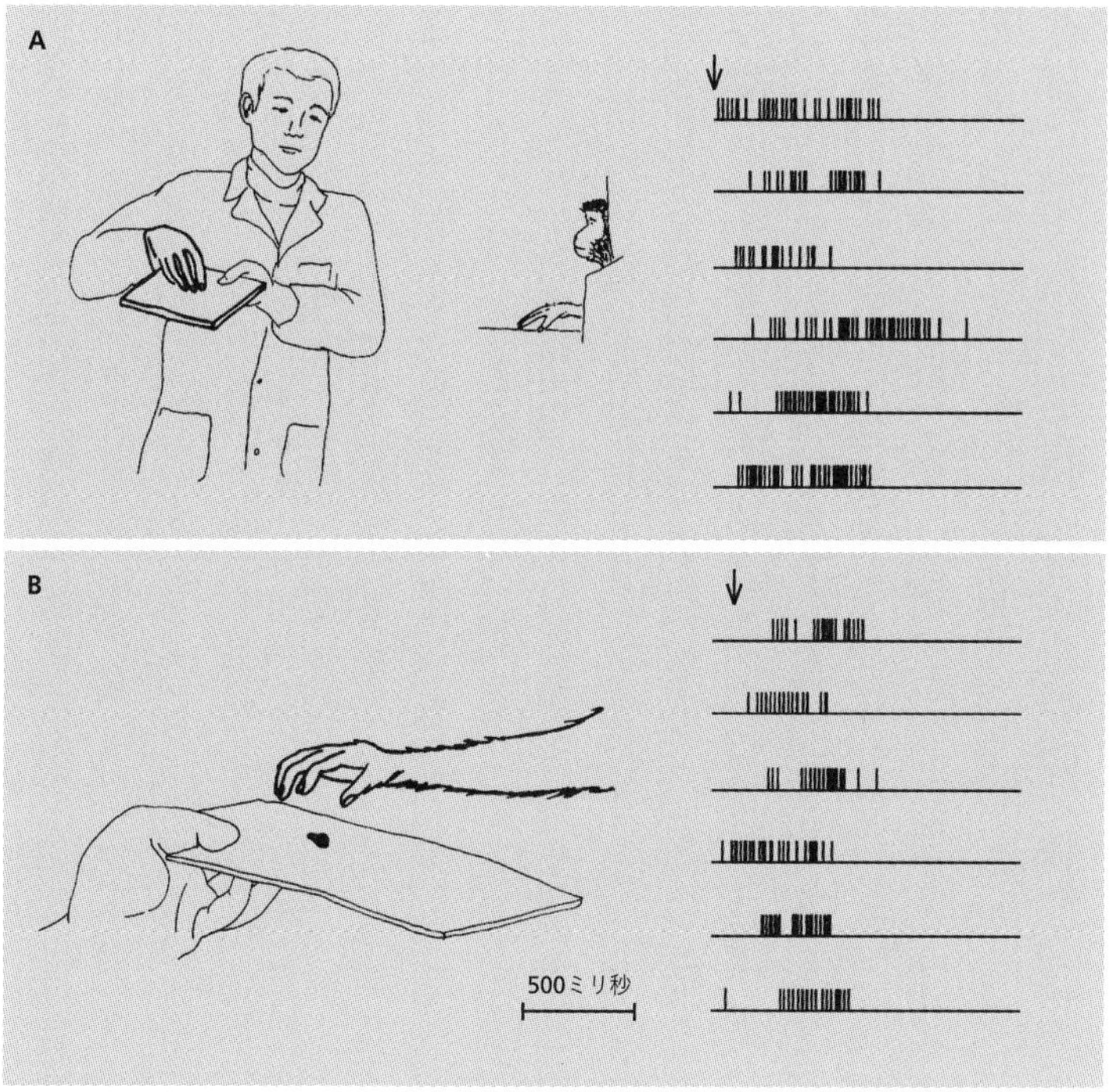

図4-1 「つかむミラーニューロン」の視覚・運動反応。
（di Pellegrino et al., 1992.）

とってみよう。このニューロンは、実験者が物を精密把持でつまんだり、手全体を使って持ち上げたりするのをサルが見ているときに発火するが、サル自身が行為を行なうときは、精密把持でつまみ上げるときにだけ反応する。また、ある行為を視覚的にコードする一方、その行為と関連する別の行為が実行されている間に発火するニューロンもある。このタイプのミラーニューロンは、サルが食べ物を取り上げたときも、実験者が何かの上に食べ物を置くのをサルが見ているときも発火する。これらのニューロンの機能上の役割や理論上の重要性は、これまであまり議論されていない。しかしそうし

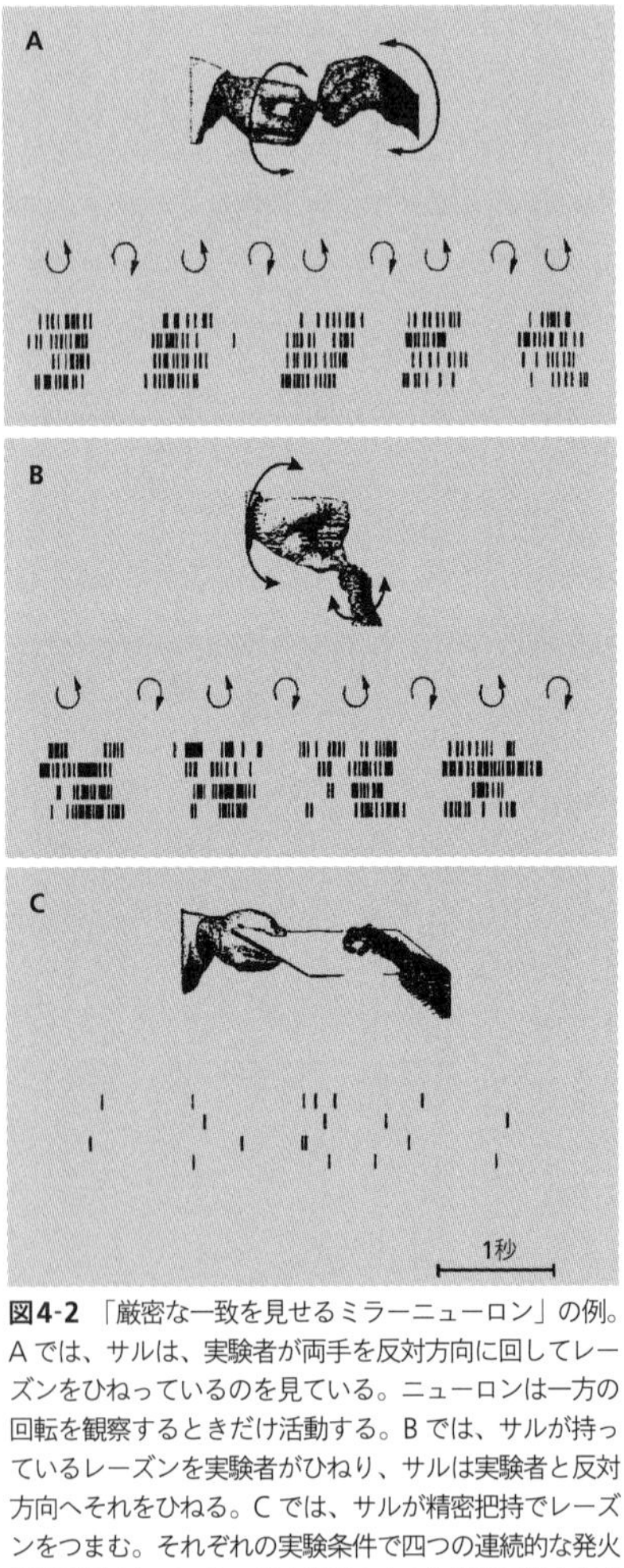

図4-2 「厳密な一致を見せるミラーニューロン」の例。Aでは、サルは、実験者が両手を反対方向に回してレーズンをひねっているのを見ている。ニューロンは一方の回転を観察するときだけ活動する。Bでは、サルが持っているレーズンを実験者がひねり、サルは実験者と反対方向へそれをひねる。Cでは、サルが精密把持でレーズンをつまむ。それぞれの実験条件で四つの連続的な発火記録が示されている。発火記録の上の矢印は回転方向を表す。(Rizzolatti et al., 1996a.)

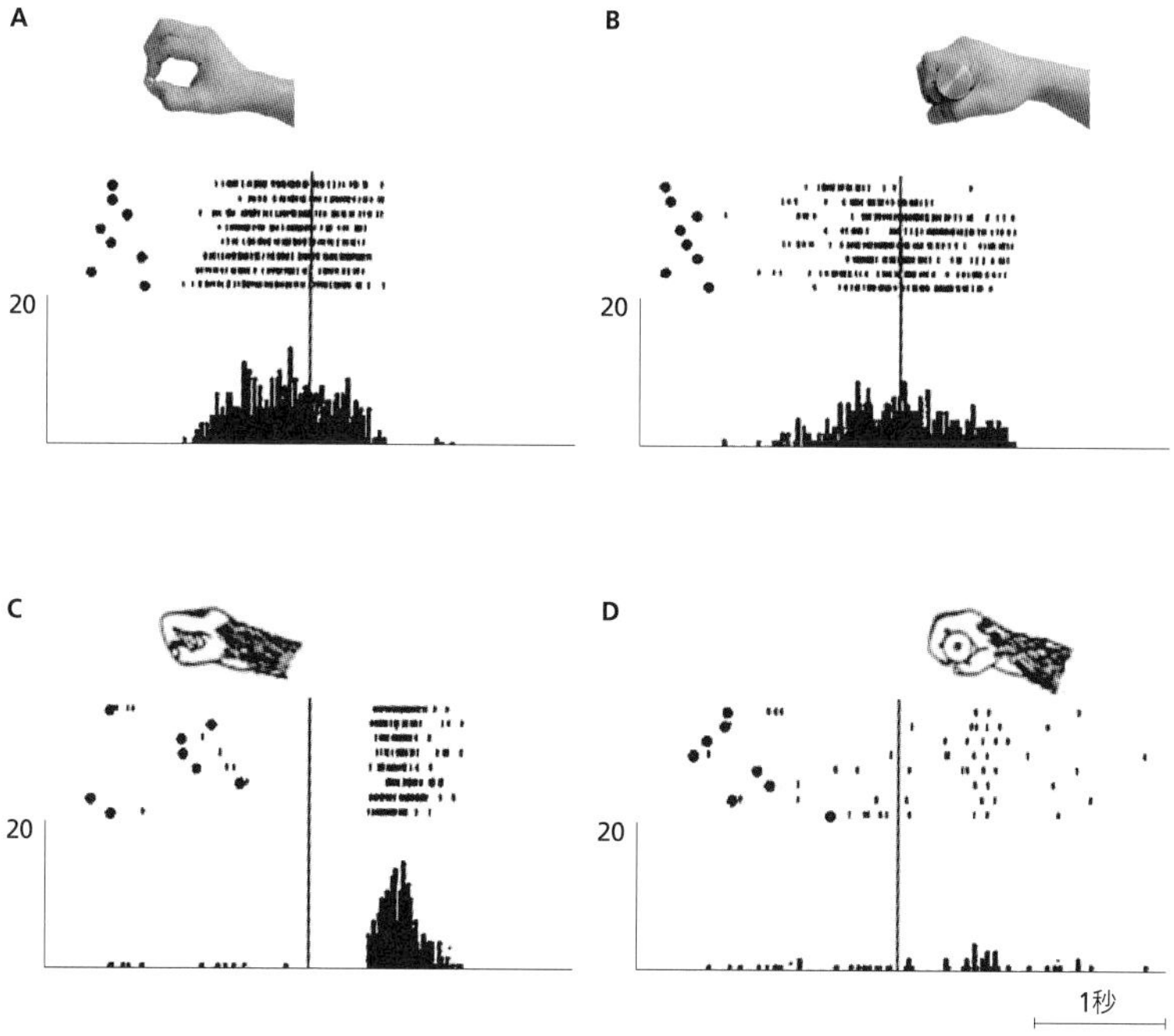

図4-3 「おおまかな一致」を見せるニューロンの例。A では、実験者が食べ物を精密把持でつまむ。B では、実験者が手全体を使って食べ物を持ち上げる。C では、サルが食べ物を精密把持でつまむ。D では、サルが手全体を使って食べ物を持ち上げる。ニューロンは実際につかむ行為に対して高い選択性を持つが、つかむ行為の観察では選択性を持たない。（Gallese et al., 1996 より）

たニューロンの振る舞いが、本章の最終段落で取り上げる、運動行為の連鎖構成の結果起きる可能性は十分ある。さまざまなタイプを考慮に入れると、「おおまかな一致」を見せるニューロンは、サルの場合、ミラーニューロンの約七〇パーセントを占める。

摂食とコミュニケーション

これまでは、手の動きによって活性化するミラーニューロンがかかわる事例だけを見てきた。基本的に初期の研究は、表象された動きの大部分が手に関連しているF5野の背側領域にほぼ集中していた。個々のニューロンの微小電流刺激と活動記録から、口の動きもF5野の腹側領域で制御されているのがわかったことは、第1章で述べた。最近の研究から、この皮質野のニューロンが、ミラーニューロンに典型的な視覚‐運動特性を持つ証拠が得られている。この領域のニューロンも、口による運動行為を現に実行するときばかりか、他者による似たような行為の実行を観察するときにも反応するのだ［注3］。

図4‐4は、サルの場合に記録されたニューロンの運動反応と視覚反応の特異性を見極めるために、実験者とサルが実行した行為の一部を示している。上段と中段の写真は、固形物や流動物といった対象物の摂食にかかわる二つの典型的な「他動詞的」行為（訳注　他動詞は目的語《オブジェクト》をとるので、対象物《オブジェクト》のある行為を「他動詞的」行為と呼ぶ）を示している。一方下段の写真は、唇を打ち鳴らす、歯軋《ぎし》りするといったような行為と同様、サルのコミュニケーション行動のレパートリーの一つである「自動詞的」行為

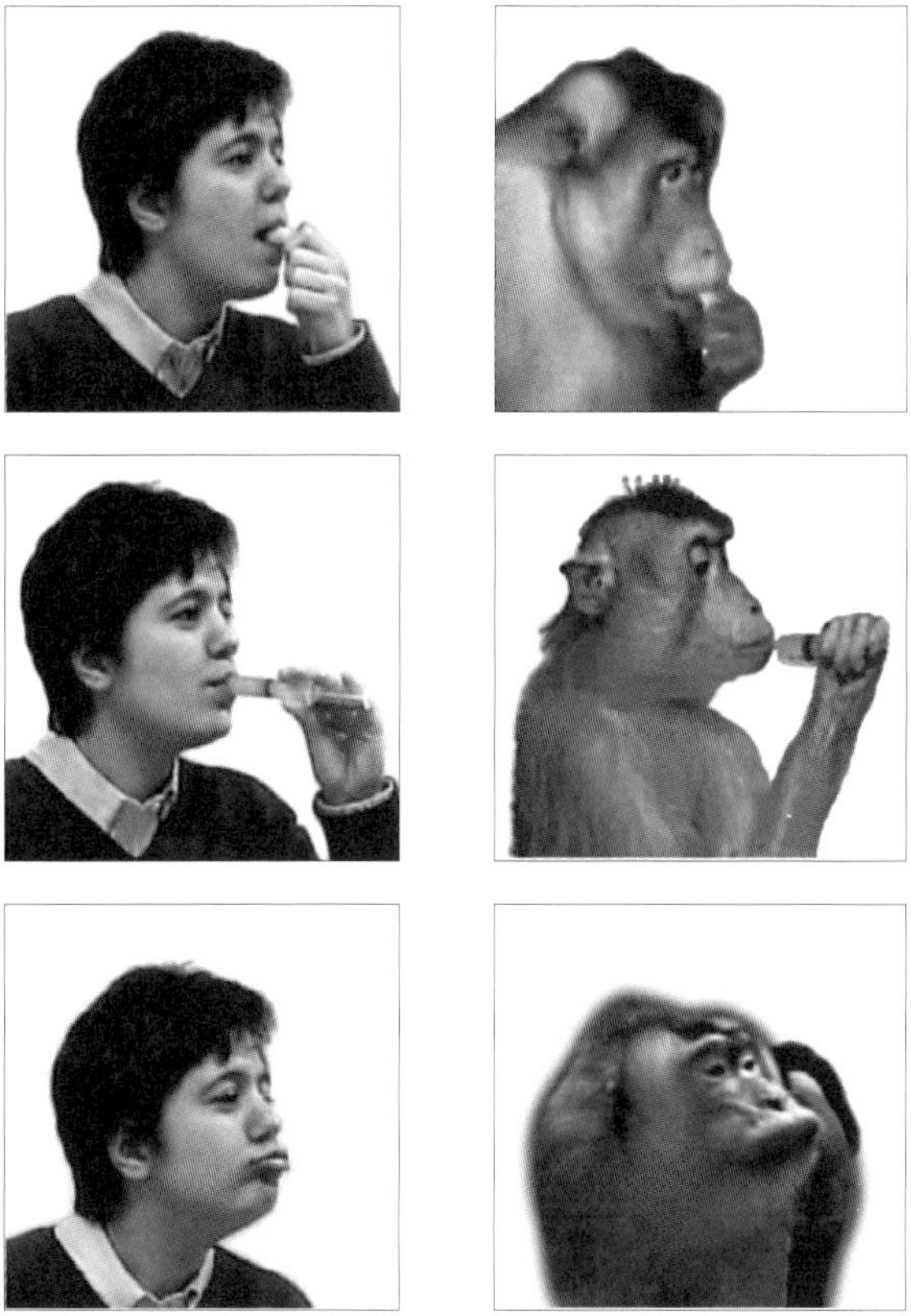

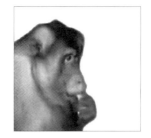

図4-4 実験者とサルの「他動詞的」行為と「自動詞的」行為の例。口のミラーニューロンの研究に使われた。上から順に、食べ物をくわえるところ、注射器からオレンジジュースを吸うところ、唇を突き出しているところ。（Ferrari et al., 2003.）

（唇を突き出す）を示している。

ほとんどのミラーニューロン（約八五パーセント）は、食べ物をくわえる、噛む、吸うといった行為を見たときに反応する。これらのニューロンは「摂食ニューロン」と呼ばれている。機能的な面を見ると、摂食ニューロンは手の動きに反応するミラーニューロンと似ている。実際、摂食ニューロンも体の部分が対象物に働きかけるときだけ発火する。対象物を見たり、「自動詞的」仕草の実行を見たりしただけでは、目立つ反応はいっさい見せない。そのうえそのほとんどが、ある特定のタイプの行為に選択的に反応し、約三分の一は「厳密な一致」を見せる（図4-5）。

口で行なわれるコミュニケーション行為を見て反応するミラーニューロンは、異なる振る舞いを見せる。図4-6に例を二つ挙げる。最初の例では実験者は（A）唇を打ち鳴らし、（B）唇を突き出し、（C）注射器を吸う。すると、（A）の場合だけ目立った反応が見られる。しかし、その同じニューロンは、（D）サルが食べ物をくわえ、そのプロセスで舌と唇を少し突き出したときにも活性化する。二つ目の例では、（A）実験者は唇を突き出し、（B）食べ物を歯でくわえ、（C）食べ物をサルに差し出す。この場合も条件（A）のときだけニューロンは活性化し、最初の例と同様に、（D）サルが注射器からジュースを吸うといったような、典型的な摂食行為を実行するときにも発火する。

ほかのミラーニューロンとは違い、コミュニケーション・ニューロンが「自動詞的」行為を見たときに反応するというのは、注目に値する。この反応は視覚刺激そのものには関係がなく、サルが視覚刺激を摂食行為として解釈しているにすぎない、と反論できるかもしれない。言い換えれば、実

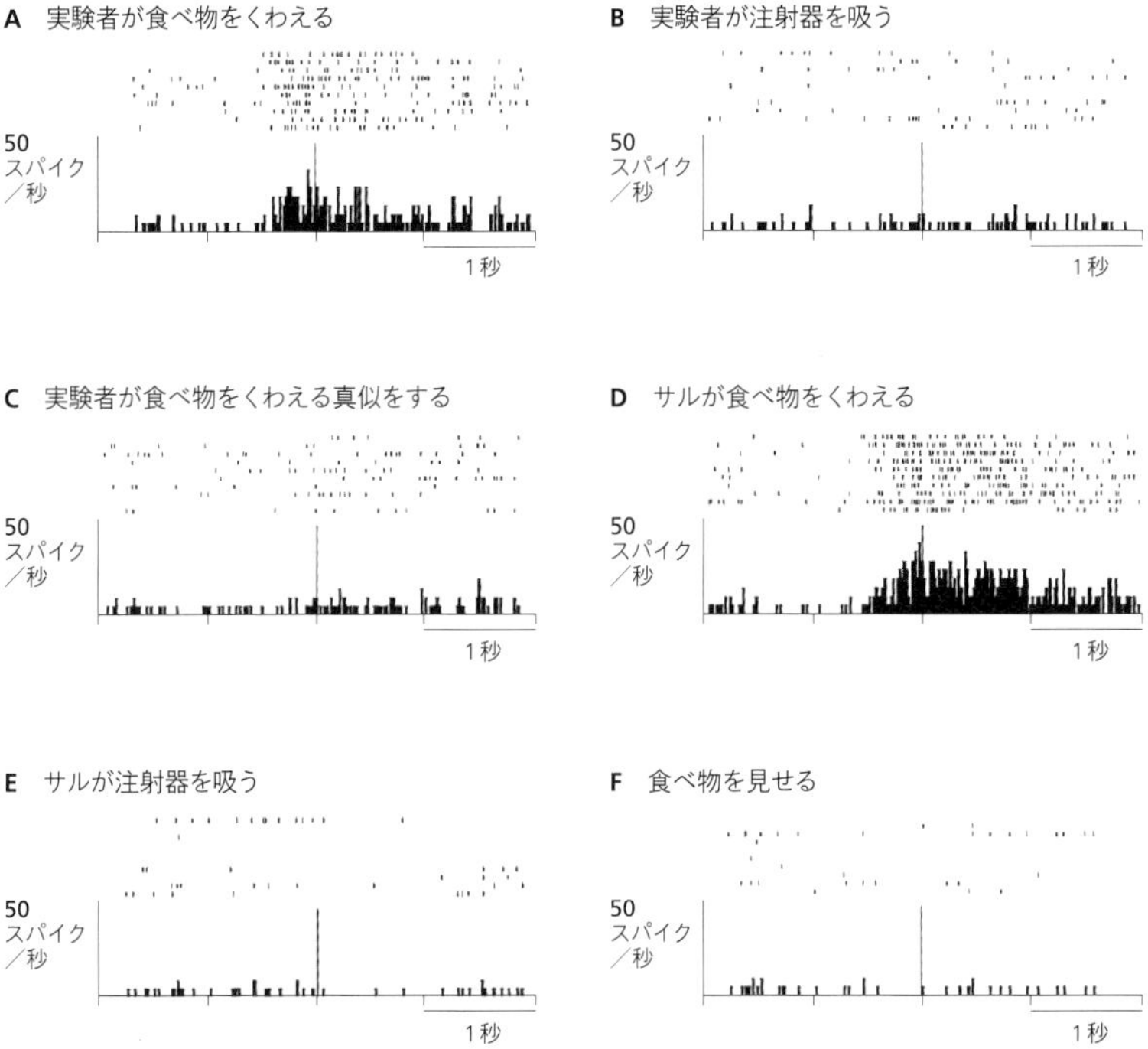

図 4 - 5「くわえるミラーニューロン」の例。A ＝実験者が台に載せた食べ物に口を近づけ、それを歯でくわえる。B ＝実験者が台に載せたオレンジジュース入りの注射器に口を近づけ、ジュースを吸う。C ＝実験者が A と同じ行為を食べ物なしで真似る。D ＝実験者が食べ物をサルに近づけ、サルがそれを歯でくわえて食べる。E ＝実験者がジュースの入った注射器をサルに近づけ、サルが唇をすぼめて注射器をくわえ、ジュースを吸う。F ＝実験者が棒に食べ物を載せ、その棒をサルの視野の中に差し出す。それぞれのグラフは、10 回の試行とそれに呼応するヒストグラムを示す。試行とヒストグラムは、実験者（視覚反応）とサル（運動反応）の口が食べ物に触れる瞬間と、食べ物がサルの視野に入る瞬間に合わせて揃えてある。条件 C では、動きの最後に揃えた。縦軸はニューロンのスパイク数／秒、横軸は時間を表す。ビン幅＝ 20 ミリ秒。（Ferrari et al., 2003.）

験者がただ舌を突き出しただけで、サルの脳に、「なめる」という行為を表象することになるというのだ。この解釈は、ミラーニューロンを単一の理論にまとめている点では、たしかに魅力的だ。しかし残念ながら、摂食行為の観察が、たとえ皆無でないにせよごくわずかしかコミュニケーション・ミラーニューロンの反応を引き出さないという事実と矛盾する。

明らかにすべき重要な問題がまだある。手の運動行為にかかわるミラーニューロンや摂食ニューロンとは違い、コミュニケーション・ニューロンは視覚反応と運動反応がまったく一致しないのだ。前者だけがコミュニケーションにかかわるのに対して、後者は摂食の目的しかない。運動にだけかかわる側面を考えると、観察された行為と実行された行為の間には、概してかなりの相関関係がある。唇を突き出すのを観察している間に発火するニューロンは、サルが同じような動きを要する行為（たとえば、注射器からジュースを吸う行為）を行なうと反応するが、ほかの行為には反応せず、唇を打ち鳴らす行為についても同じことが言える。しかし、これらの行為の重要性が異なることを忘れてはならない。個々のニューロンの活動を記録するために実験でサルに、コミュニケーションの動作を実行させるのは容易ではない。しかし、稀にうまくいった例では、コミュニケーションの動作に結びついた、明確なニューロンの反応が見られた（図4-7）。この知見に基づけば、これが一部のニューロンに限ったことではなく、多くのニューロンにも当てはまると考えてよさそうだ。

実験中に遭遇する困難はさておき、摂食行為とコミュニケーション行為には共通の神経基盤があるという事実は、とりわけ興味深い。ヒト以外の霊長類を使った動物行動学研究と照らし合わせて考えると、なおさらだ［注4］。唇を打ち鳴らす、あるいは突き出すといったコミュニケーション行為

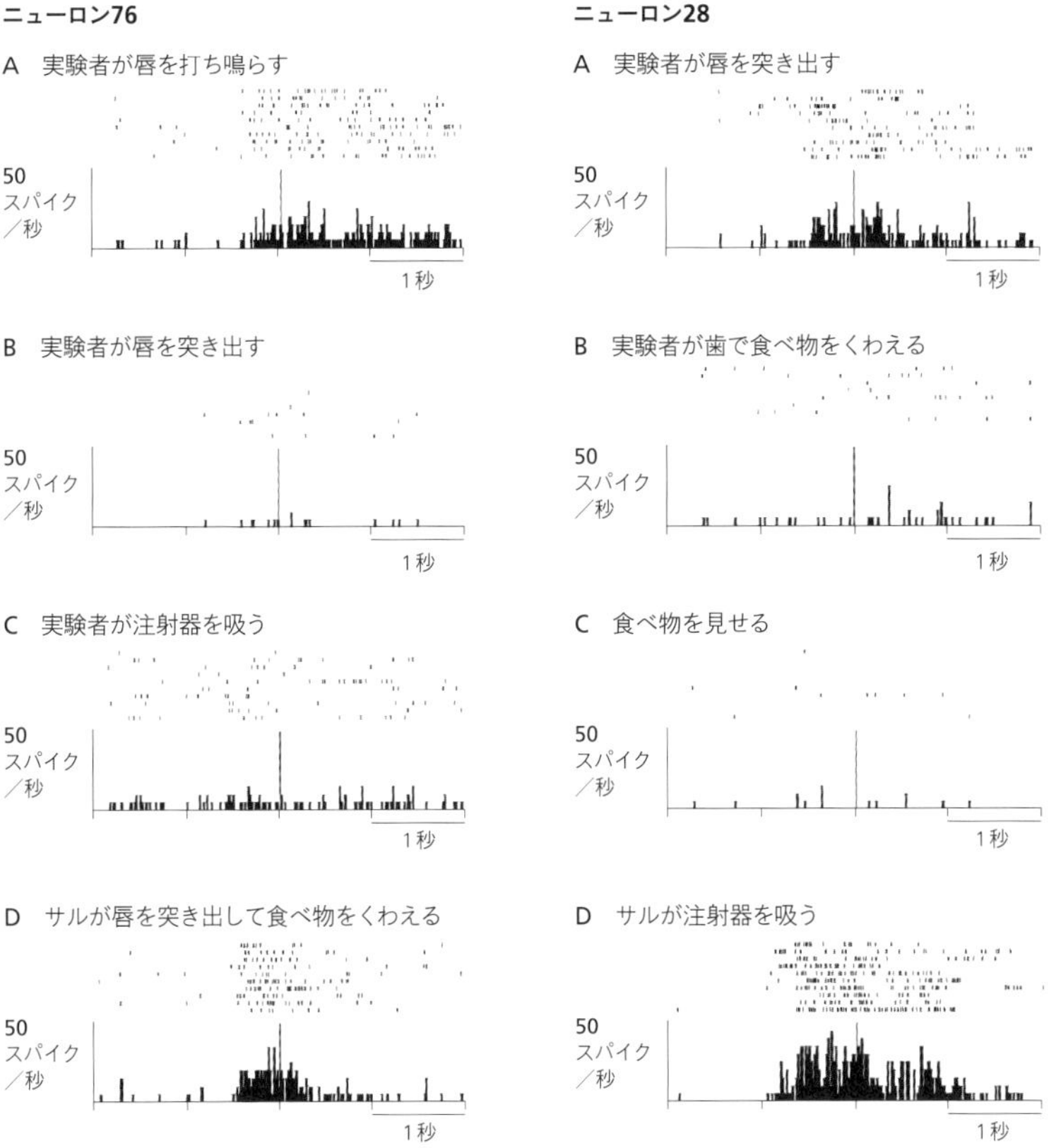

図4-6　二つのコミュニケーション・ミラーニューロンの例。個々の試行反応とヒストグラムは行為のピークに合わせて揃えてある。ニューロン76：A＝実験者がサルの前で唇を打ち鳴らす。B＝実験者が唇を突き出す。C＝実験者がジュースの入った注射器に唇を近づけ、ジュースを吸う。D＝実験者がサルに食べ物を差し出し、サルは唇を突き出して食べ物をくわえる。ニューロン28：A＝実験者がサルを見ながら唇を突き出す。B＝実験者が台の上に載せた食べ物に口を近づけ、それを歯でくわえる。C＝実験者が食べ物を載せた棒をサルの前に差し出す。D＝実験者がジュースの入った注射器をサルに差し出し、サルがジュースを吸う。（Ferrari et al., 2003.）

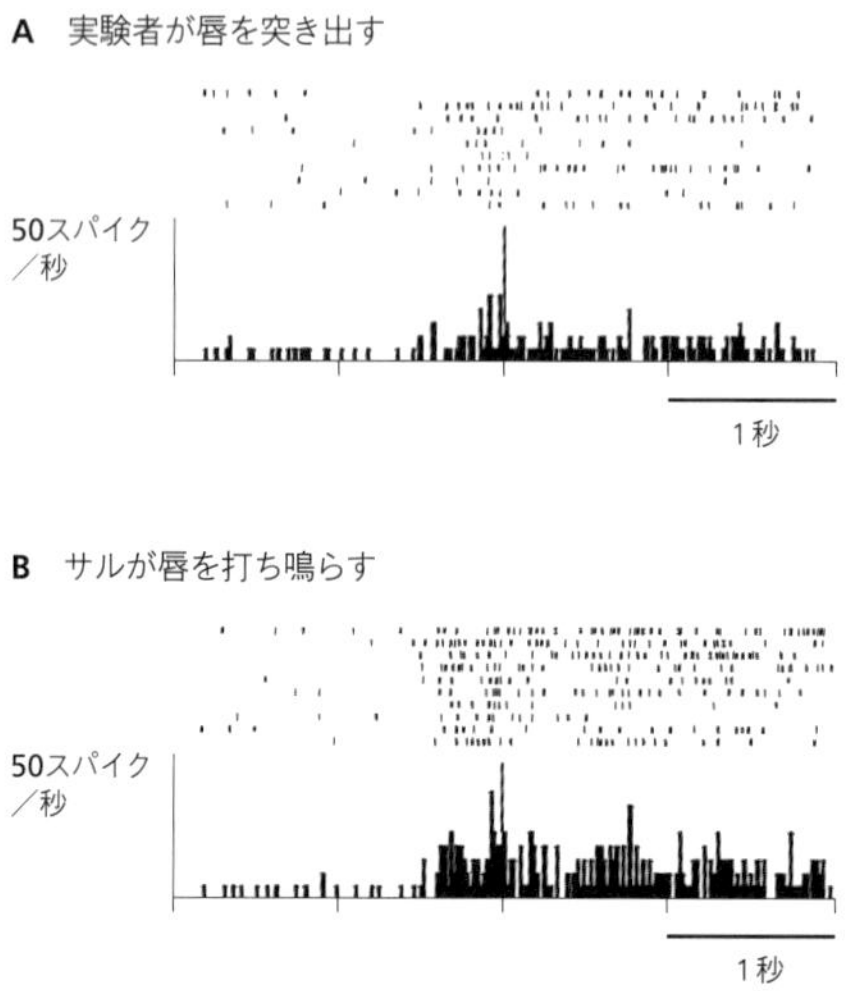

図4-7 唇を突き出す行為をコードするコミュニケーション・ミラーニューロンの例。A＝実験者がサルを見ながら唇を突き出す。B＝実験者が唇を打ち鳴らすのに反応して、サルが唇を打ち鳴らす。（Ferrari et al., 2003.）

は、もともと摂食やグルーミングに関連していた動きのレパートリーから進化した。ヒト以外の霊長類の間ではグルーミングが、協力や社会的団結の主要な手法の一つであることはよく知られている。グルーミングはグループの形成を推進し、グループが大きくなりすぎると、さまざまなグループ内でほかの動物の攻撃から弱いメンバーを守る機能を果たす連携体制を築くよう促す。あるサルがほかのサルの毛づくろいとノミ取りを始めるとき、最初の動きと同時に、あるいはそれに先立って、唇を打ち鳴らす。授乳のときも唇を打ち鳴らすが、グルーミングのときほど強い調子ではなく、まるでサルがその二つの行為の違いを強調したがっているかのようだ。したがって、グルーミングをしていないときに唇を打ち鳴らすのは、対象物にかかわる機能をコミュニケーション機能に変換する、「儀式化された運動行為」の一形態であるようで、唇や舌を突き出すといった仕草にも同じことが言える。こうした観点に立ち、どうやら視覚反応と運動反応が一致していないことも考え合わせると、F5野のような領域でのコミュニケーション・ミラーニューロンの発見は、本来の摂食行為（つまり、食べ物を口に運び摂取する「他動詞的」行為）からまだ完全に分離されていないコミュニケーション機能が、大脳皮質化される初期プロセスを反映しているように見える。

上側頭溝・下頭頂小葉との連絡

第2章で見たように、F5野の標準《カノニカル》ニューロンに送られる視覚情報のほとんどは、前部頭頂間野（AIP）に由来する。次に問題になるのは、どの大脳皮質領域がミラーニューロンに感覚情報を提供しているか、だ。

一五年以上前にデイヴィッド・I・ペレットらは、サルの上側頭溝（STS）の前部には、他者が行なうさまざまな身体運動を目にしたときに選択的に反応するニューロンがあることを実証した［注5］。サルが他者の頭や目の動きを観察したときに活性化するニューロンもあれば、胴体や脚の動き（歩行）の観察で活性化するもの、手で対象物を扱う特定の行為をコードするものもある。

最後の種類のニューロンの視覚特性はF5野のミラーニューロンの特性とよく似ているように見える。どちらも、多くの場合、同じタイプの観察された行為（たとえば、手でつかむ行為や精密把持でつかむ行為）を、さまざまな抽象化のレベルでコードし、実験者が「自動詞的」な動きをしたり、対象物なしで「他動詞的」行為を真似したりするのを観察したときには発火しない。しかし、根本的な違いが一つある。F5野ミラーニューロンとは違い、STSニューロンは純粋に視覚的なニューロンであり、動きに関連して活性化することはない。したがって、ミラーニューロンの本質的な特徴である視覚－運動統合がない。

STSニューロンには、非常に興味をそそられる。このニューロンは、際立った特性を示すばかりか、なぜミラーニューロンのような複雑なニューロンが出現したか理解するのを手助けしてくれるからだ。STSニューロンは、他者が実行した生物学的運動がある特定の系でどのようにコードされるのか、また、そのような運動の識別プロセスが視覚系でどのように始まるのかを示してくれる。したがって、視覚情報が運動野に送られ、その結果、運動ニューロンに複雑な視覚特性を与えていると考えるのは自然な流れだ。

次に問題になるのは、情報がどのようにSTSからF5野へ送られるか、だ。解剖学的に見ると、STSはF5野の属する腹側運動前野に直接投射していない。しかし、下頭頂小葉と前頭前野にはしっかりとつながっている[注6]。そのため、観察された行為にかかわる視覚情報は、これら二つの経路のどちらかを通ってF5野に到達できる。前頭前野からの経路は下頭頂小葉からの経路ほど重要ではないようだ。実際、STSから情報を受け取る前頭前野とF5野のつながりがあまり強くないことは知られている。一方、F5野は、PF野とPFG野によって形成されている下頭頂小葉の吻側《ふんそく》（前側）と強く結びついている[注7]。

そのうえ、PF－PFGニューロンの機能特性は、PF－PFG結合体が、STSとF5野をつなぐ橋かもしれないことを示しているようだ。ヤリ・ヒヴァリネンらは一九八〇年代に、この結合体に属するニューロンが感覚（体性感覚と視覚の）刺激に反応し、そのうちの約三分の一が手と口の自発的運動の間にも活性化することを示した［注8］。しかし、その後の研究は、視覚刺激に反応するニューロンの約四〇パーセントが、つかむ、持つ、伸ばす、といった手で行なう運動行為を観察する間に活性化することを示している［注9］。さらに重要なのは、大部分（約七〇パーセント）が運動特性を持ち、サルが手や口、あるいはその両方で、行為を実行するとき反応する。これらは頭頂ミラーニューロンだ。

F5ニューロン同様、頭頂ミラーニューロンは、たんに行為者や対象物を見たときには発火しない。行為の真似が行なわれたときでさえ発火しない。半分が運動行為のたった一つのタイプだけに、残りの半分は二つのタイプ（たとえば、つかむ行為と放す行為）だけに選択的に反応する。観察された行為と実行された行為の関係に関しては、F5野ミラーニューロンと同じように振る舞う。つまり、「厳密な一致」を見せるものもあるが、ほとんどが「おおまかな一致」を見せる。

ミラーニューロンの機能

いよいよ、F5野とPF－PFGのミラーニューロンが持つ機能を明らかにしなければならない。他者（ここでは、実験者）の行為を目にしたときにサルのミラーニューロンが活性化するのは、一見、漠然とした要因（たとえば、注意の喚起や、食べ物に対する期待）に帰せられそうだ。でなければ、目にしている動作をできるかぎり早く再現して、あたりにいるかもしれないライバルに先んじる準備にも思われる。だとすれば、ミラーニューロンに特定の機能はないのかもしれない。あるいはミラーニューロンはたんに、運動前野に広く分布する「準備ニューロン」の一種で、実際に運動が実行される前に活性化するとも考えられる。

ところが、もう少し詳しく検討すると、これらの説はいずれも受け入れられないことがわかる。まず、大半のミラーニューロンに見られる反応の選択性と視覚―運動一致は、食べ物などの報酬に誘発された動物の行動には帰せられないのだ。図4-8に示す実験がこれを裏づけている。（A）と（B）では、ニューロン活動を記録されるサルは、別のサルか実験者が手で食べ物をつまみ上げるのを眺めていた。（C）では、そのサル自身が手で食べ物をつまみ上げた。（A）と（B）のどちらの場合も、サルは食べ物に手が届かないため、何も報酬は得られないにもかかわらず、ミラーニューロンが発火した。

行動の準備の一種であるという説も、ミラーニューロン活動の十分な説明にはならない。図4-8では、サルは別のサルが食べ物をつまみ上げるのを見るが、食べ物は自分の手の届かない場所にあり、行動に移る準備をする理由はない。それに、これまでの実験で、運動行為を目にしてミラーニューロンが活性化しても、その後にその行為が実行されたためしがないのを、読者のみなさんはご記憶だろう。サルの手の届く範囲に食べ物を置いたときには、ミラーニューロンは一度たりとも活動しなかったのを忘れてはならない。反応が行動の準備と結びついているのであれば、サルが行動を起こす前にミラーニューロンが活性化するはずだ。

数年前、運動イメージに関する論文でマーク・ジャンヌローが、ミラーニューロンの機能について、別の（そして、より洗練された）解釈を提起した［注10］。まず、音楽学校の授業風景を想像してほしい。

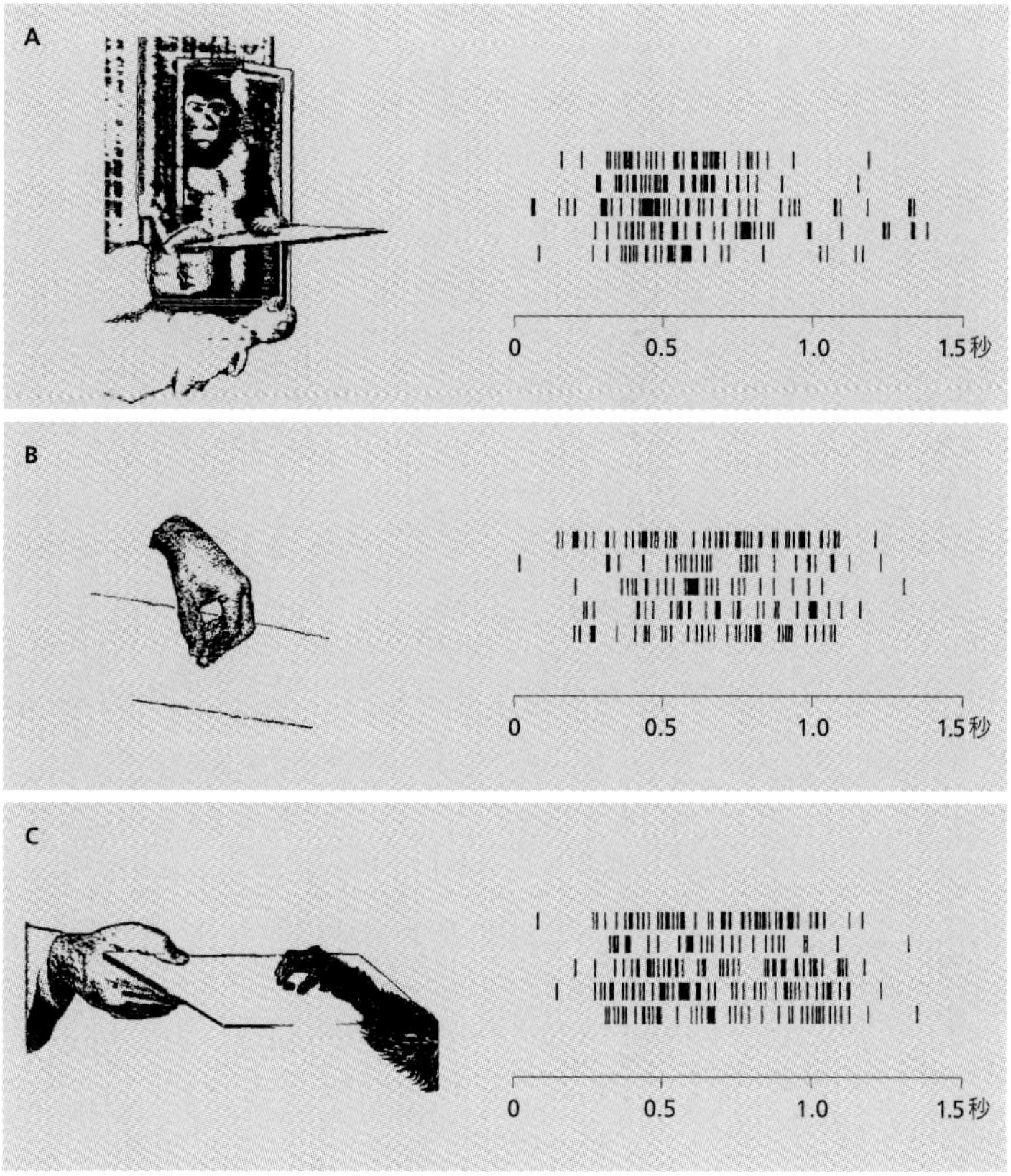

図 4 - 8　「つかむミラーニューロン」の活性化。A＝ニューロン活動を測定されているサルは、図示した別のサルが手で食べ物をつまみ上げるのを眺める。B＝サルは実験者が食べ物をつまみ上げるのを眺める。C＝サル自身が食べ物をつまみ上げる。各グラフは試行 5 回分の結果を示す。ニューロンはほとんど選択的な反応を見せなかった。（Rizzolatti et al., 1996a.）

教師がある難しい旋律をヴァイオリンで演奏し、生徒がその様子を一心不乱に見つめているとしよう。教師がお手本を示し終えたら、生徒は同じ部分を弾くことになっている。だから生徒は、教師の手と指の迅速な動きの運動イメージを構築しなければならない。ジャンヌローによると、運動イメージを作るニューロンは、生徒が演奏を準備し実行する際にも活性化するという。言い換えれば、ミラーニューロンの活動によって、観察された運動行為の「内的な運動表象」が生み出され、それが模倣による学習を可能にするというのだ。

ジャンヌローの見解はいたって貴重なものであり、すでに見てきた実験結果とも符合する。ミラーニューロンが示す視覚反応と運動反応の密接な結びつきは、他者の行為を観察したとき観察者の脳に潜在的な運動行為が生成されることを示唆するように思われる。それは、その行為を構成・実行するときに行為者の脳内で自発的に活性化される運動行為と、著しい類似性を見せる。違いは、一方では行為が（「内的な運動表象」として）潜在的な段階にとどまるのに対し、他方では一連の具体的な動作に変換されることだ。しかし、私たちはある一点においてジャンヌローと意見を異にする。私たちはミラーニューロンの主たる機能が模倣行動と関連しているとは考えていない。

ここからは、頻繁に模倣と見なされたり、ときには模倣と混同されたりする広範な現象について詳しく分析してみたい。さらに、他人がある行為を実行するのを見てその行為を学ぶヒトの能力が、どの程度ミラーニューロンシステムに依存するのかについても検討していく。いずれにしても近年、ますます多くの動物行動学者たちが、厳密な意味での模倣は人類と（ひょっとしたら）類人猿の特権であり、私たちが例示した実験に使われたマカクザルには見られない、と主張するようになってきている

〔注11〕。したがって、私たちはジャンヌローの説に諸手を挙げて賛同するわけにはいかない。F5野ミラーニューロンとPF－PFG結合体のミラーニューロンの機能は、その発生起源がもっと古いと考えられる。これまでの実験例によれば、これらのニューロンのおもな働きは「運動事象」、つまり、「他者が実行した行為」の意味を理解することにあるようだ〔注12〕。

　私たちが「理解」と言うとき何を意味するかというと、それは、観察された行動の感覚表象と、観察者の運動レパートリーに属するその行動の運動表象が同一である、あるいは類似しているという明白な知識はもとより内省的な知識さえも観察者（私たちの場合にはサル）が持つ、ということでは必ずしもない。私たちが「理解」という言葉で指し示すものは、もっと単純だ。それは、観察された「運動事象」を構成する特定のタイプの行為、つまり、対象物を扱う様式によって特徴づけられる特定のタイプの行為をただちに認識し、そのタイプの行為を別のタイプの行為と区別し、この情報を使って最適な反応を示す能力だ。したがって、F5野の標準《カノニカル》ニューロンと前部頭頂間野（AIP）の視覚－運動ニューロンについてこれまで述べてきたことは、ミラーニューロンにも当てはまる。運動行為が始まると、たとえその行為が完遂されなくても、対応する視覚刺激はただちにコードされる。ただし、両者には大きな違いが一つある。ミラーニューロンの場合の視覚刺激は、対象物やその動きではなく、つかむ、持つ、あるいは、いじるために他者が対象物に働きかける動きだ。対象物の場合と同様、こうした他者の動きは、自己の行為の実行能力を規定する運動行為の語彙によって、観察者にとって意味を獲得する。サルにとって、そうした語彙に含まれる行為は、食べ物をつかむ、持つ、口に運ぶなどだ。実験者が精密把持のために手の形を整え、食べ物をつかもうとその手を伸ばすのを見ると、サルがすぐにこれらの「運動事象」の意味を察知し、それを意図的な行為という観点から解釈するのはこのためだ。

行為の視覚表象と運動理解

しかし、この考えには明らかに難点がある。すでに述べたように、他者の体の動きを観察したり、ときには手で対象物を扱ったりするときに選択的に反応するニューロンは、上側頭溝（STS）の前部で発見されている。STS皮質野が後頭葉から側頭葉に至る視覚皮質とつながっており、腹側経路（図2 - 7参照）と多くの点で類似した経路を形成しているのは前述したとおりだ。だとすれば、観察者の脳内に他者の行為を自己の運動行為に変換してコードするミラーニューロンシステムがあると提唱することに何の意味があるだろうか。他者の行為の理解は、観察された行為のさまざまな要素を分析・統合する純粋に視覚的なメカニズムに依存しており、観察者の側はいっさい運動行為を行なわない、と考えるほうがはるかにわかりやすくはないか。

ペレットらは、STSの前部が担う、行動の視覚情報のコード化が、驚くべき複雑さを示すことを実証した［注13］。ほんの一例として、他者の視線の方向と、他者が行なっている動作との観察情報を結びつけるニューロンが挙げられる。これらのニューロンは、実験者が対象物に視線を向けながら、それをつまみ上げるのをサルが見たときにだけ活動する。実験者が視線をそらすと、実験者の行為をサルが見ても、これといったニューロン活動は見られない。とはいえ、この選択性（もっと広い言葉を使えば、観察された行為の別々の視覚的側面を結びつける能力）が、「理解」と呼ぶにふさわしいかどうかを問う必要がある。F5野とPF－PFGの運動活性化の特徴は、STSの純粋に視覚的な性質によってはまず得られない要素を加えてくれる。この要素がなければ、行為の視覚的要素間の関連はせいぜい偶然の域を出ず、観察者にとって一つのまとまった意味を成すことはないだろう。

運動の観点から見ると、何かに手を伸ばす行為と視線の方向のつながりは、けっして偶然ではない。私たちはほしい物を手に入れるには、それをじっと見つめるのが最善の方法であることを、まだ赤ん坊のうちに学ぶ。成功につながった戦略がどれもそうであるように、この方法も私たちの行為の語彙の一部になっており、誰かがこの行為を行なっているのを目の当たりにすると、私たちの運動系は「共鳴モード」に入る。すると私たちは動きの意図を認識し、行動のタイプを理解する。

ミラーニューロンは、その視覚－運動特性のおかげで、視覚情報を運動知識と協調させられる。行為の最中にミラーニューロンが運動ニューロンとして活性化する事実は、これらのニューロンが行為のタイプや様式、タイミングをコードするだけでなく、行為の実行を制御することによっても確認できる。予期メカニズムのない運動制御プロセスはないため、それぞれの制御プロセスはあるニューロン活動とその効果の相関関係を決定すると考えられる。F5野とPF－PFGの場合には、こうした効果が有効になり、さまざまなニューロンによってコードされた行為の意味にかかわる基本的な運動知識が生み出される。この知識は自分が行為を実行するときにも、他人が行為を実行するのを見るときにも使用できる。同一の神経パターンの活性化が見られることから、他者の行為の理解は、自分の行為の実行を統制する運動原理についてと同じ知識を観察者が他者に対しても持つという前提に基づいているのがわかる。

この運動知識が感覚情報の処理で中心的な役割を果たしており、それなくして行為の理解を論じるのは難しいとする説があり、最近の実験数例がこれを裏づけている［注14］。マリア・アレッサンドラ・ウミルタらの報告によると、実験の最終段階（手が対象物を扱う重要な段階）で実験者の行為がサルの視界から隠されているかどうかにかかわらず、F5ニューロンの大半がその行為に反応したという。図4−9にその実験を示す。実験では、個々のニューロンの活動が四つの異なる条件下で記録された。（A）では、サルは実験者のしていることを逐一観察し、行為の最終段階（手で対象物をつかむところ）までの全景を見る。（B）では、サルは行動の最初の部分だけ観察し、最終段階は仕切りで隠される。（C）と（D）では、条件は（A）と（B）に似ているが、実験者は行為を真似るだけで、対象物はない。

実験の結果、サルが行動の最終段階を見られなかった場合、全景を見た場合と比べて、ニューロンの活動にはまったく変化が見られなかった。条件（B）では、サルは仕切りの向こうに対象物が置かれているのをあらかじめ見ている。しかし、ニューロンの反応をたんに「対象物の記憶」と解釈するわけにはいかない。なぜなら、その場合にはニューロンは対象物が目に入ったとたんに発火を始めたはずだが、そうはならなかったからだ。それどころか、ニューロンの振る舞いは、サルが行為の全景を見るときも、一部だけを見るときも、同一の潜在的運動行為が起きることを示している。サルが観察した行為の見えなかった部分まで統合して、途中までの動きから全体の意味を認識できるのは、まさにこの潜在的運動行為（「内的な運動表象」）のおかげだと言える。

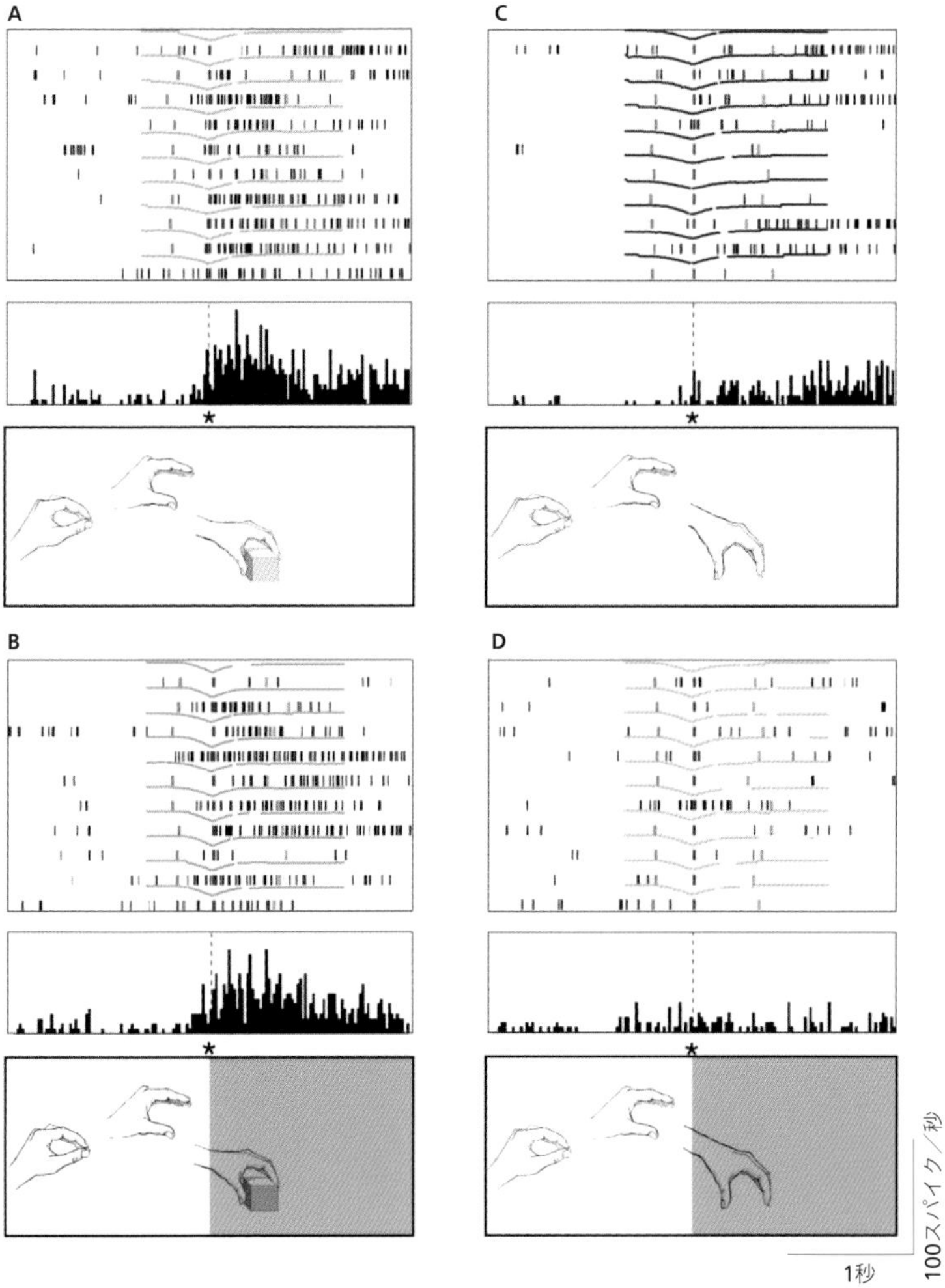

図 4 - 9　手でつかむところが見えないときに反応する F5「つかむミラーニューロン」の例。それぞれのヒストグラムの下には、サルから見た実験者の行為が示してある。A と B では、実験者は手を伸ばして対象物をつかむ。C と D では、手を伸ばしてつかむ真似をする。この実験では二つの基本的条件が設定された。A と C では、サルは実験者が手で対象物をつかむ動きを見る。B と D では手を伸ばすのを見るが、つかむ動きは見ない。B と D のグレーの部分は、サルの視界から実験者の手を遮蔽する仕切りの陰になっている範囲。それぞれの上段は、実験者の手が動く間に記録されたニューロン反応とそれに対応するヒストグラム。縦の点線は、実験者の手の動きによってフォトセルが作動した時点を表す。フォトセルは、B と D で実験者の手が仕切りの向こうへ消えはじめる時点を明確に示すために使用した。A と B でニューロン反応が似ていること、C と D では類似性がほぼ皆無であることに注目。(Umiltà et al., 2001.)

エヴリン・ケーラーらは、ミラーニューロンの発火は観察された行為の意味を反映しており、行為の視覚的特徴だけに依存するわけではないとする説を裏づけるさらなる証拠を提供した［注15］。彼らは、実験者が音を出す行為をするのをサルが見ているときにも、行為そのものは見ずに音だけを聞くときにも活性化するタイプの二種感覚《バイモーダル》のF5ニューロン（視聴覚ニューロン）を特定した。

図4－10に、このタイプのニューロン二つの振る舞いを示す。これらのニューロンは特定の行為（たとえば、ピーナッツの殻を割る）に対して選択性を示すばかりでなく、さまざまな実験条件下（映像と音声、映像のみ、音声のみ、運動の実行）で明らかに一貫した反応を見せる。つまり、感覚情報が状況に応じて変化しても、喚起される潜在的な運動行為はつねに同じなのだ。行為の視覚的要素が重要なのは、それが理解を助ける場合だけのようで、行為が他の要因（たとえば音）によって理解できる場合には、ミラーニューロンは視覚刺激なしでも実験者の行為をコードすることができる。

行為のメロディと意図の理解

こうして、F5野とPF－PFGのミラーニューロンが、他者の行為を理解する基盤となることが証明されたものの、これをミラーメカニズムの唯一の機能と見なしてはならない。以下でミラーニューロンのさまざまな機能を説明し、ヒトやヒト以外の霊長類の大脳皮質野の機能マップを示すことにする。とはいえ、F5野とPF－PFGのニューロンが司り、感覚反応と運動反応の一致を特徴とする、行為の理解が肝要である事実には少しも変わりはない。これまで見てきたように、行為の理解は内省ではなく実践的な場面に基づく暗黙の了解であり、特定の感覚種《モダリティ》ではなく、運動の実行を統制・制御する行為の語彙の制約を受けている。

したがって、視覚情報が一部あるいはそっくり聴覚刺激に取ってかわられたとしても、まったく影響はない。仮に上側頭溝（STS）ニューロンによってコードされた情報のように完璧な、あるいはきわめて高度なものだったとしても、それだけではやはり「運動有意性」を欠くことになる。「運動有意性」は、PF－PFGニューロンとF5ニューロンの結合によってのみ得られる。この有意性のおかげで、観察者が見聞きした他者の動きは、目的指向の意図的な運動行為として観察者にとって特定の意味を獲得する。このように、自身の行為にかかわる運動知識は他者の行為をただちに理解するための必要十分条件なのだ。以下に示すように、この知識は意図の基本的な認知を可能にするためにきわめて重要となる。なぜなら、それは、つかむ、持つ、引き裂くといった、これまで検討してきた個々の運動行為だけでなく、それらをつなげて、より複雑な行為にするプロセスにもかかわってくるからだ。

運動系のこうした側面は、近年レオナルド・フォガッシらによって研究されており、彼らはサルが対象物をつかんだときに活性化した一連の頭頂ミラーニューロンを記録した（図4－11A）。[注16]この実験では二つの条件が設定された。第一の条件では、サルはあらかじめ決められた場所から手を動かし、自分の前に置かれた食べ物をつかんで口に運ぶ。第二の条件では、最初の手の位置は同じだが、サルは食べ物を口に運ぶ代わりに器に入れる（図4－11B）。

実験結果によると、記録したニューロンの大半は、食べ物をつかんだあとの運動行為が、口に運ぶ

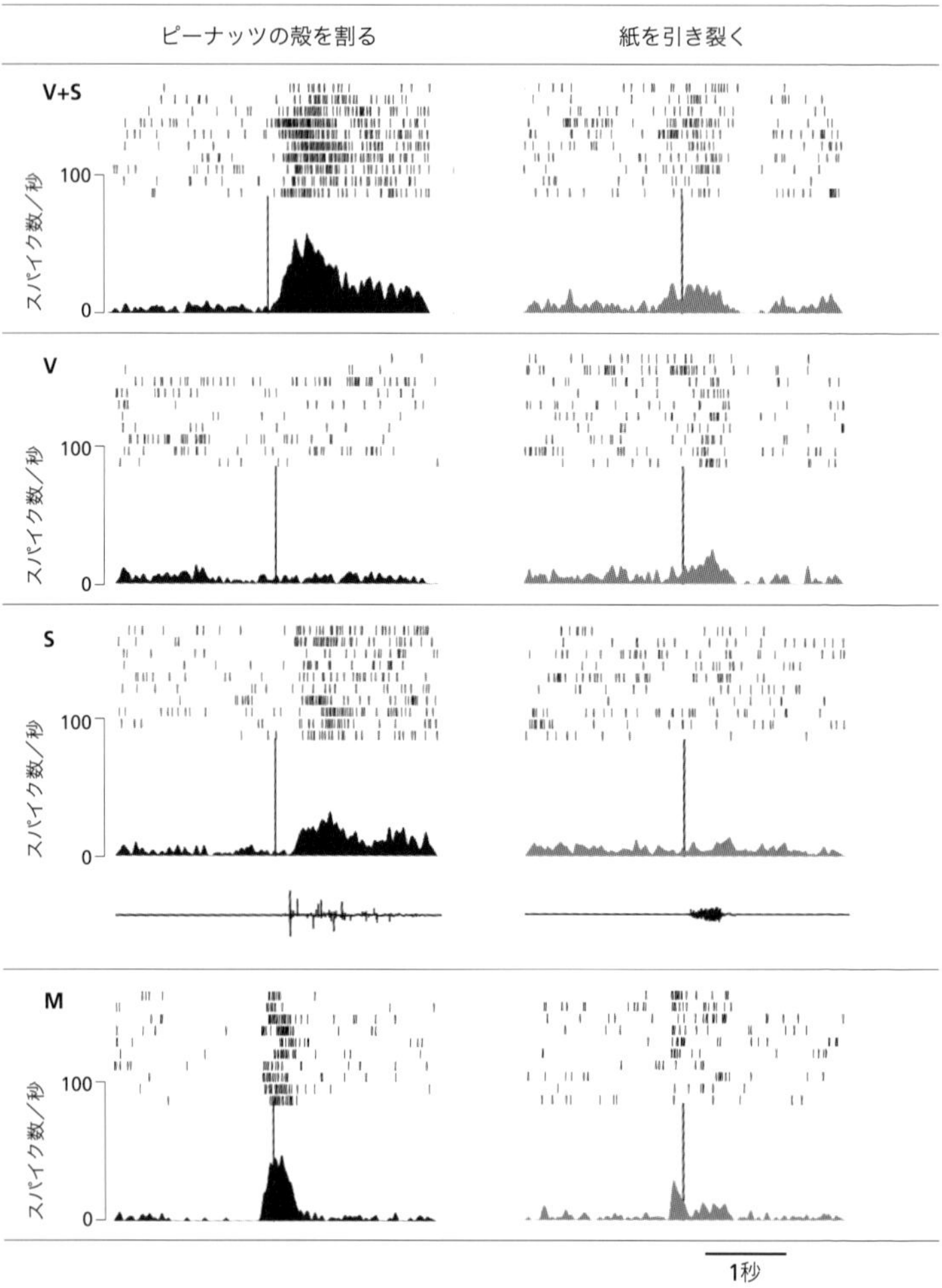
ピーナッツの殻を割る
紙を引き裂く
V+S
V
S
M
スパイク数／秒
100
0
1秒

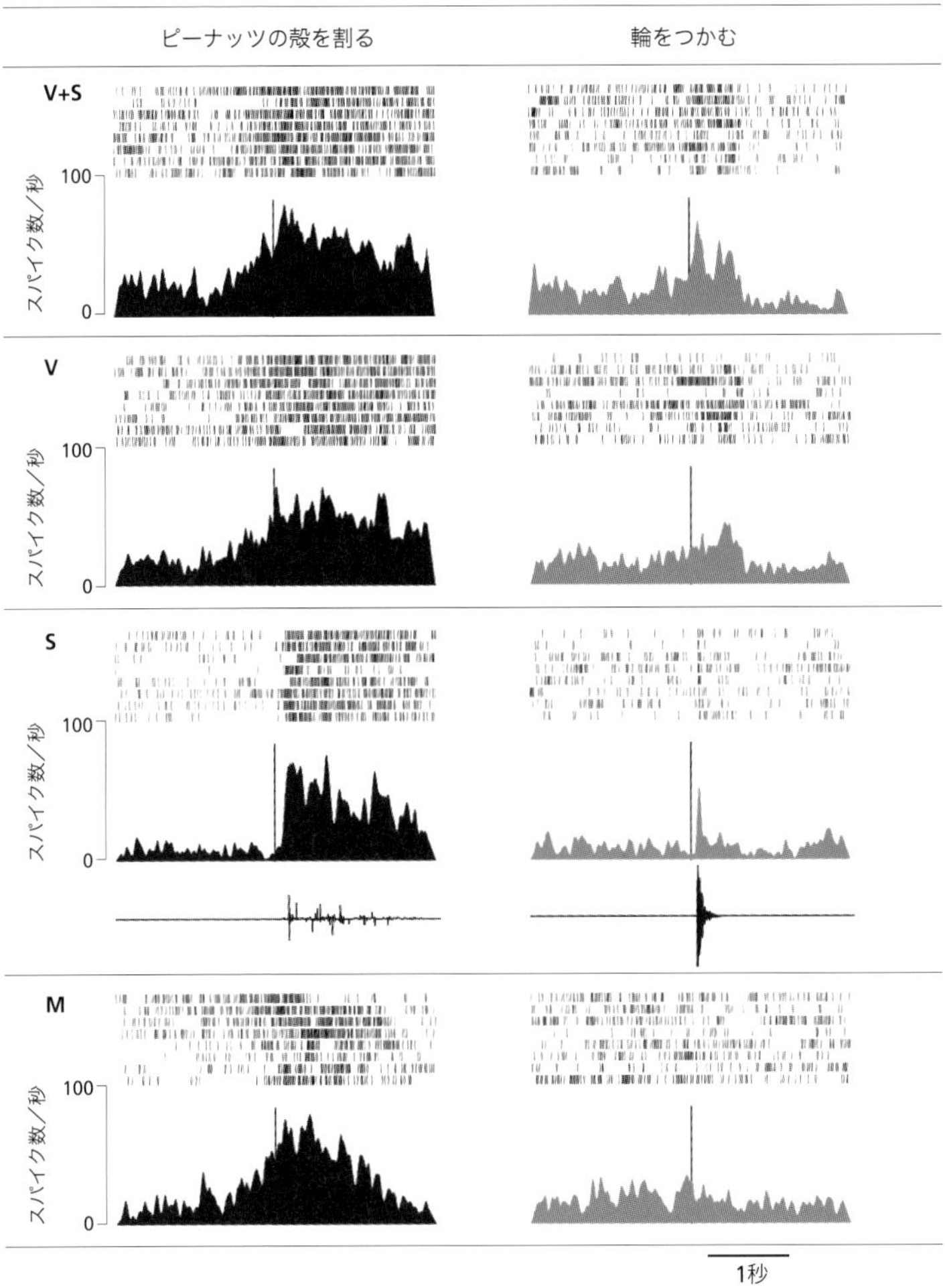

図 4 - 10　二つの F5「視聴覚」ミラーニューロンの反応（左ページが一つ目のニューロン、右ページが二つ目のニューロン）。ヒストグラムの縦線は、視覚と聴覚両方（V+S）と、聴覚のみ（S）の条件下で音が発せられはじめる時点を、視覚のみ（V）の条件では、聴覚刺激があったとしたら音が発せられていた時点を示す。サルが実際に行為を行なう条件（M）では、サルが対象物に手を触れる瞬間に対応する。（Kohler et al., 2003.）

ものか器に入れるものかによって異なる発火パターンを記録した（表4－1参照）。図4－12は三つのニューロンの振る舞いを示す。明らかに、最初の二つはつかむ行為に続く運動行為のタイプによって異なるパターンで発火するが、三つ目のニューロンはそもそも行為に及んだ意図とはかかわりなく、つかむ行為をコードする。

特定の行為（たとえば、物を「口に運ぶ」「一ヶ所からもう一ヶ所へ移す」）に対するニューロンの選択性を、対象物のタイプ（食べ物であるか否か）、あるいはつかむ力の強さで説明できるものだろうか。この点を検証するため、一連の対照実験が行なわれた。その結果、ニューロン活動に関するこれらの可能性は打ち消された。また、手を伸ばして物をつかむ動作を運動学（速度や加速度など）の視点から調べたところ、運動行為の実行を特徴づける運動パラメータは、特定の行為に対するさまざまなニューロンの選択性には影響を与えないことが確認された。

頭頂運動ニューロンが特定の行為にだけ反応するのは不自然だ、と読者のみなさんは感じるかもしれない。特定の行為だけに反応する「つかむニューロン」があるというのは、いささか行き過ぎではないか、つかむ行為が必要となったとき、どのニューロンでも自由に反応できればより好都合ではないか、と。こうした疑問に対する答えは、運動系の基本的な特徴である動きの滑らかさに見出すことができる。澱《よど》みのない滑らかな動きは、ヒトやその他多くの動物の行為に特有だ。今述べたばかりの神経機構は、この滑らかさをもたらすために必要な条件をすべて備えているように思われる。「つかむニューロン」は、行為全体をコードする、あらかじめ形成された連鎖に組み込まれている。個々のニューロンはつかむ動作をコードすると同時に、それに続く運動行為とも連携しており、その結果と

表 4-1　口に運ぶ目的あるいは器に入れる目的で食べ物をつかむときの、下頭頂小葉のニューロン。

行為の目的に影響されるニューロン		
口に運ぶ > 器に入れる 77（72.6%）	器に入れる > 口に運ぶ 29（27.4%）	106（64.2%）
行為の目的に影響されないニューロン		
口に運ぶ = 器に入れる		59（35.8%）
合計		165（100%）

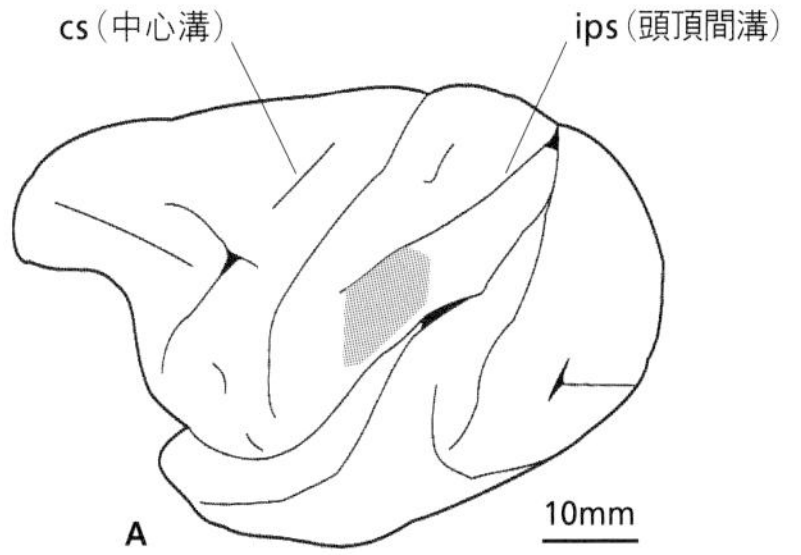

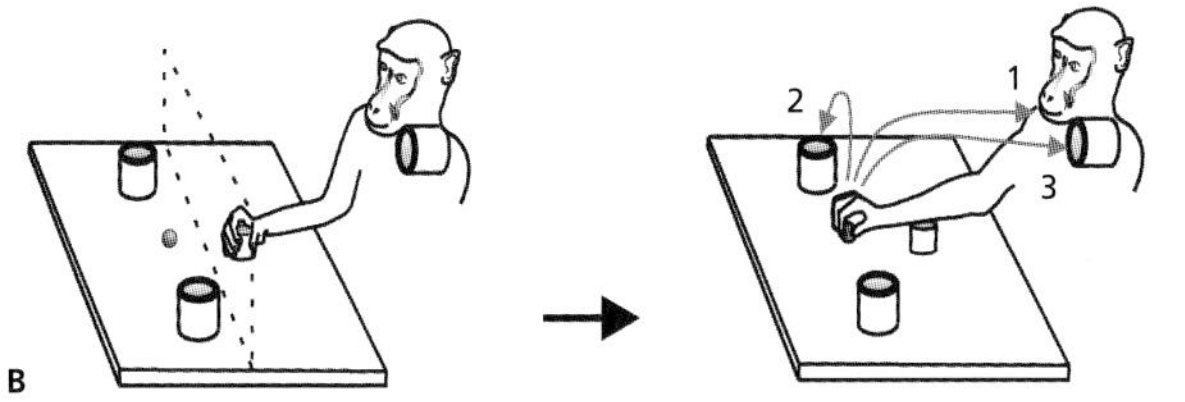

図 4 - 11　A ＝サルの脳の側面図。陰影部は実験で測定した下頭頂小葉部分。B ＝実験パラダイム。器は食べ物の近くあるいは肩の上に置かれた。食べ物に手を伸ばしてつかむ速度はそのあとに続く運動行為に影響されるので、器の位置を変え（それによって、運動の力学を変え）ることによって、ニューロンの選択性が力学的要因と行動の目的のどちらに依存するのかを判定できた。実験結果により、ニューロンの選択性を決定するのはやはり目的であることが立証された。（Fogassi et al., 2005.）

して行動の滑らかさが保たれるのだ。

しかし、フォガッシらによる研究でさらに興味深いのは、実験者が自分と同じ一連の行為をするのをサルがただ眺めているだけのときに、運動選択性に似た選択性が見られたことだろう。この場合にも、ニューロンはコードされた運動行為が組み込まれた行為全体のタイプによって異なるパターンで発火した。さらに、これらの選択的ニューロンは視覚反応と運動反応の明確な一致を見せた（表4-2、図4-13、4-14）。

サル自身が実際に行為を行なうときと、実験者が行為を行なうのを眺めているだけのときのいずれの場合にも、（サルか実験者の）手が食べ物などの対象物をつかむ形に変わったとたんにニューロンが活性化しはじめた事実は注目に値する。じつは、ニューロンが行為の意図的な意味を、実行の最初の動きの段階からコードしていることは、別段驚くには当たらない。サルは食べ物に向かって手を動かす時点ですでに、自分がそれを口に運ぶのか別の場所へ移すだけなのかを知っている。行為の意図は運動行動が完全に終わったときにようやく明白になるのだとしても、初期の運動行為は必ずその影響下にある。また、複数の運動行為をまとめて特定の運動連鎖を構成するという考えは、頭頂ニューロンの体性感覚受容野の構成によっても支えられている。たとえば、上腕部が曲げられると反応する頭頂ニューロンの多くが、口の周りに触覚受容野を持つ。サルが物をつかんで持ち上げたとき、これらのニューロンは口を開けるのを促すと考えられる［注17］。

実験者の手が食べ物などをつかむのをサルが見た場合には、状況は違った。しかし、視覚刺激によって同一の神経パターン（運動連鎖全体の実行につながる同一の潜在的な運動行為群）が活性化した事実

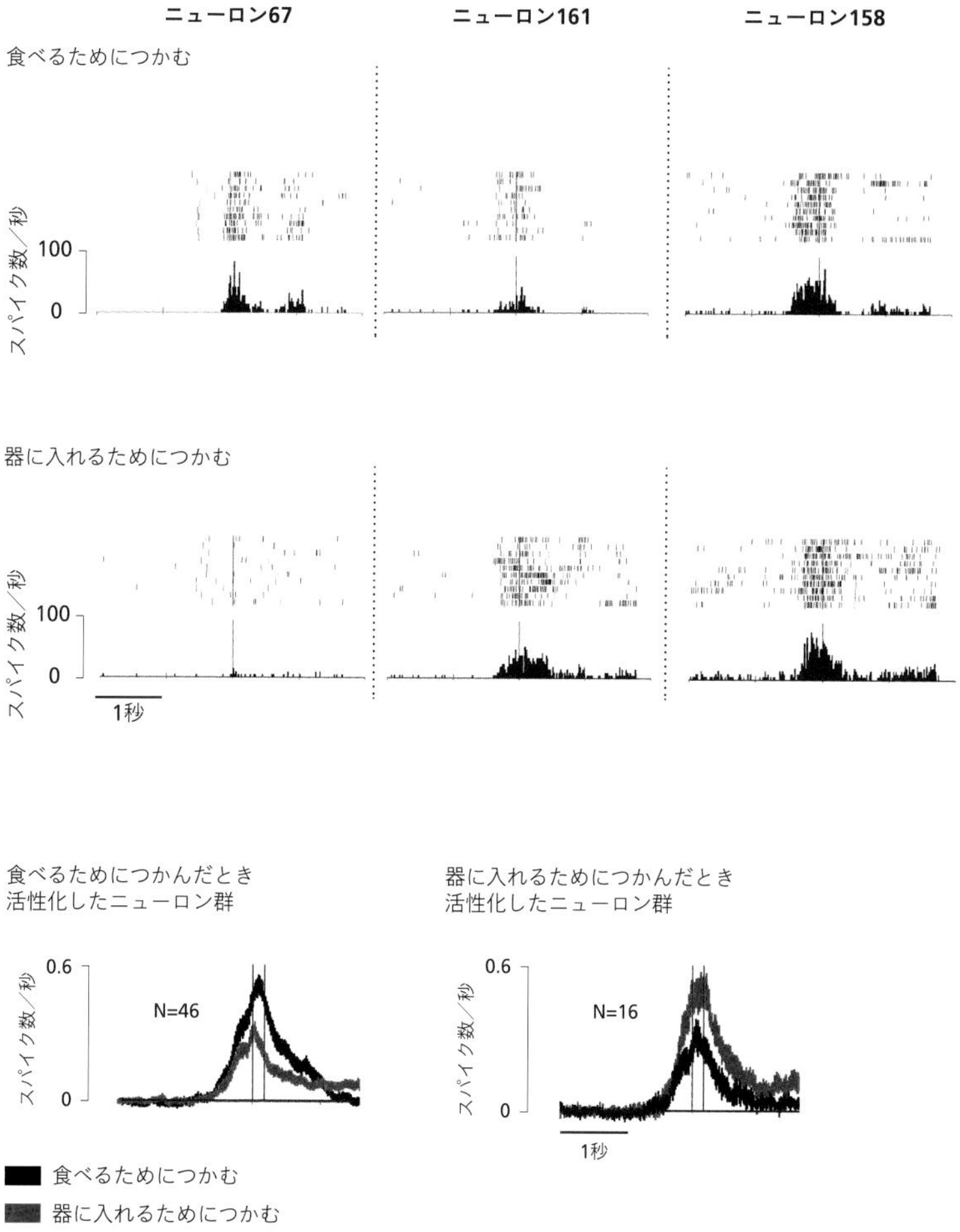

図4-12　上・中段：サルが口に運ぶ目的あるいは器に入れる目的で食べ物をつかむときに記録された、下頭頂小葉の三つのニューロンの活動。各試行とヒストグラムは、サルが食べ物に触れた時点に合わせて揃えてある。赤の棒はサルが始点から手を動かした瞬間、緑の棒は手が食べ物に触れた瞬間を示す。下段：口へ運ぶために食べ物をつかむとき（左）と器に入れるためにつかむとき（右）に選択的に活動したニューロン群の応答。二本の縦線はサルが器に触れた瞬間と、つかむ動作が完了した瞬間を示す。（Fogassi et al., 2005.）

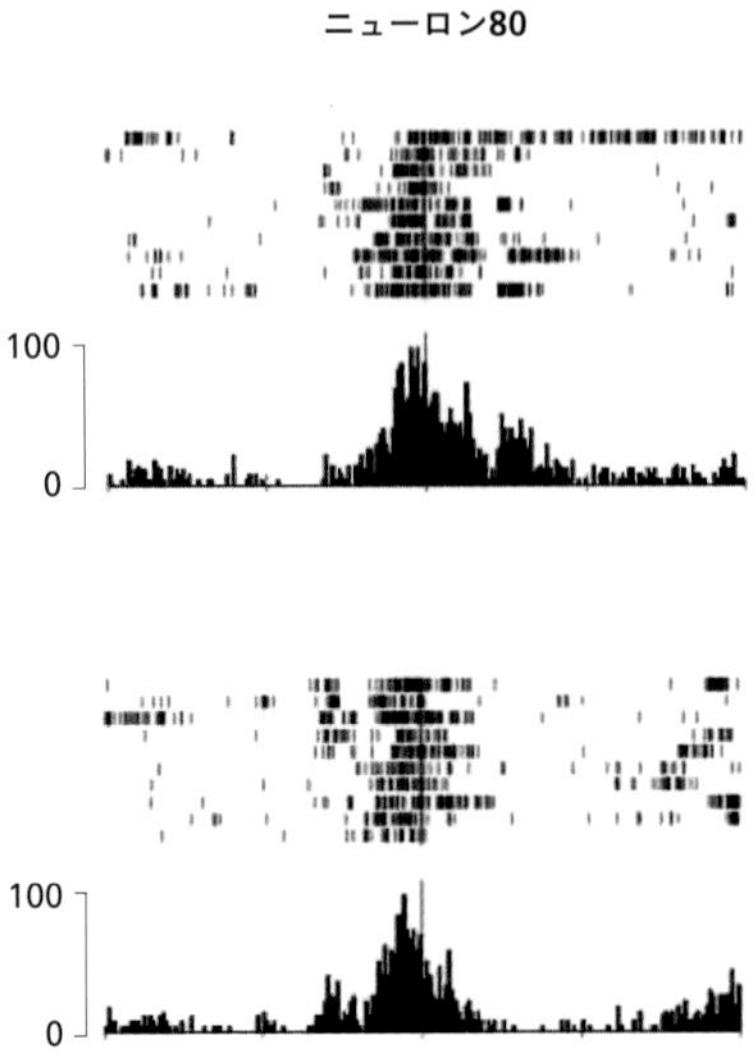

図 4 - 13 実験者が口に運ぶ目的あるいは器に入れる目的で食べ物をつかむのをサルが眺めているときの、三つの頭頂ミラーニューロン（ニューロン 87、39、80）の視覚反応。ニューロン 87 は、実験者が口に運ぶ目的で食べ物をつかむのをサルが見たときに強く発火する。器に入れたときの反応はかなり弱い。ニューロン 39 はこれと正反対の振る舞いを示す。ニューロン 80 は両条件下でとくに違った反応は示さない。（Fogassi et al., 2005.）

は、観察した行為の具体的な意図にまつわる力学《ダイナミクス》をサルがただちに把握し、実験者が動きはじめた当初から結果を予期できたことを示す。自分が目にした運動行為の適切な意味をサルが選択するための手がかりがあったのは確かだが、それがなければ、予知能力でも必要になるところだ。器の有無はいちばん重要なヒントだと言える。器があれば、実験者は食べ物をそれに入れる。なければ口に運ぶ。手がかりはまた、相互に作用しうる。実際、実験者が口に運ぶために食べ物をつかむのをサルが見たときに反応したニューロンの多くは、器に入れるために食べ物をつかむのをサルが見たときにも、弱くではあったが、反応した（ただし、対象物が食べ物ではなく、ただの立体のときにはこのかぎりではなかった）。食べ物があり、それに向かって手が伸びるのが見えただけでも、食べ物を口に運ぶ行為の連

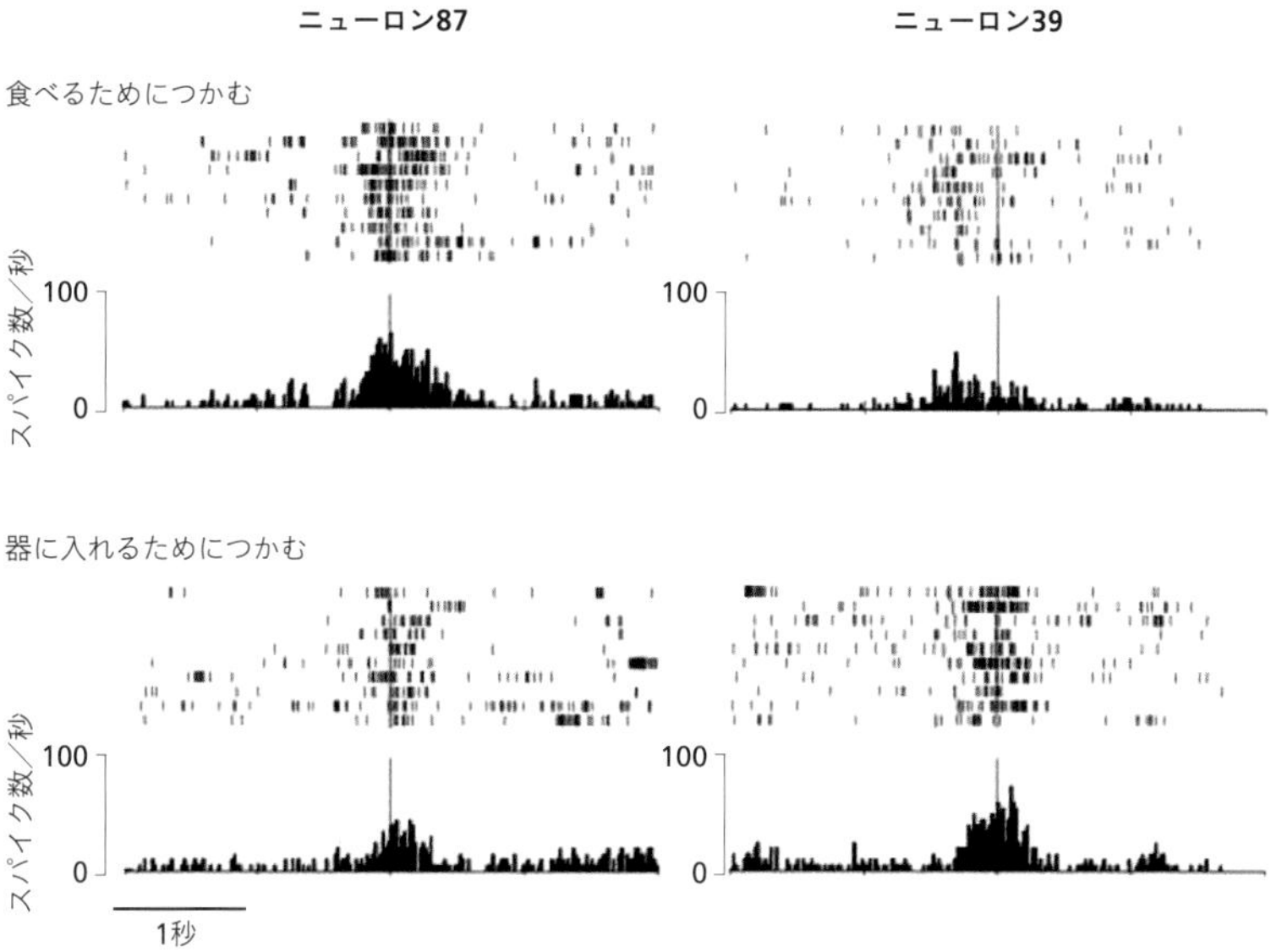

表4-2　口に運ぶ目的あるいは器に入れる目的で食べ物をつかむのを眺めているときの、下頭頂小葉のニューロン。

行為の目的に影響されるニューロン		
口に運ぶ＞器に入れる 23（74.2%）	器に入れる＞口に運ぶ 8（25.8%）	31（75.6%）
行為の目的に影響されないニューロン		
口に運ぶ＝器に入れる		10（24.4%）
合計		41（100%）

鎖を、弱くではあっても、活性化させるに十分であるかのように見えた。状況を考えれば、食べ物が器に入れられる可能性のほうが高かったにもかかわらず、だ。他のニューロンの反応は同じ行為が繰り返されるにしたがって弱まった。あたかも「器に入れるためにつかむ」連鎖の活性化が徐々に「食べるためにつかむ」連鎖の活性化を抑制したかのようだった。

以上を考え合わせると、行為を理解するための運動知識の重要性が裏づけられるとともに、その果たす役割と機能の範囲が広がる。私たちはこの知識によって、自分が目にする運動行為の意味を認識する。その行為が単独で行なわれるときも、運動連鎖の一部であるときも、だ。後者の場合、その意味は、行為を一つひとつ区別するような対象物との具体的関係によっては一義的に決められなくなる。つかむ行為は、もはやただのつかむ行為ではなく、食べたり別の場所に置いたりするための行為となる。どちらの場合にも、ここで行為の意図は単一の行為の範囲を越え、その意味を変化させる。

運動連鎖がフォガッシらの主張どおりに構成されていないのなら、アレクサンドル・ロマノヴィッチ・ルリヤが提唱した「運動のメロディ《キネティック》」[注18]そのものの滑らかな動きを生み出す指令をサルの脳が発せるとは、とうてい思えない。さらに、これらのニューロンが他者の行為を自己の脳に映し出すミラー特性を持たないのであれば、誰かが「メロディ」を奏でたとき、サルはその意図を瞬時には理解できなかっただろうし、動作が始まった時点から部分的な結果（たとえば、手で食べ物をつかむ）や、もっと重要なのだが、全体的な結果（たとえば、食べ物をつかんで食べたり別の場所に置いたりする）を予期しえなかったはずだ。状況と対象物によって与えられた情報が明確であればあるほど、関連する潜在的な運動連鎖の活性化はより選択的になった。しかし、（実験室以外の条件下でも）よくあるように、感

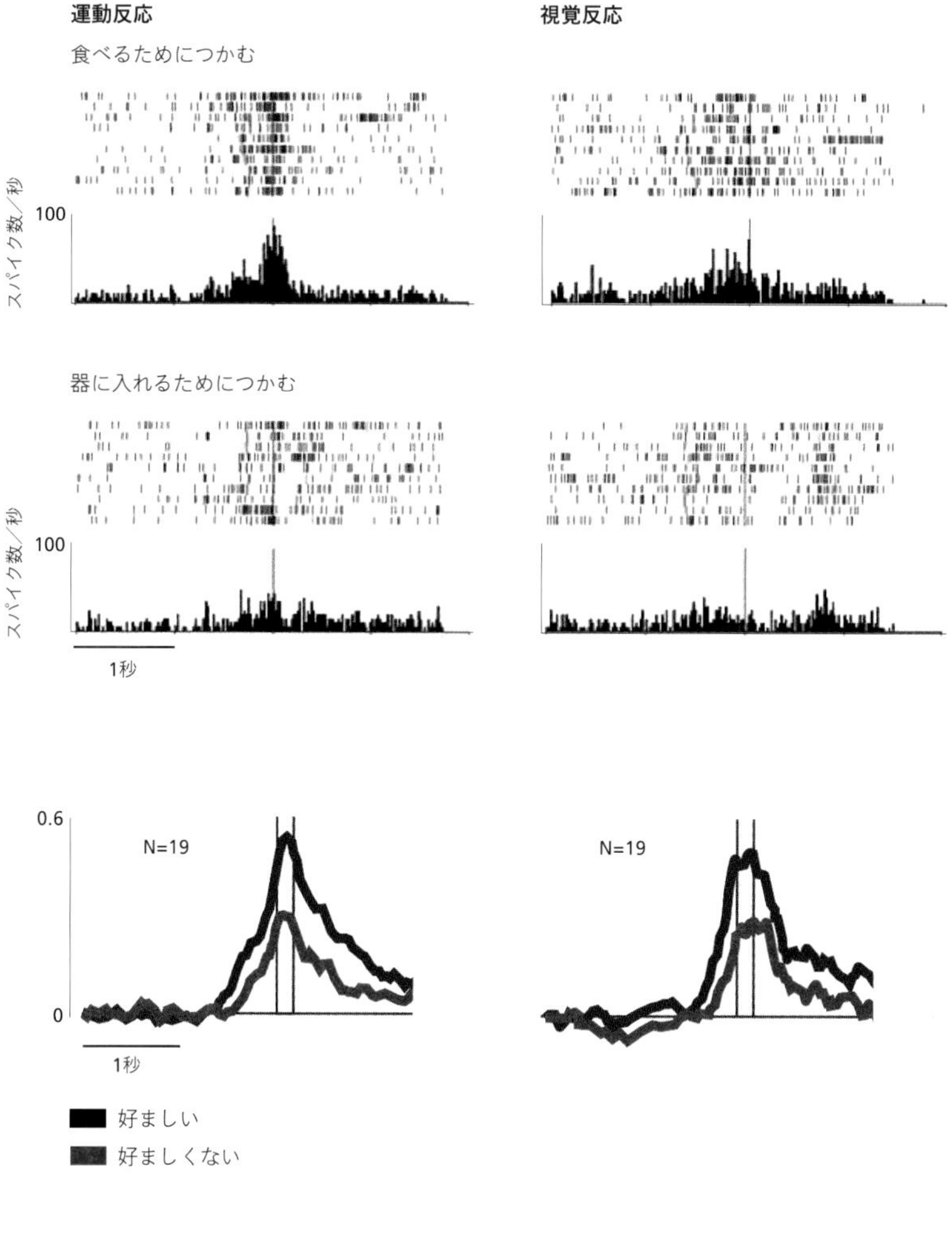

図4 - 14　上・中段：頭頂ミラーニューロンの視覚反応と運動反応の一致。ニューロンの発火は、食べ物をつかんで器に入れるより口に運ぶときのほうが強い。この現象はサル自身がこの行動を行なうときにも、実験者が同じ行為を実行するのを眺めるときにも起きる。（Fogassi et al., 2005.） 下段：運動タスクと視覚タスクの間の応答の平均。

覚刺激が曖昧な場合でも、意図の上で結びついた潜在的な運動行為が活性化することによって、サルは実験者の意図を解読する手がかりが得られた。こうして、サルはシナリオに最もふさわしく思える意図を選べるようになり、その結果、最もふさわしい意図を識別した。そして、この解読と識別のプロセスは、サルに同じ行為の連鎖を実行させたり、その実行を調整させたりしたのと同じ運動知識と結びついていたことは、言うまでもない。

5 ヒトのミラーニューロン

初期の証拠

サルでミラーニューロンが発見されたとなれば、当然、ヒトの脳にもそれに似たシステムがあるかもしれないという考えが湧く。神経生理学の分野に限らず、新たな発見が既存の文献のデータの再読や再解釈を促すことはよくある。ミラーニューロンの場合もそうだった。現在ミラーメカニズムと見なされている仕組みの存在を裏づける証拠は、間接的なものではあるが、脳波検査の研究で見つかっている。一九五〇年代の初めに、動作を観察しているときの脳波の反応を記録する実験で得られた成果だ。

周知のように、脳波検査は大脳皮質の自発的な電気活動を記録する。脳波は周波数によって分類される。健康な成人では、目を閉じて安静にしている状態で、α（アルファ）波（八～一二ヘルツ）が脳の後部で優位を占め、前頭葉では、いわゆる「脱同期化した波（高周波、低電位）」がおもに見られる。脳の中央部には、α波に周波数が近いμ（ミュー）波という別の脳波が現れる。α波は感覚系、とりわけ視覚系が休止しているときに優位になるので、閉じていた目を開くと、消えるか大幅に弱まる。これにひきかえ、μ波は運動系が休止しているときに顕著なので、活発な動きや体性感覚刺激によって抑制される。

一九五四年、アンリ・ガストーらは、自ら行為を実行したときだけでなく他者の行為を目にしたときにもμ波が抑制されることを、実験によって示した[注1]。四〇年以上のちに、ミラーニューロンの発見に促され、ヴィラヤヌール・S・ラマチャンドランらと、ステファニー・コーチンらは、より厳密な方法を使ってこうした実験をやり直した[注2]。とくにコーチンのグループは、被験者が他者の脚や手指の動きを目にしたときにはμ波が抑制され、物が動いているのを見せられたときには抑制されないことを示した。つまり、ある動作によって抑制されるμ波は、その動作を目にしたときにもブロックされたのだ。

同様の結果が、脳に生じる磁場の測定によって脳の電気活動を分析する、脳磁場検査の手法を使った一連の調査研究により得られた。物をいじっている間にも、いじっている様子を目にしている間にも、中心前皮質でμ波が抑制されるという証拠が、こうした研究からも得られたのだ。

ヒトの運動系にはミラー特性があるという、非常に説得力のある証拠は、経頭蓋磁気刺激法（TMS）を使った研究からも得られた。TMSは、神経系を刺激する非侵襲性の技術だ。コイルを頭の近くにかざして磁場を発生させ、運動皮質に適度な強さの電流を誘発する。この電流によって、その皮質のある脳半球とは反対側の筋肉の運動誘発電位（MEP）が記録できる。MEPの大きさは行為の状況しだいなので、この技術を使えばさまざまな実験条件で運動系の興奮性を制御できる。

ルチアーノ・ファディガらは、脳の左半球の運動皮質を刺激することによって誘発された、被験者の右手右腕のさまざまな筋肉におけるMEPを記録した[注3]。被験者は実験者を見るように言われ、実験者は物を手でつかむ行為と、何の意味もなく、つかんだ物とも無関係に見える行為をした。どちらの場合にも、行為が観察されていた間、記録していた筋肉でMEPの選択的増加が見られた。「他動詞的」行為（対象物に関係した行為）のときにMEPが増加したというのは、サルの研究で集められたデータと一致していたが、「自動詞的」行為（対象物に向けられていない行為）のときの増加は、やや予想外だった。サルのミラーニューロンは対象物に関係しない腕の動きの観察には反応しないからだ。ヒトとサルのミラーニューロンシステムの違いは、これだけではない。実験者が物をつかむ典型的な動きを健常な被験者が見ているときの手の筋肉におけるMEPの記録によって、運動皮質の活性化は、観察されたさまざまな動きの持続時間を忠実に再現しているのが明らかになっている。これは、ヒトのミラーニューロンが、運動行為の目的だけでなく、個々の動きの時間的側面もコードできることを示唆しているように思われる［注4］。

脳画像の研究

機能の面でこうした発見が持つ重要な結果の考察はあとに譲るとして、先に進む前に、ヒトにもミラーニューロンがあるという証拠のさらなる拠り所を概説しておこう。脳画像の研究だ。

脳波検査、脳磁場検査、経頭蓋磁気刺激法（TMS）のような電気生理学的技術を使えば、他者の行為の観察によって誘発されたヒトの運動系の特定の活動を記録できるものの、その活動に関与する皮質野や神経回路の位置は正確に突き止められない。そのため、これらの技術では、ミラーニューロンシステムの全体的な構造を特定できない。そこで、脳画像を用いた方法に頼ることになった。とくに陽電子放射断層撮影法（PET）、機能的磁気共鳴画像法（fMRI）を使った実験では、特定の運動行為の実行や観察によって起きる脳のさまざまな領域の血流変化を記録することができた。

しかし、最初の実験の結果は、とても満足のいくものではなかった［注5］。被験者は、手でつかむ動作をするヴァーチャル・リアリティの映像を見せられた。だが、サルの腹側運動前野に相当しうる運動野で、PETは何ら意味のある活動を記録せず、前述の電気生理学的研究から出た結果は説明のしようがないように思われた。

この実験は、のちに他の研究者たちによって繰り返された〔注6〕が、前回とは決定的な違いがあった。見るからに作り物めいたヴァーチャル・リアリティの映像によってではなく、生身の人間の手によって動作がなされたのだ。このときのPETのデータは、サルで発見された結果を裏づけた。他者の手の行為を観察する間に活性化する前頭野があったのだ。その後のfMRI研究によって、ミラーニューロンシステムに関与する領域の位置がより正確に特定できた。行為を観察しているときにつねに活性化していたのは、下頭頂小葉の吻側《ふんそく》（前側）の部分と中心前回の下部、下前頭回の後部だった。特定の実験条件下では、下前頭回のもっと前部と、背側運動前野も活性化した（図5-1）。

脳画像から得た皮質活動についての情報を、細胞構築学的領域の観点から解釈するのにはつねに危険が伴う恐れがあるものの、下頭頂小葉で活性化する領域が、ブロードマンの脳マップの40野に相当する可能性は高い。この40野は、すでに見たようにサルでミラーニューロンが発見された皮質野の一つであるPF野の、ヒトにおける相同部位だ。ところが、中心前回の下部と下前頭回の後部の活性化を、細胞構築学的に特定するのはもっと難しい。両者はまったく異なる領域で、何ら機能的関連はないと長年考えられていた。下前頭回の後部は、ブロードマンの44野（すなわち、ブローカ野の後部）に相当するとされ、音声生成を司ると考えられていた。一方、中心前回の下部は、運動皮質の一部に分類されていたのだ。

ここでアルフレッド・ウォルター・キャンベルの功績に触れておくべきだろう。二〇世紀初頭、細胞構築学の始祖の一人であるキャンベルは、「中間中心前皮質」という言葉を作り出して、下前頭回の後部と中心前回の下部の解剖学的類似に注意を促した[注7]。しかし彼の指摘は長年無視されてきた。近年になってようやく、ブロードマンの44野（あるいは少なくともその一部）が、サルにおけるF5野のヒトにおける相同部位だと考えられることが比較解剖研究からわかった[注8]。さらに、44野には手と口が表象されていることがしだいに明らかになってきた[注9]。

さて、こうした発見に基づくと、この44野はヒトのミラーニューロンシステムで重要な役割を果たしていると言えるだろうか。44野がサルのF5野と機能的に相同関係にあるからといって、脳画像研究で示された活性化は下前頭回の後部のニューロンが同じようなミラー特性を持っている証拠だと解釈してしまってよいだろうか。活性化は「内的な言語表象」を反映していると仮定するほうが簡単ではないだろうか[注10]。観察している行為を心の中で説明することはままある。たとえば私たちは、「見ろよ、あいつは僕のコーヒーカップを手に取っているじゃないか！」などと独り言を言うかもしれない。とすると、このようなことがPET実験の被験者に起きた可能性を排除してしまってよいのだろうか。なにしろ、活性化した部分にはブローカ野の一部が含まれていたのだから！

ジョヴァンニ・ブッチーノらが、この反論に応じるという難題に取り組み、fMRIの実験をした[注11]。彼らは学生に、出演者がリンゴをかじる、コーヒーカップを手に取る、サッカーボールを蹴る、といった「他動詞的」行為をしたり、それらを真似たりしているビデオを見せた。「他動詞的」な口の動きを観察すると、前頭葉の二ヶ所（下前頭回の後部に相当する箇所と、下中心前回）と、下頭頂小

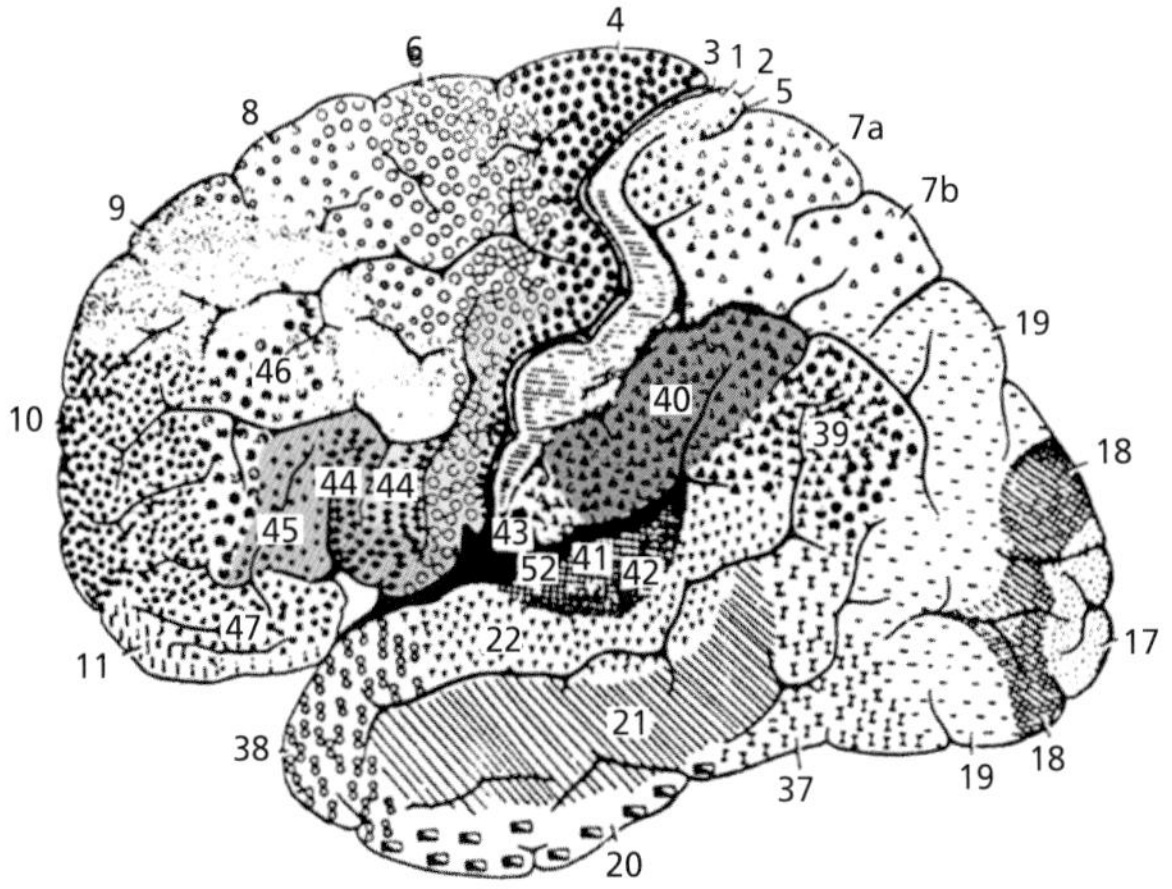

図 5 - 1　ヒトの行為ミラーニューロンシステム。ブロードマンによる細胞構築学的皮質野を示す、ヒトの脳の側面図。赤色の皮質野は、行為をしている間と、他者の行為を観察している間に活性化する頭頂葉の区域。黄色の皮質野は、同じ実験条件で活性化する前頭葉の区域。この二つの区域が、行為ミラーニューロンシステムをいっしょに形作っている。この系に、背側 6 野を含める研究者もいる。しかし、観察の間に見られるこの皮質野の活性化は、ミラーニューロンがほんとうに活動しているためではなく、行為を行なう準備によるものかもしれない。青色の皮質野は、特定の実験条件で他者の行為を観察している間に活性化する前頭葉の区域。この区域をミラーニューロンシステムに含めるのには、慎重を期さなくてはならない。上側頭溝の領域のように、ニューロンに運動特性がないかもしれないからだ。この図に示されたミラーニューロンシステムは、情動的な内容を伴わない行為をコードしている。情動的な内容を伴う行為については、第 7 章参照。

葉の二ヶ所が活性化した。「他動詞的」な手の動きの観察結果も、同様の活動パターンになったが、中心前回の下部の活動パターンは背側方向に、下頭頂小葉前部のパターンは後方に、それぞれ移った。「他動詞的」な足の動きは、手や口の動きの観察の間に記録されたものに比べると前頭のもっと背側の位置での活性化と、頭頂葉のさらに後部の活性化を示した。つまり、かなりの重複部分はあったものの、ミラーニューロンシステムは体部位局在的に配列され、手や口や足の動きそれぞれに対応する大脳皮質の部位を持つようだった。行為の真似の観察は類似の活動パターンを示したが、それは前頭葉に限られていた(図5-2)。

言語が介在しているという説が正しいのなら、ブローカ野は観察された行為のタイプや使われた体の部位とは無関係に活性化したはずだし、運動前野の活動はまったく起きないだろう。ところが、前述の実験結果によると、この説は成り立たない。そこで、たとえば言語表象は口と手の動きの観察の間は存在するが、足の動きの観察のときは(魔法のように)消えるのだろう、などというその場しのぎの珍説でも持ち出さないかぎり、ブローカ野の活性化はミラーニューロンの典型的な振る舞いを反映していると認めざるをえない。それに、ブッチーノらによる実験からは、ヒトのミラーニューロンシステムはブローカ野だけでなく、運動前野と下頭頂小葉のかなりの部分を含むことがわかる。また、ミラーニューロンシステムは手の動きや「他動詞的」動作に限定されず、行為の真似にも反応するという証拠も得られる。

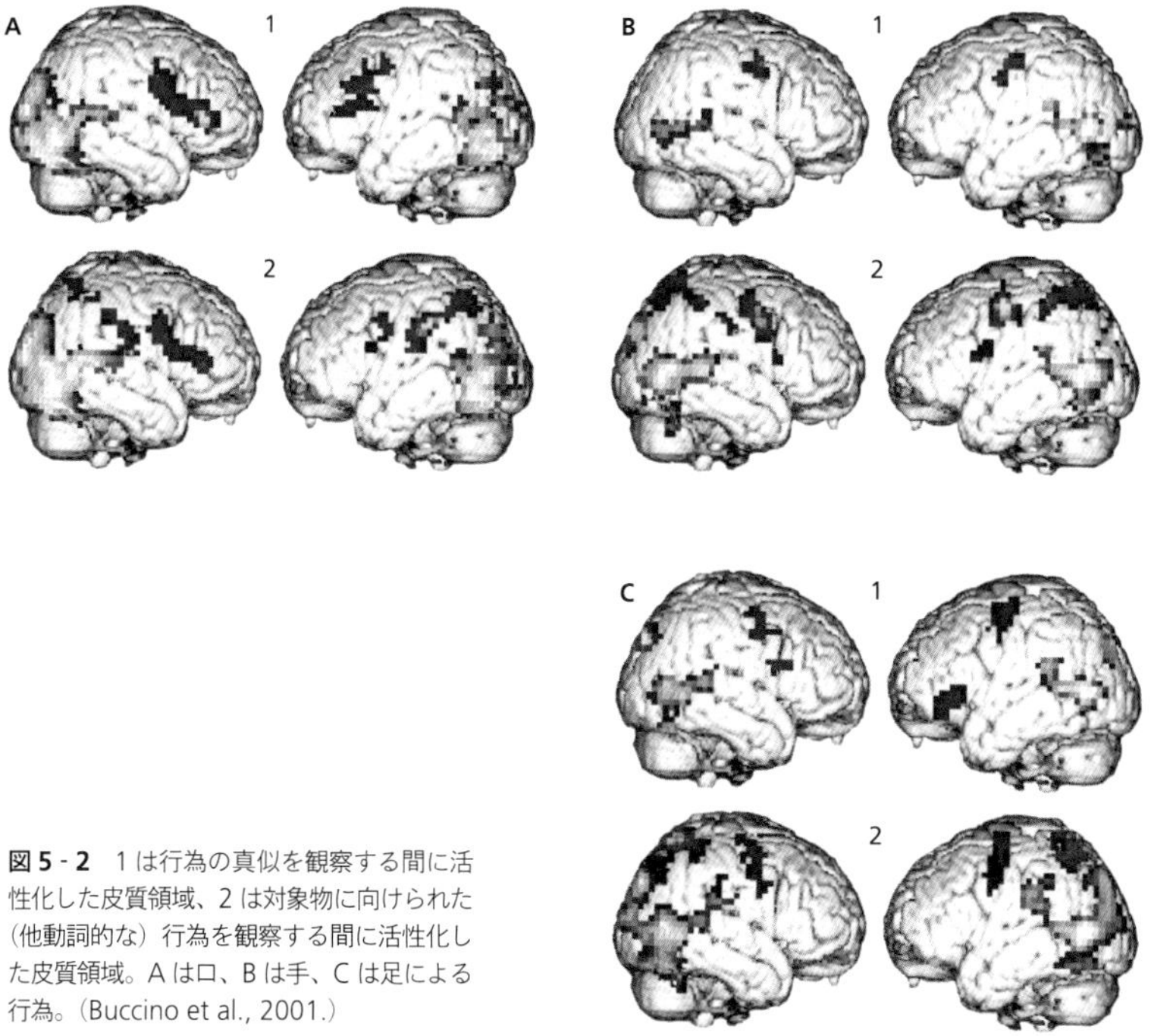

図 5 - 2　1 は行為の真似を観察する間に活性化した皮質領域、2 は対象物に向けられた（他動詞的な）行為を観察する間に活性化した皮質領域。A は口、B は手、C は足による行為。（Buccino et al., 2001.）

ヒトのミラーニューロンによる他者の意図の理解

これまで見てきたように、電気生理学と脳画像研究はともに、サルで発見されたものとよく似たミラーニューロンシステムがヒトにも存在していることを示している。しかし、両者には重要な違いがいくつかある。一つには、ミラーニューロンシステムはヒトでは、サルの場合よりも広範囲の皮質を含むように見える。もっともこの結論は、種によって使われる実験技術が違う点を考えると、ある程度用心して扱わねばならない。個々のニューロンの活動を記録するのと、血流の変化に基づいてさまざまな皮質野の活動を分析するのとは、まったく別物だからだ。しかし、なんと言っても最も重要な違いは、ヒトのミラーニューロンシステムには、サルで発見されていない特性があることだ。たとえば、ヒトのミラーニューロンシステムは「他動詞的」な運動行為と「自動詞的」な運動行為の両方をコードするし、運動行為の目的と、行為を構成する個々の動きの両方をコードすることもできる。最後に、「他動詞的」な運動行為の場合、対象物への実際の働きかけは絶対条件ではない。行為を真似ただけのときも、活性化できるからだ。

すでに述べたように、こうした特性には重要な機能的意味合いがあるのかもしれない。しかし、ヒトのミラーニューロンシステムがサルで観察されたものよりも幅広いタスクを遂行できるからといって、ミラーニューロンシステムの第一の役割、すなわち「他者の行為の意味の理解」に関連した役割をうやむやにしてはならない。現に、他者の手による行為の観察によって、同じ行為をするために観察者が使う手の筋肉の運動誘発電位（MEP）が増加するという結果が、経頭蓋磁気刺激法（TMS）

を使った実験から得られている。また脳画像研究からは、手や口や足を使った行為の観察から生じる前頭葉の活性化が、手や口や足の体部位局在的な運動表象に基本的に一致することが明らかになっている。

サルと同じでヒトの場合も、他者の行為を目にすると、その行為の構成と実行を担う運動野がただちに活性化し、この活性化を通して、観察された「運動事象」の意味が解読できる。すなわち、目的指向の動作の観点から理解できるのだ。この理解は、私たちが行為をするための能力が依存している「行為の語彙」と「運動知識」にもっぱら基づいているため、内省、概念、言語のいずれか、あるいはそのすべてが介在することはまったくない。最後に、やはりサルの場合と同じように、この理解は個々の運動行為に限定されずに、行為の連鎖全体に及んでいる。

この最後の点は、マルコ・イアコボーニらが行なった機能的磁気共鳴画像法(ｆＭＲＩ)の実験から鮮明に見てとれる[注12]。この実験は複数の被験者に三つの異なるビデオを見せるというものだった(図5-3)。第一のビデオで被験者たちが見たのは、いくつかの物(ティーポット、マグカップ、グラス、皿など)が、まるで誰かが(もうすっかりお馴染みのコーヒーではなく)紅茶を飲み、食事をとろうとしているように並べられている映像と、ちょうど飲食を終えたばかりのように並べられている映像だった。このビデオで設定された条件は便宜上「文脈」と呼ばれた。第二のビデオに映っていたのは、なんの文脈説明もなく手全体を使ってマグカップを持っているところと、指先で取っ手をつかんでいるところだった(「行為」条件)。第三のビデオでは、同じ手が同じようにマグカップをつかんでいるが、今度は文脈設定があり、一方はカップを持ちあげて口に運ぶ意図を、もう一方はテーブルから片づけようとする意図を示唆していた（「意図」条件）。

三つの条件の映像を見ることによって引き起こされる脳の活性化をそれぞれ「安静」状態と比較してみると（図5－4）、「行為」と「意図」の条件では視覚野と、運動行為のコード化に関係する頭頂－前頭回路が活性化しているのがわかるが、「文脈」条件では、動いている視覚刺激に反応する上側頭溝（STS）領域では活動の増加が見られず、頭頂葉下部でも同じだった。しかし一方で、運動前野では顕著だった。これは標準《カノニカル》ニューロンを活性化する「つかむことのできる」物の存在が原因かもしれない。すでに見たように、カノニカルニューロンは対象物のアフォーダンスに反応するからだ。

とくに重要なのは、「意図」と「行為」の比較と、「意図」と「文脈」の比較だ。図5－5に見られるように、右下前頭回後部の背側部の活動（図5－5上段）は「意図」の条件で他の二つの条件（「行為」と「文脈」）のときより盛んだった。この違いはとりわけ興味深い。活性化がミラーニューロンシステムの前頭葉における中核部で起きているからだ。ここから、ミラーニューロンシステムが、観察された行為（この場合は特定のつかみ方でマグカップをつかむこと）をコードするだけでなく、どんな意図でその行為が行なわれたかもコードしていることがうかがわれる。これは、観察者は誰かが運動行為を行なっているのを見ている一方で、それに続きそうな一連の行為（たとえば「つかんで飲む」とか「つかんで別の場所に置く」など）をすでに予測しているからかもしれない。

おもしろいのは、口へ運ぶ行為を見ているときのほうが片づけるためにつかむ行為を見ているときよりミラーニューロンシステムに活発な活動が起きる点だ（図5－6）。

これは、前章で紹介したフォガッシらの研究データとも一致している。彼らの実験では、「食べる

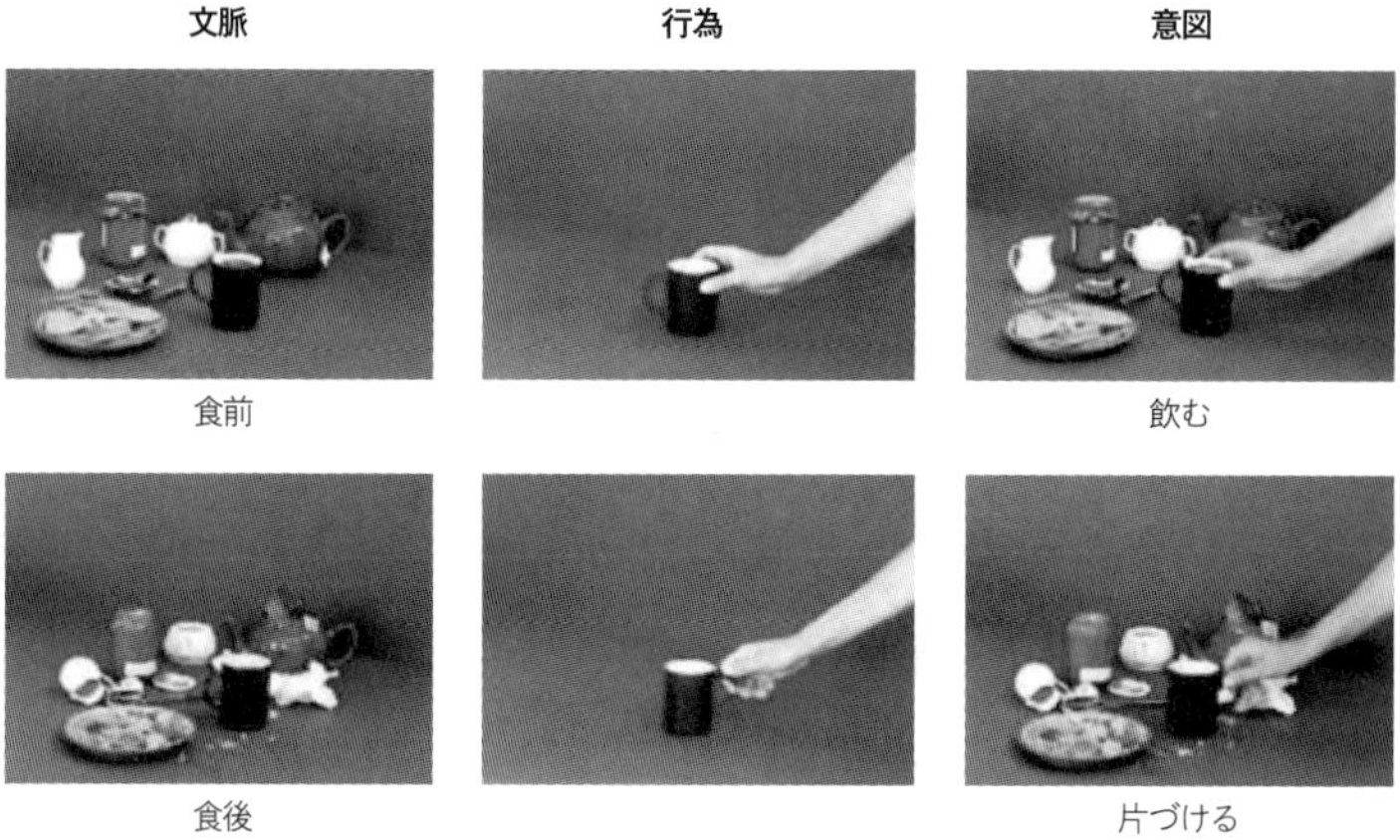

図 5 - 3　他者の意図の理解にかかわる大脳皮質野の研究のために使われた刺激。上下の組み合わせがそれぞれ三つの実験条件（「文脈」「行為」「意図」）で使われた刺激を示す。「文脈」条件（左）では被験者は食事の準備がされたテーブル（上）と、食後のテーブル（下）を見せられた。「行為」条件（中）では手全体を使ってカップを持っているところ（上）と、指先で取っ手をつかんでいるところ（下）を見せられたが、状況は示されなかった。「意図」条件（右）では、「飲むためにマグカップをつかむ」（上）、「片づけるためにマグカップをつかむ」（下）という意図をそれぞれ暗示する「食前」「食後」という文脈設定で二通りのつかみ方が示された。（Iacoboni et al., 2005.）

ためにつかむ」行為をコードするニューロンのほうが、「移動させるためにつかむ」行為をコードするニューロンよりずっと多いことが実証された。さらに、文脈（器の存在）に関する感覚情報によって、「つかむ」のあとには「つかんだ物を器に入れる」行為が続く可能性が最も高そうなことが示唆されているときでさえ、実験者の手が食べ物をつかむのを見ると、「対象物を口に運ぶためにつかむ」行為を引き起こす一連のニューロンが、ごく微弱ながらも活性化した。サルの運動レパートリーではこれが自然な流れだからだ。イアコボーニの研究でも同じような結果が見られた。右下前頭皮質の活動は「飲むためにマグカップを口に運ぶ」という行為のときのほうが「片づけるためにマグカップをつかむ」ときより活発だった。優位を占める傾向にあるのはいつも、ヒトの行為の語彙の基本的なレパートリーにいちばんしっかり定着した、いちばん自然な運動意図に決まっている。

言うまでもなく、運動行為の場合と同様、他者の行為に内在する意図についても、これを理解する手段はミラーニューロンの活性化に限られない。私たちは毎日、他人がこう思っている、願っている、期待している、意図しているなどと、おおむね決め込む。私たちの社会行動はたいてい、他人の心の中にあるものを理解する能力や、その結果決断して選んだ行動によって決まる。現在のところ、このような心を読むプロセスを説明する神経メカニズムは存在しない。ひょっとしたら、それらは進化の過程でミラーニューロンシステムにつながっているのかもしれない。しかしここで重要なのは、ミラーニューロン・メカニズムが、行為者と観察者の両方に共通する、行為の意図的側面を捉えるということだ。次に挙げるメルロ＝ポンティからの引用はそれをじつにうまく言い表している。

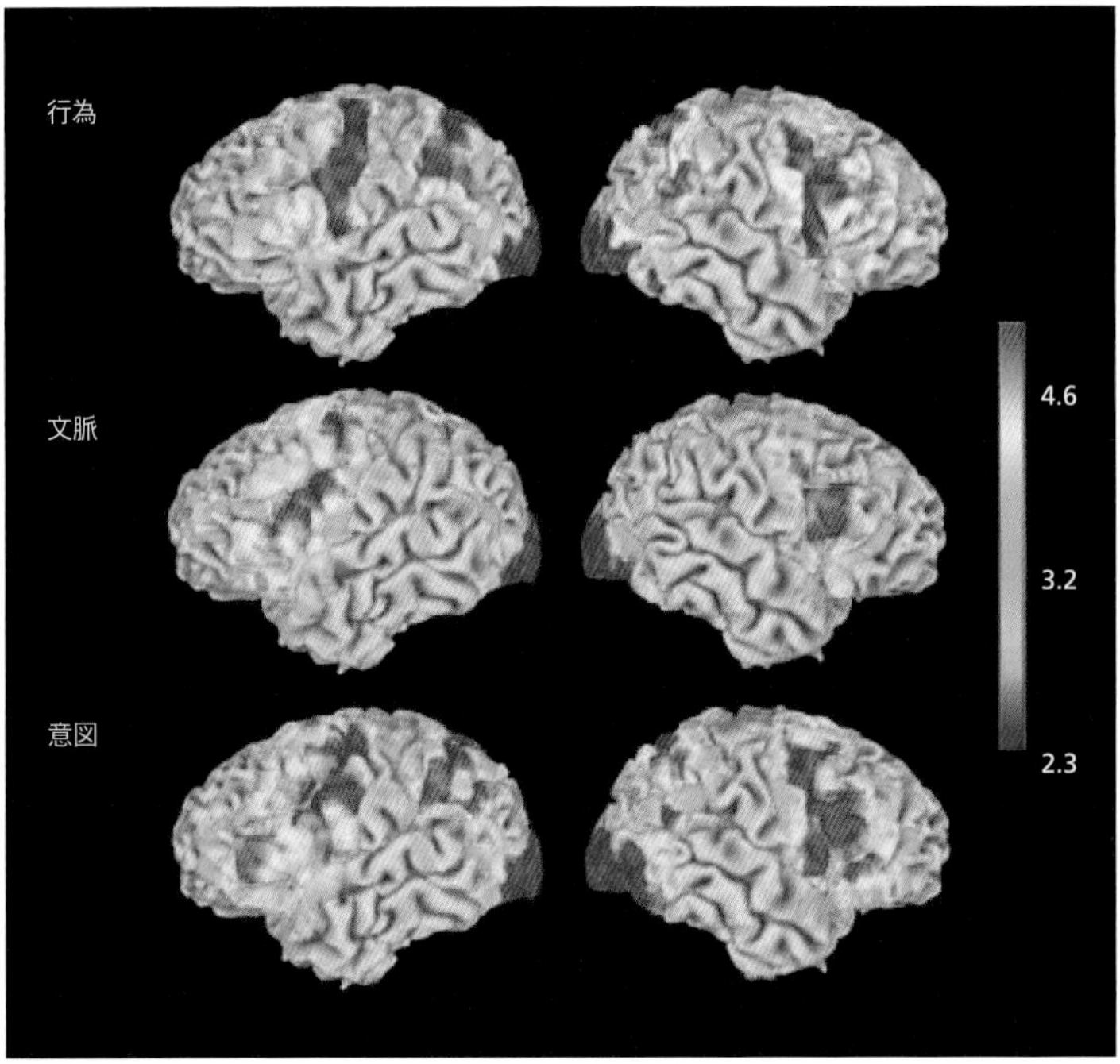

図 5 - 4　ある光景（文脈）、文脈から隔離された行為（行為）、文脈に当てはめられた行為（意図）を見ている間に活性化する大脳皮質野。色のついている部分が活動領域。活動が最も盛んな部分が赤色で示されている。（Iacoboni et al., 2005.）

身振りの感覚は与えられるものではなく理解されるもの、すなわち、見る側の行為によって再体験されるものだ。何より難しいのは、認知作業と混同することなくこの行為をはっきり心に思い描くことだ。動作による伝達や動作の理解は、私の意図と他者の動作との相互関係や、私の動作と、他の人々の行為の中に認められる意図との相互関係を通して生じる。それはまるで相手の意図が私の体内に入り込み、私の意図が相手の体内に入り込んだかのようだ。私が目にする動作は、何らかの意図的な対象を表現している。私の体のさまざまな力がそれに適合し、それと重なり合ったとき、その対象はまぎれもなく存在し、完全に理解される［注13］。

「見る側の行為」は潜在的な運動行為であり、ミラーニューロンの活性化によって引き起こされる。ミラーニューロンは運動の言語で感覚情報をコードし、私たちが他者のすることを見てただちにそれを理解する能力の根底にある、行為と意図の「相互関係」を可能にする。他者の意図の理解とは、この場合、心理化、すなわちメタ表象活動に基づくのではなく、観察された文脈に最もふさわしい行為の連鎖の選択にかかっている。誰かが何かをするのを見たとたん、それが単独の行為であっても行為の連鎖であっても、相手が好むと好まざるとにかかわらず、その動きはただちに私たちにとって意味を持つ。当然、その逆も成り立つ。私たちの行為はそれを見ている人にとってただちに意味を持つ。ミラーニューロンシステムと、それを作り上げているニューロンの反応の選択性が「行為の共有空間」を生み出し、その中で、個々の行為や行為の連鎖が、それが自分たちのものであろうと他者のものであろうと、ただちに記録され理解される。明確な、あるいは意図的な「認知作業」はいっさ

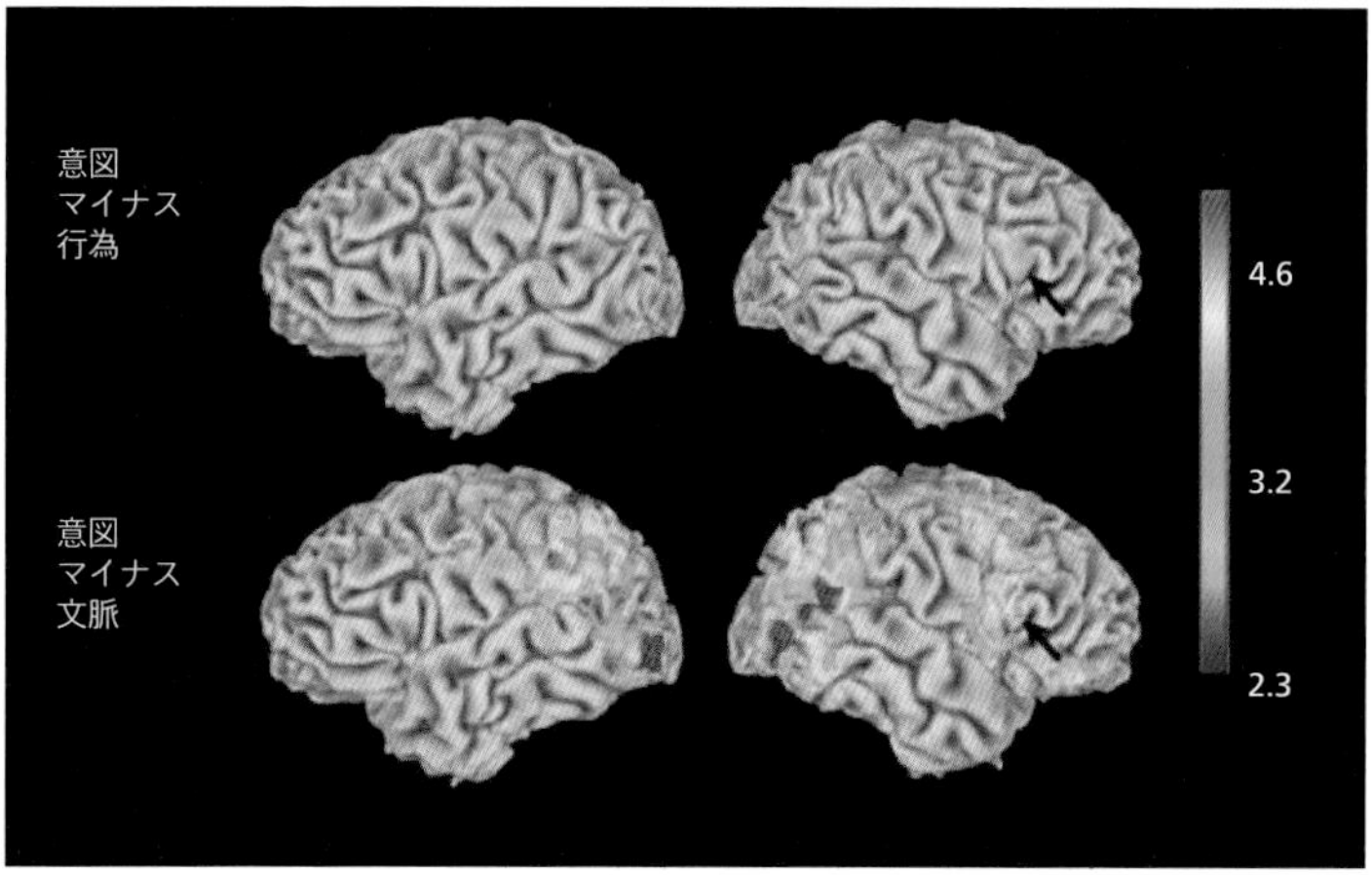

図5-5　観察者が他者の意図を理解しようとするときに活性化する大脳皮質野。上段（「意図マイナス行為」）では「意図」条件（被験者は目に見える文脈をもとになぜ行為が行なわれているかを理解しようとする）と「行為」条件（被験者は行為が行なわれるのを見るが、その理由を理解するのを助ける要素は与えられない）のもとで活性化する領域を対比している。下段（「意図マイナス文脈」）では「意図」条件で活性化する皮質野と、光景を見ている間に活性化する皮質野を対比している。どちらも、下前頭回の後方部分が活性化している。この皮質野はミラーニューロンシステムの一部であり、他者の意図の理解に大きくかかわるようだ。（Iacoboni et al., 2005.）

い必要ない。

語彙の違い

目にしている動きの意味が自分たちの運動行為の語彙にないときにはどうなるのだろうか。前章で検討した実験で、サルの場合は、他のサルが食べ物をつかんだときだけでなく、行為をしているのが実験者である場合にもミラーニューロンが発火するのが確認された。これは、つかむという行為が（持つ、引き裂く、押す、投げるなどと同じく）サルの運動語彙に存在することを考えれば、驚くにはあたらない。しかしまた、私たちはしばしば自分たちの運動知識にない行為を目撃する。それらは私たちの種に継承されていない行為なのかもしれないし、あるいはもっと単純に、私たちにはできないものなのかもしれない。

最近、複数の被験者に音声のないビデオを見せるという機能的磁気共鳴画像法（fMRI）の実験が行なわれた［注14］。ビデオの内容はヒト、サル、イヌという違う種が一人（一匹）ずつ、摂食行為（かじる）とコミュニケーション行為（話す、唇を打ち鳴らす、吠える）を行なうというものだった。図5－7と5－8にビデオのスチール写真を示す。

ヒトが食べ物をかじっている姿は、見た目は、サルやイヌとは非常に（イヌのほうがよけいに）違っているが、この三通りの映像を見て活性化する皮質野には明確に重なり合う部分がある。実際、三通りのビデオ映像のどれを見た場合も、下頭頂小葉の二か所（前部と後部）と、下前頭回の後部と、それ

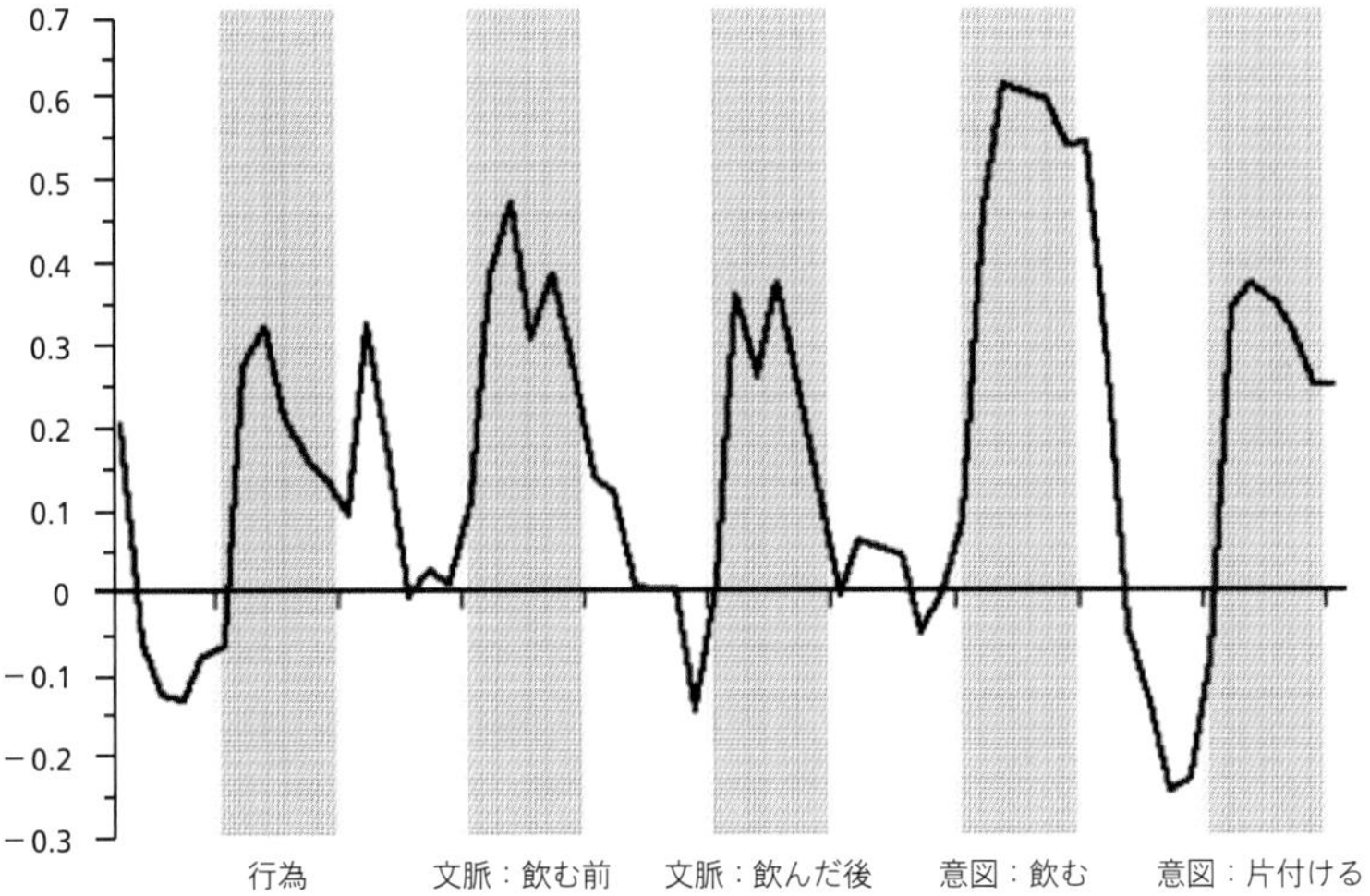

図5-6　意図マイナス行為と意図マイナス文脈での、右下前頭皮質野の信号増加度の推移。前図に示したとおり、この領域は観察者が他者の意図を「読む」ときに活性化する。「飲むためにマグカップをつかむ」行為を見ているときのほうが「片づけるためにマグカップをつかむ」行為を見ているときよりミラーニューロンシステムで大きな活動が起きるという点は注目に値する。(Iacoboni et al., 2005.)

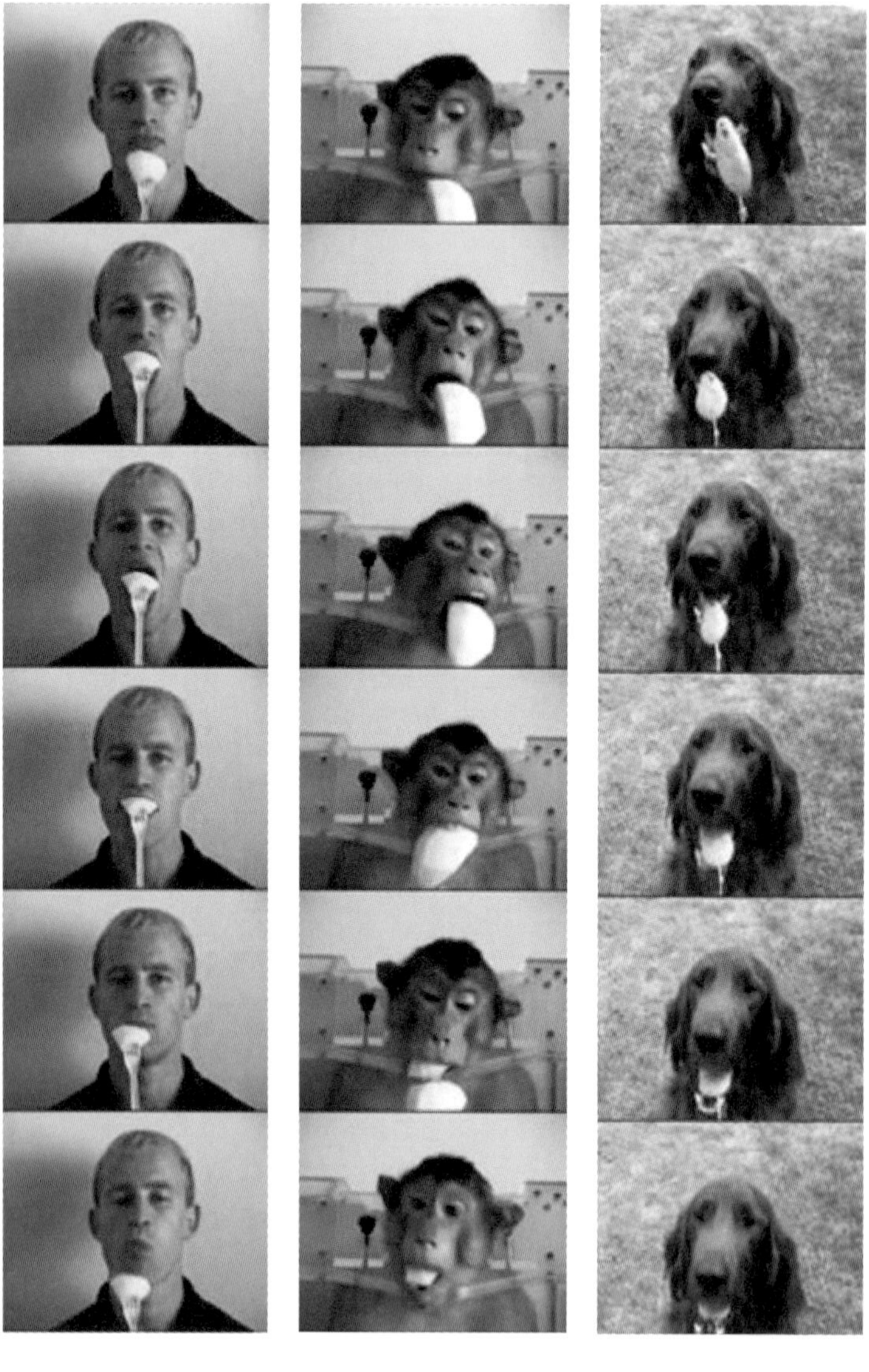

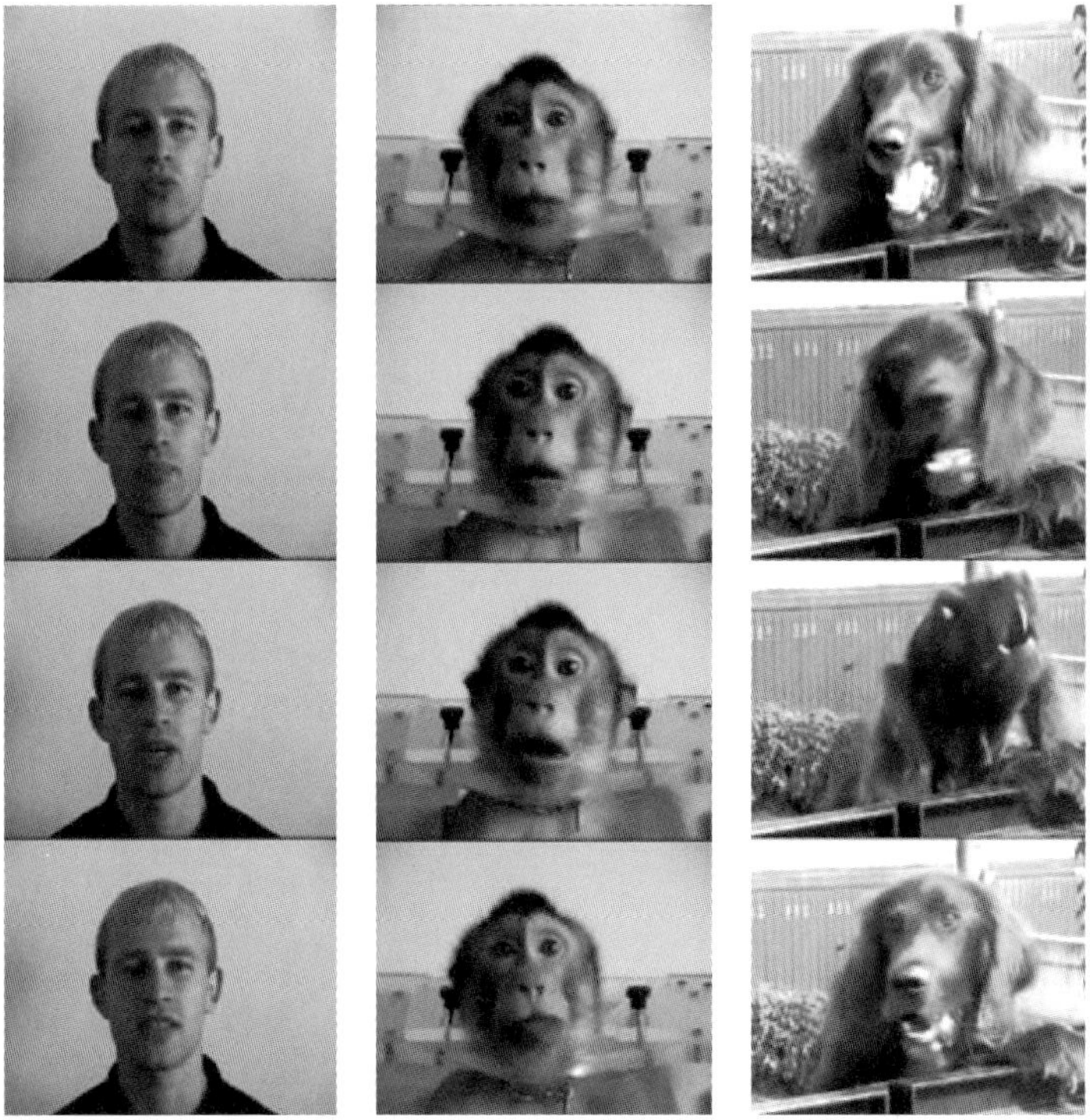

図5-8　ヒトのコミュニケーションの動作を他の種のものと比較する実験で使われた刺激。実験に使われたビデオから選んだこれらのスチール写真は、ヒトが話し、サルが唇を打ち鳴らし、イヌが吠えているところを示している。(Buccino et al., 2004a.)

図5-7　ヒトと動物に共通する行為を観察する間の脳の活性化を立証することを目的とした実験で使われた刺激。実験に使われたビデオから選んだこれらのスチール写真は、ヒトとサルとイヌが食べ物をかじっているところを示している。(Buccino et al., 2004a.)

に隣接する中心前回が活性化した。その一方で、三通りの映像に対し、脳の活性化は左半球と右半球では違っていた。脳の左半球の反応は、行為を行なうのがヒトかサルかイヌかという違いには事実上無関係だったが、右半球は、ヒトが行為を行なったときにいちばん盛んに活性化した（図5−9）。

コミュニケーション行為を目にしたときの脳の活性化は、まったく違うものになった。ヒトが話しているかのように口を動かすのを見たときは、観察者の下前頭回の後部（ブローカ野に相当する領域）に強い活性化が引き起こされた。しかしサルが唇を打ち鳴らすのを見たときは活性化は弱まり、イヌが吠えるのを見たときは完全に消えた（図5−10）。

純粋に視覚的な観点に立てば、それぞれのコミュニケーション行為の違いは、三つの種のそれぞれの個体が行なった行為としては、かじるという食物摂取行動の違いより大きくは見えない。したがって、それぞれの神経系活動のパターンに見られた違いは説明がつかないように思える。イヌが吠えているのを見ている間、ミラーニューロンシステムの領域で反応がなかったのは、たんに受け取った視覚情報のタイプのせいにするわけにはいかない。前章で見たように、ミラーニューロンの活動は特定の感覚入力とは結びついていない。それは動きの構成と実行を統制する、行為の語彙に支配されている。どう見ても、吠えるという行為は人間の運動行為の語彙に入っていないのだ。

これは私たちには、イヌが吠えるという動きの意味が理解できず、イヌが食べ物をかじる動きと区別できないということなのだろうか。もちろん違う！　たんに二つの理解の様式が異なるからにすぎない。イヌが吠える行為の理解はおもに視覚情報に基づいている。一方、イヌが食べ物をかじる行為の理解は視覚−運動情報に基づいている。イヌが吠えるのを見たとき、私たちの理解は、おもに上

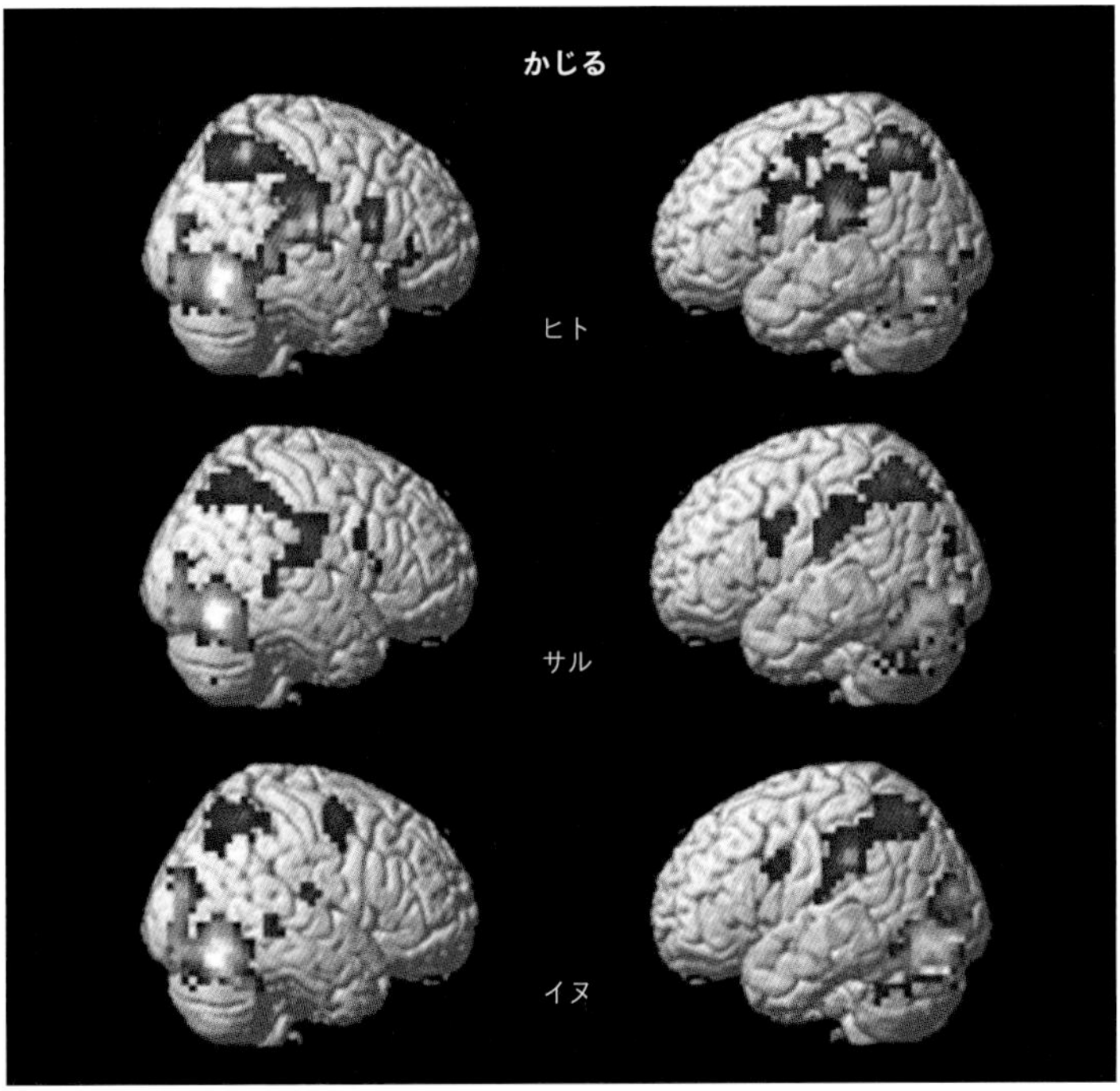

図 5 - 9 ヒト、サル、イヌが食べ物をかじる行為（図 5 - 7 参照）を見ているときに、それぞれ活性化した皮質野。
（Buccino et al., 2004a.）

側頭溝（ＳＴＳ）に集中する領域の活性化と結びついているように見える。これらの領域やその他の視覚野は、ヒトやサルのコミュニケーション行為を観察する場合にも活性化する――しかし、ヒトとサルの場合はＳＴＳに由来する情報はミラーニューロンシステムにコードされた潜在的運動行為を活性化する。それによって、観察された行為の意味はただちに理解される［注15］。

同じような違いが同じ種の個体間でも見られた。ベアトリス・カルヴォ・メリノらはｆＭＲＩによって、脳の活動が他人の行なう行為を観察する人々の運動能力次第で変化しうることを実証した［注16］。実験の参加者は、古典舞踊家たち、カポエイラ（訳注　アフリカを起源とするブラジルの舞踊）の教師たち、これまで一度も踊りのレッスンを受けたことのない人たちで、カポエイラのビデオと古典舞踊のステップのビデオを見せられた。カポエイラの教師たちのミラーニューロンシステムはカポエイラのステップを見たときに最も強く反応した。一方、古典舞踊家たちのミラーニューロンシステムは古典舞踊のステップを見たときに最も強く反応し、それはカポエイラの教師と比べても、そしてもちろん初心者たちと比べても強かった。

カルヴォ・メリノらはさらに実験を進め、この反応の違いは、カポエイラの教師がカポエイラの踊り方の知識を持っているのに加えて、そのステップに関して古典舞踊家や（当然ながら）初心者より多くの視覚的経験を持っているという事実によるものかどうかを突き止めようとした。カポエイラには男性と女性で同じステップもあれば違うステップもあるが、言うまでもなく踊り手は、男性も女性も、自分のパートナーの踏むステップを知らなければならない。この点を念頭に置いて、カルヴォ・メリノらはカポエイラの教師に、男性と女性がそれぞれステップを踏んでいるビデオを見せた。その

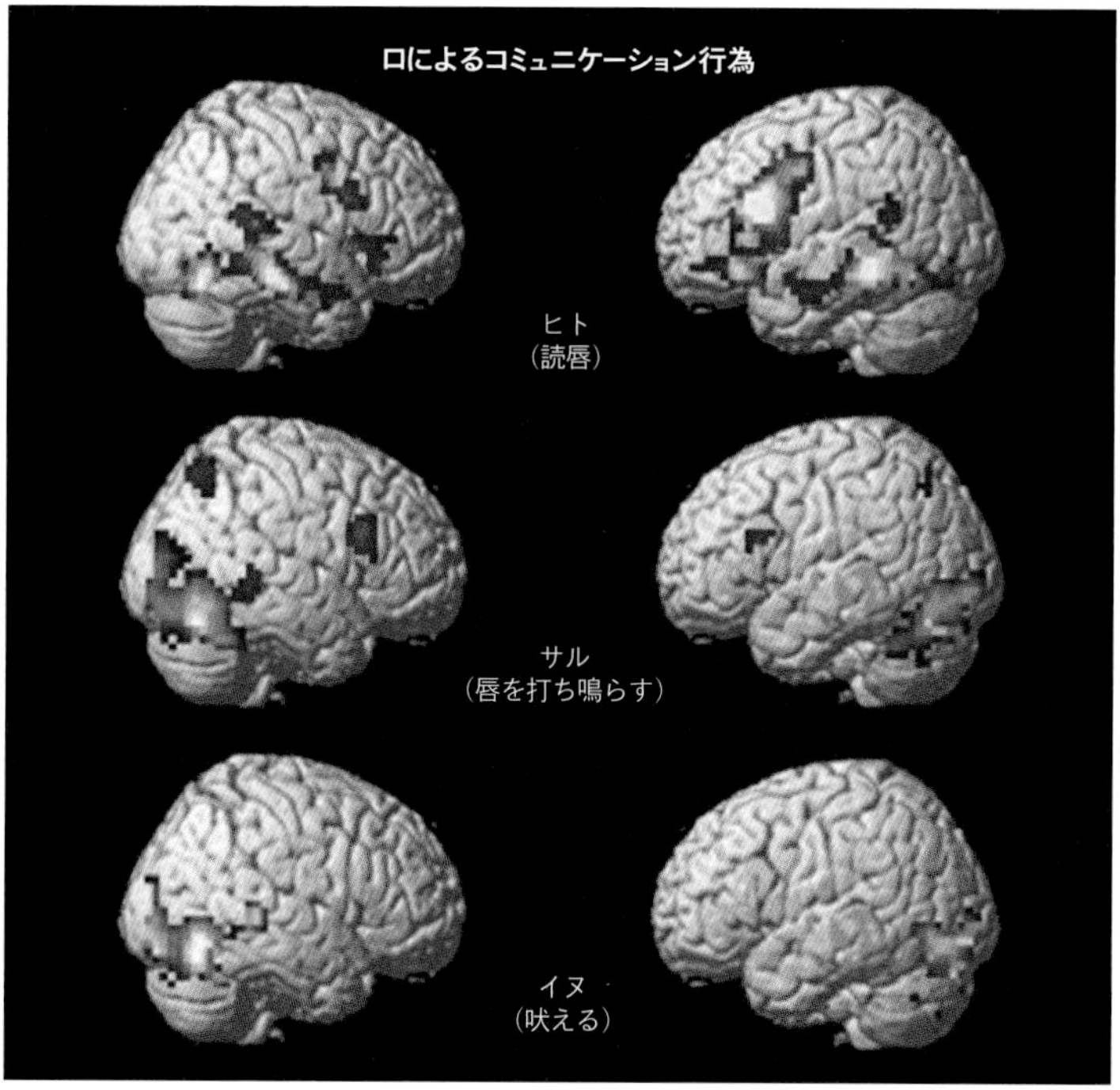

図 5 - 10　ヒト、サル、イヌの口によるコミュニケーション行為（図 5 - 8 参照）を見ているときに、それぞれ活性化した皮質野。(Buccino et al., 2004a.)

結果、ミラーニューロンシステムは観察者と同性の踊り手によって行なわれているステップを見たときのほうが盛んに活性化することがわかった。これはこの場合、活性化は視覚経験ではなく運動習慣によって統制されていたことを示す。

これらの実験結果を考え合わせると、他者の行為が持つ意味を理解するのに運動知識が決定的役割を果たしていることが裏づけられる。もちろん、これらの行為が他の手段、すなわち一般の感覚情報、とりわけ視覚情報の、比較的高度な処理に基づいた知的プロセスによって理解できないと言っているわけではないが、運動知識と視覚情報という二つの様式の間に大きな違いがあるのは間違いない。運動知識という様式を通した場合にだけ、「見る側」は、観察している行為に対してあたかも自分が行なっているかのような一人称的感覚を持ち、その結果、その行為の意味をただちに捉えることができる。

この「あたかも《アズ・イフ》」がどこまで広がるかは、観察者本人の運動レパートリーあるいは観察者が属す種の運動レパートリーによって決まる。フランスの有名な人類学者・認知科学者ダン・スペルベルの息子のレオが、見事にこれを言い表している。彼はこう言った。「パパ、僕がどうして犬になりたくないか知ってる？　しっぽをどうやって振ればいいかわからないからだよ！」〔注17〕

6 模倣と言語

模倣のメカニズム

ミラーニューロンが発見されるとすぐに、これが模倣能力の神経基盤なのではないかという疑問が湧き起こった。しかしその可能性を検討する前に、模倣とは何かを厳密に定義しておくべきだろう。この領域に手を出したことのある人なら誰もが知っているように、この言葉は長い間に多様な研究分野(発達心理学、比較心理学、動物行動学など)で、さまざまな、ときに対照的な意味を獲得してきた。単純化しすぎる危険を承知の上で、本書の目的に沿い、考えられる定義を二つに絞ることにする。一つ目はおもに実験心理学者が使うもので、個体が自分の運動レパートリーにすでに属する行為を他者が実行するのを見て、それを再現する能力、というものだ[注1]。二つ目はおもに動物行動学者に受け入れられている考え方で、個体が観察によって新しい行為のパターンを学習し、以後それを細部に至るまで再現できるようになるプロセスとして、模倣を捉えている[注2]。

やり方こそ違うものの、どちらの概念も、およそ模倣に関する説ならどのような定義を想定しようと避けては通れない数々の疑問を提起している。真っ先に挙げられるのが、いわゆる「対応問題」と関連した疑問だ。私たちは他者の行為を見て、その行為を実際どのようにして行なうことができるのだろう。言い換えれば、観察だけに基づいてどのようにして他者と類似した行為を実行できるのだろうか。視覚系で用いられるコード化パラメータは、運動系で使われるものとは違う。それならば、どちらの大脳皮質の処理プロセスが使われていて、どちらの感覚‐運動変換が必要とされているのだろうか。学習のプロセスに目を向けると、問題はさらにややこしくなってくる。対応問題に加えて、あまりに複雑で自分の行為の語彙にはないかもしれない遂行能力や運動能力の伝達という問題がある。私たちはどのようにして新しい行為を身につけるのだろう。個別に取り上げたら意味をなさないかもしれない一連の動きを見て、それをどうやって自分にとって意味のある潜在的な行為へと変えるのだろうか。

模倣とは個体が観察した行為を再現する能力であるという定義のほうから見てみよう。この能力を説明するために提唱された主要な理論モデルが二つある。第一のモデルは、感覚コードと運動コードの明確な分離に基づいており、もともと共通するものが何もない要素どうしを結びつける連合プロセスによって、模倣が可能になるというものだ［注3］。一方、第二のモデルの観点に立つと、観察される行為と実行される行為は同じ神経コードを共有しているはずで、それが模倣のための必須条件である、ということになる。

近年は後者のモデルが優勢のようで、それはヴォルフガング・プリンツらの研究に負うところが大きい。この研究は「観念運動《イデオモーター・アクション》」という概念に基づいており、この概念は最初にハーマン・ロッツェが、ついでウィリアム・ジェイムズが詳説し［注4］、アメリカの心理学者アンソニー・G・グリーンウォルドの「観念運動適合性」という原理［注5］のかたちで模倣にも当てはめられた。この原理に基づけば、ある行為が観察者の運動レパートリーにあるものと似ていれば似ているほど、それを実行に移す傾向が強まる。したがって、行為の知覚と実行は「共通の表象領域」を持っている必要があり、この領域は、行為者の動きの目的に対する観察者の理解によって調節されている［注6］。

ミラーニューロンの発見は、観念運動適合性原理の再構築の可能性を示唆している。共通の表象領域は、抽象的で感覚種《モダリティ》を超えたものではなく、視覚情報を潜在的運動行為に直接変換するメカニズムであると考えるのだ。これは脳画像研究によって裏づけられているようで、そのような研究のうちでマルコ・イアコボーニらによって行なわれたもの［注7］が、とりわけ重要だ。

この実験では次のような基本手順がとられた。被験者に三種類のビデオクリップを、コンピュータの画面で見せる。画面には、被験者が凝視するための点も表示されている。ビデオクリップには、ヒトの手が人差し指か中指を立てるところ、人差し指か中指のどちらかに×印をつけた同じ手が静止しているところ、×印の描かれたグレーの背景が、それぞれ映っている。被験者は、ただ刺激を観察したり、観察したあとで画面の中で動いていたのと同じ指を立てたり（「模倣」）、×印が見えたほうの指を立てたりするように指示された。さらに条件を加えて、凝視点の左側に×印が現れたときには人差し指を動かし、右側に×印が現れたときには中指を動かすよう言われた。すると次のような結果が得られた。模倣のときに活性化が見られたのは、左の下前頭回の後部（ミラーニューロンシステムの前頭葉における中核部）と右の上側頭溝（ＳＴＳ）領域で、この活性化は非模倣運動行為のときよりも盛んだった。この違いから、ミラーニューロンシステムが、観察者の運動レパートリーの中にすでにある行為の模倣に関与していることがわかり、観察した行動がただちに運動に変換されることが示唆される。

同様の結果が西谷信之とリーッタ・ハリの脳磁場検査を使った実験で得られている［注8］。この実験で被験者は、（Ａ）物をつかむ、（Ｂ）それと同じ行為を実験者がするのを観察する、（Ｃ）観察したのち、その行為を繰り返すよう、指示された。よく知られているように、脳磁場検査は空間解像度の点では機能的磁気共鳴画像法（fMRI）に劣る。しかしこの欠点にもかかわらず時間解像度という点では非常に優れていて、調べているプロセスの力学《ダイナミクス》を捉えられる。たとえば（A）の運動条件のもとでは、前頭皮質の左下部（44野――ミラーニューロンシステムの前頭葉における中核部）は手が物に触れる前に活性化し、その後一〇〇～二〇〇ミリ秒して中心前運動領域の左側が活性化することがわかった。観察している間（B）と模倣している間（C）もこの順序は同様だが、活性化は左の後頭皮質から始まった。最も活性化が強まるのはいつも、行為を模倣しているときだった。これらの結果から、左側の44野が行為の模倣と深くかかわっていることがはっきりと見てとれる。

　とはいえ、脳画像データは相関性を示すデータである点を頭に入れておくことが重要だ。特定のタスクをこなしているときに脳の特定の領域が活性化することはわかるが、研究中の機能にとって、活性化した領域がどの程度重要なのかは脳画像データからはわからない。しかし、反復経頭蓋磁気刺激法（rTMS）を使えば、重要度がわかる。長い刺激を与えることで、ある領域で一時的に機能が低下するのを突き止められるためだ。この技術は最近、ミラーニューロンが模倣において決定的な役割を果たしているかどうかを立証する実験に用いられた[注9]。

　この実験では被験者を募り、キーボードのキーを押しているときに左前頭回（ブローカ野）後部に刺激を受けてもらった。別の人が同じような動きをするのを模倣する状況と、赤い光をキーボードに当てて押すべきキーを示し、それに反応する状況とが設定された。すると、模倣しているときはrTMSによって被験者のタスク遂行が妨げられるが、視覚‐運動タスクのときには影響がないことが実験データからわかった。模倣するタスクも模倣しないタスクも、運動という視点から見ればまったく同じものなのだから興味深い。

この証拠から考えると、ミラーニューロンシステムは、観察した行為を運動の言語でコードし、その行為を再現可能にするという、模倣における根本的な役割を果たしているように思える。イアコボーニらが行なった実験では、上側頭溝（STS）領域の活性化は、観察しているときよりも模倣しているときのほうがわずかに強かったことはここで特筆する価値がある。その後彼らは次のような実験を行なった。被験者は実験者が右手または左手でした動きを観察するか、あるいは観察したあとで再現する。ただし被験者は右手しか使えない。得られた結果は、STS領域の活性化の度合いが、被験者がただ観察していた場合と模倣しなくてはならなかった場合で異なるだけでなく、どちらの手が使われたかによっても異なるというものだった。観察だけが要求された場合、活性化の度合いがいちばん強かったのは実験者が被験者の使える側と解剖学的に一致する手（この場合は右手）を使った動きをしたときだった。逆に、模倣のときに活性化が最も強く見られたのは、実験者が被験者と空間的に対応する手（この場合は左手）を使った動きをしたときだった。言い換えると、タスクが観察に限定されている場合は解剖学的な一致（右手‐右手）が優先したが、行為を真似るよう求められた場合は空間的な一致（「私」の右手、「あなた」の左手）が優先した[注10]。模倣しているときにSTSの活性化にこのような反転が起きるのは、おそらく前頭‐頭頂部のミラーニューロンのせいだろう。このミラーニューロンは観察しているものと空間的に一致する運動のプロトタイプの選択を促すらしい。試しに、友人に顔に何かついていると言って、右手で自分の右の頬の一点を指し示すとよい。友人は左手で左の頬をこするだろう！

模倣と学習

　前節では、模倣についてその第一の意味において論じてきた。今度は、観察者の運動レパートリーの中にある行為のたんなる反復ではなく、新しい行動パターンの学習を求められた場合はどうなるのかを調べてみる必要がある。ここでもミラーニューロンは役割を果たしているのだろうか。

　この種の模倣の基盤となるメカニズムを説明するために、近年数多くのモデルが開発されてきた。その中で、セント・アンドルーズ大学の動物行動学者リチャード・バーンが発表した説に触れずにはいられない。バーンのモデルによれば、模倣による学習は二つの別個のプロセスの統合によって生まれるという。観察者はまず、模倣する行為を個々の要素に分ける。別の言い方をすれば、観察した動きの一連の流れを自分の運動レパートリーに属する行為の連続へと変換する。次に、このコードされた運動行為を、実演者の行為を再現するような順に配列する［注11］。ピアノやギターを弾いて音を出すといった、連続しない運動パターンを学習する際にも、根底には同様のプロセスがあるようだ。

　模倣によるこのような学習のかたちについて、パルマ大学の研究チームがユーリヒ研究所の実験者と共同で研究をした。それまで一度もギターを弾いたことのない人たちのグループに、コードを弾いている教師の手を映したビデオクリップを見せる。少し間を置いてから、目にしたばかりのコードを再現するように指示する［注12］。この実験パラダイムでは三つの対照条件も用意してあった。最初の条件では、ビデオを見たあと被験者はギターのネックに触れるが、何もコードを弾かないようにとはっきり指示を受ける。二つ目の条件では、被験者はたんにギターのネックを見つめ、少し間を置いて教師がコードを弾くところを見つめるように言われ、三つ目の条件では、被験者は自分の選んだコードを弾くことを許される（図6-1）。

ミラーニューロン回路は、被験者が教師を模倣する意図を持って、コードが弾かれるのを観察しているとき活性化した。また、教師がコードを弾くのを被験者が見ているとき、あるいは教師が弾くのを見たあと実際に自分ではコードを弾かずにギターのネックに触れるという条件でも、程度は低いものの活性化が見られた（図6-2）。しかし最も興味深い発見は、模倣に先立つ小休止の間、ブロードマンの脳マップの46野に相当する前頭皮質の領域で、広範囲にわたり強い活性化が見られたことだ（図6-3）。与えられたタスクが模倣であるか否かに関係なく、動きを実行している間、運動野は活性化していた。

これらのデータから、視覚情報から適切な運動反応への変換はミラーニューロンシステムで行なわれていることがわかる。さらに厳密に言うなら、下頭頂小葉と前頭葉のミラーニューロンが、観察した行為を特徴づけている基本的な行為（ここではコードを弾くのに必要な指の配置）を運動の言語へと翻訳しているのだ。

バーンのモデルによれば、この条件は欠かせないが、それだけでは模倣による学習を達成することはできない。しかし、模倣の前とコードを自由に弾く前の小休止の間に記録された反応は、ミラーニューロンシステムが前頭葉の特定領域、とりわけブロードマンの脳マップ46野の、いわば制御下で活性化することを示している。過去には、かなり多くの研究者たちが46野の機能はおもに作業記憶と結びつくものとしてきた［注13］が、この実験やほかの実験の結果から、この皮質野はほかの機能とも

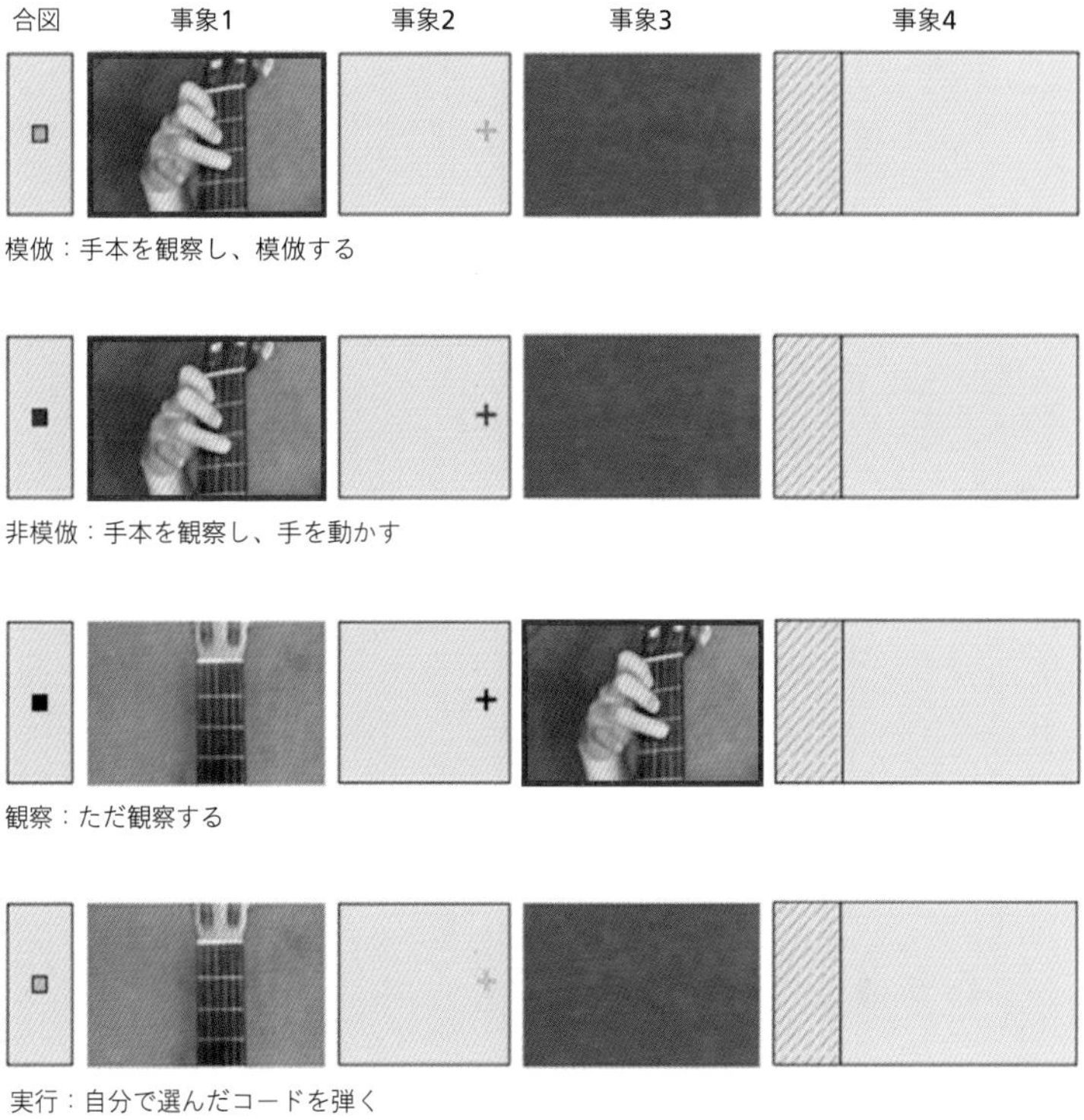

図 6 - 1　模倣による学習の実験パラダイム。実験はそれぞれ四つの事象を伴う四つの条件から成る。模倣の条件では、緑色の合図で被験者はコードを弾いている教師の手を見る（事象 1）。少し間を置いて（事象 2）、見たことを再現する（事象 3）。非模倣の条件では、赤色の合図で被験者はコードを弾いている教師の手を見る（1）。少し間を置いて（2）、ギターのネックに触れるがコードは弾かない（3）。観察の条件では、青色の合図で被験者はギターのネックを見る（1）。少し間を置いて（2）、教師がコードを弾くのを見る（3）。実行の条件では、黄色の合図で被験者はギターのネックを見る（1）。少し間を置いて（2）、自分が選んだコードを弾く（3）。どの条件でも、被験者は静かに座った状態で実験を終える（事象 4）。（Buccino et al., 2004b.）

関連があるのではないかと思われる。すなわち46野は、作業記憶の処理プロセスとのかかわりとは別に、個々の運動行為の再結合と、実演者の行動にできるかぎり近い新たな行為のパターンの形成を行なっているようだ［注14］。

この分析は、どちらの模倣のかたちもミラー特性を持つ皮質野の活性化に頼っていることを示しており、これは、他者の行為を観察することで得た視覚情報を、それに対応する運動表象と結びつけるメカニズムが存在することを示唆している。サルとは対照的に、ヒトのミラーニューロンシステムは「他動詞的」な行動と「自動詞的」な行動の両方をコードし、観察した行為の時間的な側面を正確に把握していることがわかっている。したがって、ヒトはこの優れた運動レパートリーのおかげで、模倣、なかでも模倣による学習で、サルより大きな潜在能力を持つと考えられる。

それでもやはり、運動レパートリーの豊かさだけが学習能力を決めることにはならないし、ミラーニューロンシステムの存在にしても同じだ。ミラーニューロンシステムが必要条件であるのは確かだが、それだけでは模倣を達成する十分条件にはならない。これは、つい先ほど見たようにミラーニューロンシステム以外の皮質野の介入を必要とする、模倣によって学習する能力に対して言えるだけでなく、他人がした行為で私たちの運動レパートリーに属している行為を再現する能力にも当てはまる。模倣にはミラーニューロンを制御するシステムが必要で、このシステムには促進機能と抑制機能の二つの機能が欠かせない。ミラーニューロンによってコードされた潜在的行為を、観察者から求められたときに実際の運動行為の実行へと移行させる促進機能は不可欠だが、同時に、この移行を抑える抑制機能も必要となる。もしそれが働かなかったら、自動的に行動が再現されてしまう。私たち

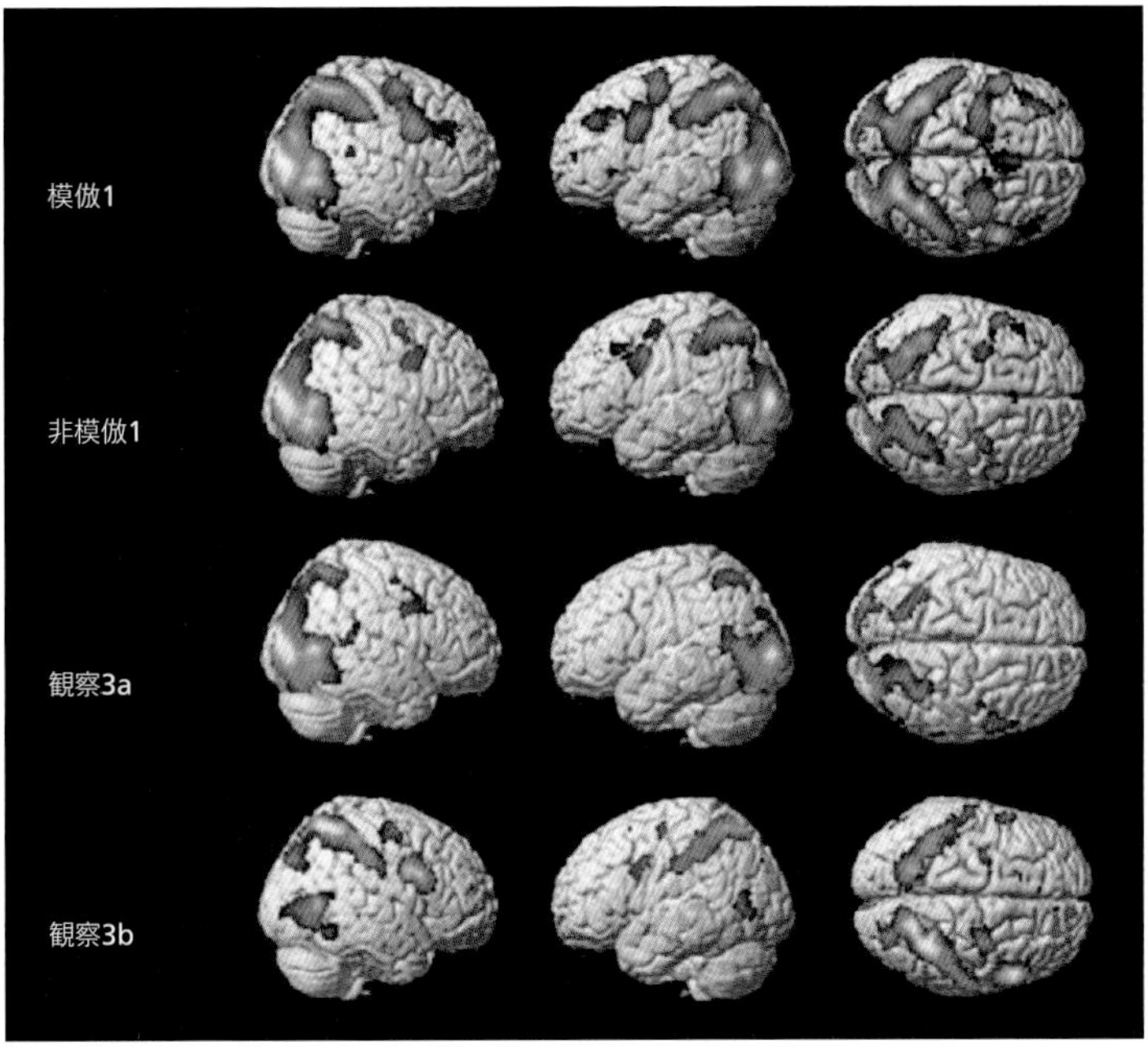

図 6 - 2　模倣による学習。観察しているときの皮質の活性化。教師がギターでコードを弾くのを被験者が模倣を目的として観察するとき（模倣 1）、模倣を目的とせずに観察するとき（非模倣 1）、ただギターのネックを観察するとき（観察 3a、b）に、活性化した皮質領域。模倣 1、非模倣 1、観察 3a で見られる活動からは、事象 4（最後の休止）のときの活動を、観察 3b からは観察 1（ギターのネックを見つめる）ときの活動を、それぞれ差し引いてある。（Buccino et al., 2004b.）

が目にする運動行為がすべてたちまち再現されることになる。幸い、抑制機能のおかげでそうならずに済んでいる。

ミラーニューロンシステムを制御するメカニズムの存在は豊富なデータ（そのほとんどが臨床データ）に裏づけられている。前頭葉に広範囲の損傷がある患者は、目にした他者の行為、とくに治療してもらっている医師の行為を繰り返してしまい、それがなかなかやめられないことが知られている（いわゆる「模倣行動」）。このような制御メカニズムの障害の度合いがより深刻な患者に見られる場合のある病的行動として、「反響動作症」も挙げられる。この障害を抱えた患者は、他者の行為をただちに模倣せずにはいられない傾向を持っており、たとえそれが非常に奇異な行為であってもほとんど反射作用のように模倣してしまう。このように、前頭葉に損傷があると、前頭–頭頂回路によってコードされた潜在的行為の模倣行為への変換を遮断するブレーキ・メカニズムが排除されることがわかる。この遮断は、前頭–頭頂回路に全般的な促進機能を働かせると思われる前部内側面領域（たとえば前補足運動野）の抑制によって引き起こされる。

これらの内側領域は、前頭葉の損傷によって抑制を受けなくなったときには、本人が有用または適切と認めた模倣行為の生成に関与しているようだ。模倣の決定という特定のケースでこの領域が活性化するという直接証拠はないものの、電気生理学的研究によって、内側面皮質領域は行為開始の八〇〇ミリ秒前に活動しはじめることがわかっており、この活性化は行為を行なう全体的な決定を反映するものと考えられる。

最後に、ミラーメカニズムと制御システムの関係は、新生児の早発性の模倣や成人の擬似模倣行動

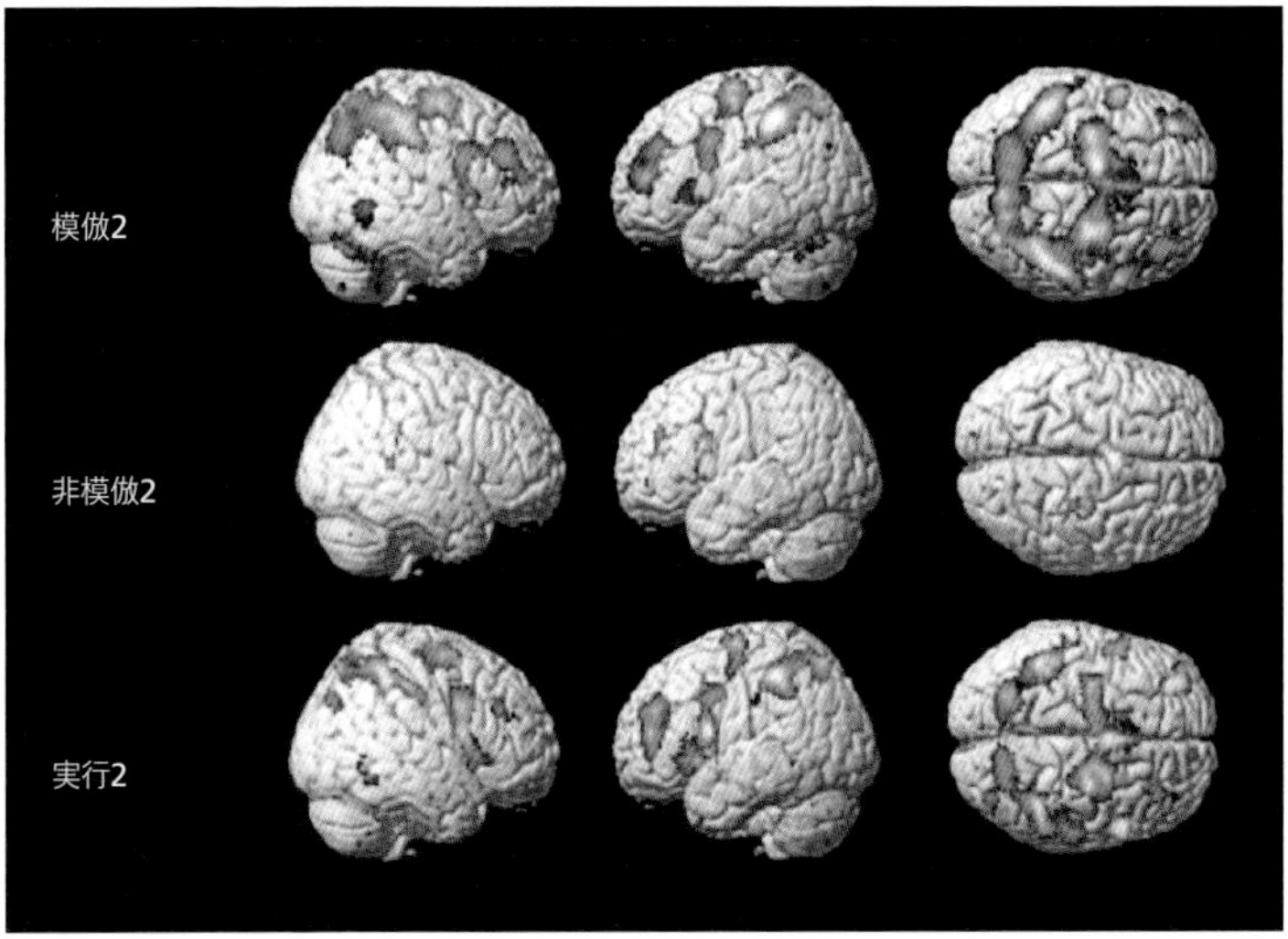

図 6 - 3　模倣による学習。模倣するものであるか否かにかかわらず、行為を実行に移す前の小休止の間に見られた皮質の活性化。この三つの実験条件での活動から、事象 4（最後の休止）のときの活動を差し引いてある。模倣 2 の条件では、教師がギターでコードを弾くのを見たあと、被験者は教師を模倣する準備をする。非模倣 2 の条件では、模倣 2 と同じ手本を観察したあと、被験者はギターのネックでの自分の手の動きを準備する（ただし実際に音は出さない）。実行 2 の条件では、ギターのネックを見てから自分の選んだコードを弾く。（Buccino et al., 2004b.）

と関係する特定の面を解明してくれる。（異論はあるものの）ある興味深い観察結果によれば、赤ん坊は誕生後ほんの数時間のうちに、親が見せる、たとえば舌を突き出すなどの口の動きを、自分自身の顔をまだ見たこともないのに再現できるという［注15］。アンドルー・メルツォフが言ったように「ゆりかごの中には鏡はない！」にもかかわらず、赤ん坊はこのタイプの模倣ができるらしい。赤ん坊は、未発達ながらもすでにミラーニューロンシステムを持っており、髄鞘《ずいしょう》形成の度合いが低く前頭葉が十分に機能していないことからも想像できるように、制御メカニズムがまだ弱いからという解釈が成り立つ。

成人に関しては、一八七二年にチャールズ・ダーウィンが共鳴運動に特有なある行動形態に注意を促している。

人前で歌っている人の声が突然ややかすれると、その場にいる人たちの多くが咳払いするのが聞こえることがある。これは信頼できる人物が保証してくれた［……］。また跳躍の試合で選手が跳ぶと、観客の多くは［……］足を動かすという話も聞いた［注16］。

もしダーウィンの話の真偽を確かめたいなら、フットボールの試合を見に行くだけでよい。いずれにしてもこの、運動の「自由化」は、情動の共有現象とも結びついた制御メカニズムの緩和によるものと考えてよさそうだ。その結果、普通ならばミラーニューロンシステムの潜在的な段階にとどまっているはずの動きや行為までもが出現する。

ここまでで、私たちが他者の行為をすぐに理解する能力を支える具体的なメカニズムを突き止めた。これは、さまざまなタイプの模倣の神経基盤を解き明かすのに役立ってきたし、またこれから述べるように、コミュニケーションのいくつかの形態についてもその神経基盤を解き明かす一助になりうるわけで、その結果、人類の言語の起源について現実味のあるシナリオが描けるかもしれない［注17］。これは、サルに見られるようなミラーニューロンシステムの存在によって、意図的な、さらには言語的な、コミュニケーション行動の出現を十分に説明できると言っているのではない。模倣について論じたときに見てきたように、行為を理解することと、観察した行為を模倣することはまったく別物なのだ。それでも、模倣するにはミラーニューロンシステムに加えて他の皮質野の活性化も必要であるにせよ、もし行為あるいは行為の連鎖に関する感覚情報と運動情報を、共通の神経フォーマットにコードするメカニズムを持っていなければ、何であれ模倣するのは極端に難しいだろう。しかし、これは間違いなくあらゆる自然なコミュニケーション形態について言えることではないのか。言葉によるものかそうでないかは別として、コミュニケーションは「送り手と受け手は何が重要かについての共通の理解で結ばれていなくてはいけない」という「同等条件」を両者ともつねに満たさなくてはならないのではないだろうか。もし送り手にとって重要なことが受け手にとっては意味がなければ、もし「生成と知覚のプロセス」が「何らかの方法で結びついて」おらず「双方の表象」が「ある時点で同じ」でなかったら、どうしてコミュニケーションが成り立つだろうか［注18］。

ミラーニューロンシステムは、それが組み込まれている神経回路とは切り離して実際的な観点から言えば、行為の共通空間の根底に位置している。もし誰かが食べ物やコーヒーカップを手でつかむのを見たら、私たちはその人が何をしているのか、ただちにわかる。当人が好むと好まざるとにかかわらず、その人が見せるほんの最初の手の動きが何かを「伝達《コミュニケート》」する。その何かとはその行為の意味にほかならない。これが「大切」であり、運動野の活性化のおかげで、行為を行なう人と私たちとが共有するものだ。もちろん、ここで「コミュニケーション」という言葉は限りなく広い意味で使われており、手でつかむといった行為を認識することと、コミュニケーションのはっきりした意図を持ってなされた動作（それが手によるものであれ、表情によるものであれ、言葉によるものであれ）を理解することの間には途方もない隔たりがあるのは、否定のしようがない。しかし、この隔たりが非常に大きいのは確かだとはいえ、それはけっして越えられないものではない。

たとえば、観察している行為が自分にとってとくに興味のあるものだとしよう。この場合、相手が手を動かすのを見たら、ほとんど気づかないうちに自分も同じように手を動かしがちになりうる。相手はこのわずかな動きを見逃さずに、自分の行動を修正するかもしれない。私たちはミラーメカニズムのおかげで、相手が最初に動いた瞬間からその行為を理解するばかりか、自分の意図しない反応が生み出した結果についても確実に理解することになる。こうして、私たちの手と相手の手の間に相互に作用する関係が生まれるのだ。この相互作用用は、「身振りによる会話」とさほど変わらない。ジョージ・ハーバート・ミードによれば、「身振りによる会話」は、戦いから求愛、子供の世話から遊びに至るまで、動物の多様な行動の予備段階の特徴となっているという。

ヒトよりも下等な動物にさえ、性質上、身振りとして分類してよさそうな行為の領域［……］がある。それは、他者から本能的な反応を引き出す行為の始まりから成る。これらの行為の始まりが引き出す反応は、すでに開始されていた行為の再調整につながり、この再調整がさらに別の反応の始まりにつながり、それがまた相手の再調整を引き出す［注19］。

この「相互再調整」によって、動物の行なう行為に社会的価値が加わり、それに伴い、多くの点で真に意図的なコミュニケーションの先駆けとなる、親密な関係が構築される。しかし、真に意図的なコミュニケーションには、ミラーニューロンシステムを制御したり、身振りが他者の行動に対して持つ効果を運動知識の中に組み込んだりする能力が必要となる。その能力があれば、他者がその身振りを行なったときに、そうと認識できるからだ。また、この身振りによる「会話」は、たんなる一連の「他動詞的」な身振りではないはずだ。「自動詞的」行為や、パントマイムのような行為や、明らかにコミュニケーションのための行為をコードする運動レパートリーも、自由に使えなくてはならない。

すでに見たとおり、唇を打ち鳴らしたり突き出したりするような、サルにごく一般的に見られるコミュニケーションの動作の多くは、（食べ物や、毛づくろいの間に相手の毛から取り除いた寄生虫の）摂食と結びついた行為の儀式化にその起源があり、種族内の関係の構築や協力体制の強化に利用されている。また、口のミラーニューロンのなかには、摂食行為中や口－顔面部のコミュニケーション行為の観察中に活性化するものがある。ゴリラとチンパンジーの腕と手による動作に関しては膨大な文献があり、それによれば、そうした動作は、ゴリラやチンパンジーが野生環境にいても捕獲されていても、おおむね明確なコミュニケーション機能を持っているようだ［注20］。ヒトに関しては、ロシアの著名な心理学者レフ・ヴィゴツキーが、子供の行なう「自動詞的」行為のほとんどが「他動詞的」行為に由来すると提言している。たとえば、彼の観察によれば、手の届く範囲に物があるとき子供はそれをつかみ、物がもっと遠くに置かれているときはそれに触ろうとするように腕を伸ばす。この、試みに手を伸ばす動作に反応して母親が手助けに来ると、子供は手を伸ばす身振りを繰り返して、手にしたい物を指し示した［注21］。一方、本書でこれまで取り上げてきた数々の研究から明らかなように、手真似や「自動詞的」な動作、実際の口‐顔面部のコミュニケーション行為を観察している間、ヒトのミラーニューロンシステムも活性化する。ミラーニューロンシステムは、元来の役割はつかむ、持つ、手を伸ばして取るなどの「他動詞的」な手の行為を認識することだが、漸進的な進化によって、個体間のコミュニケーションの原初形態が出現するのに不可欠な神経基盤になった可能性はないだろうか。ヒトの口頭言語の制御と生成を司り、皮質半球の外側面にある回路は、解剖学的に似た位置にあるこの系が進化したとは考えられないだろうか。

これはかなり強引な仮説だ、ヒトが言語に向かって踏み出した最初の歩みには別のもっと「簡潔な」説明があるはずだ、という反論は妥当だろう。たとえば、（位置を知らせたり、組織的に種族を移動させたりする）連絡の呼び声から、食べ物の発見を知らせたり捕食者の存在を警告したりする叫びまで、多くの霊長類が多様な発声をすることが知られている。ドロシー・チェイニーとロバート・サイファースによる一連の優れた実験が示しているように、東アフリカのヴェルヴェット・モンキー（セルコピテクス・アエチオプス）は、近づいてくるサルが優位者なのか劣位者なのかによって、また自分たちが（敵対する種族を遠くから見張っている、開けた地域を移動している、など）どんな行為を行なっているかによって、叫び声を使い分ける。また、捕食者の接近を仲間に警告する際にも、（猛禽類、ネコ科の動物、ヘビなど）捕食者の種類ごとに叫び声を使い分けている[注22]。スティーヴン・ピンカーのように、「このようにある程度の指示性を持った叫び声が大脳皮質の随意的制御下に入った」ときに、ヒトの言語進化における「最初の歩み」が始まった、と考えるべきではないだろうか。こうして、まず「込み入った出来事」を知らせる一連の叫び声を結合することが可能になり、続いて、「叫び声の結合を［……］個々の叫び声に分解する能力」を活用できるようになった、と[注23]。

だがこの進化仮説には、異議を唱えるべき有力な理由が、少なくとも二つある。一つ目は、機能的な理由だ。ヒト以外の霊長類の発声は、もっぱら情動的行動と関係している。そのうえ、ヴェルヴェット・モンキーのもののように、なかば指示性を持ったときでさえ、叫び声は（警告のような）特定の機能と結びついており、ほかの目的では使えない。言い換えれば、一つの合図は（その状況によって決まる「接近」や「逃走」など）一つのメッセージしか伝達できない。そのためこれらの合図は、生成された目的とは違う行動の形態を指し示すことができない。一つの記号が、使われる状況しだいでさまざまな意味を持ちうる非情動的なコミュニケーション系はこれと違う。たとえばヒトの言語では、「火」という単語は、火事が起きたことを意味する場合（「逃走」メッセージ）もあれば、火の用意ができて食事が作れることを意味する場合（「接近」メッセージ）もある。ヴェルヴェット・モンキーの叫び声のコミュニケーション系はこういう柔軟性を欠くため、言語の進化に適していない[注24]。

異議を唱える二つ目の理由は、主として解剖学的なものだ。ヒト以外の霊長類が叫び声を発するときに使う神経回路は、ヒトが言語のために使う神経回路と根本的に違っている。前者はおもに帯状回皮質と間脳と脳幹構造にある［注25］。後者は外側裂（シルヴィウス裂）と下前頭回の後部あたりにある。霊長類の進化過程で、発声の器官が下側の領域から皮質の外側面に飛んだなどと、ほんとうに主張できるだろうか。現にヒトの脳構造の深部には発声系があるが、この系は、絶叫やわめき声など、情動的な発声表現と結びついており、実際の言語と関係があるとはとうてい思えない。したがって、言語を制御するヒトの皮質野に相同するヒト以外の霊長類の皮質野を研究し、頭頂－側頭領域と下前頭領域の機能特性に着目するほうが、断然理にかなっていると言える。

知ってのとおり、古典的な言語野のひとつ、ブローカ野は、もっぱら言語的なもの以外の運動特性も持っており、口－顔面、腕－手、口－喉頭部の動きの間に活性化する。またその構成はこれに相同するサルのF5野に見られるものと似ている。さらにブローカ野はF5野同様、ヒトの場合もサルの場合も行為の理解と行為の生成をつなぐのが主要な機能であるミラーニューロンシステムの一部だ。ここから、言語の起源は、音声コミュニケーションの原始形態にではなく、外側皮質野によって制御される身振りのコミュニケーションの進化に求めるべきであることがうかがわれる。ヒトのブローカ野とサルのF5野が相同関係にあるとする理由は解剖学的・細胞構築学的なものであり、それゆえに、どちらの場合もミラーニューロンの発見とは無関係だから、二つの皮質野に共通するメカニズムがある（そしてヒトの場合、このメカニズムは言語獲得のための新しい特性を持っている）という事実は、こう示唆しているように思われる。つまり、初めは動作により、のちには話し言葉を通じて、ヒトのコミュニケーション能力が出現し進化する過程で、ミラーニューロンシステムの漸進的な発達が重要な役割を果たしてきた、と。

口、手、声

言語が動作を起源とするという概念は、けっして新しいものではない。たとえば、エティエンヌ・ボノ・ド・コンディヤックが、性別の違う二人の子供の話を聖書仕立てで語っている。二人は大洪水を生き延びたあと、砂漠をさまよい、「記号の使用」をまったく知らなかったにもかかわらず、「行為で語る」ことによってコミュニケーションを始める、というものだ［注26］。ヴィルヘルム・ヴントも、動作の言語の「自然経過」について書いた心理学的考察の中で同じような見解を示している。動作の言語は、「不完全」でほとんどが「模倣的表象」と結びついているが、それが初期の「対話形態」を生み出し、のちになってようやく音声体系と統合された、という［注27］。しかし、この見解を最も強力に裏づける証拠は、ここ二〇年間に登場した。それは古生物学、動物行動学、神経生理学、比較解剖学を拠り所とするもので、多くの支持者を得た。とくに、言語生成と言語知覚のいわゆる感覚－運動説を擁護する人々の間で支持を集めている［注28］。

ピーター・マクニーリッジの例を見てみよう。口の開閉の繰り返しが人間の言語に特有の「音節枠組み」をもたらし、同時に、その調節が多様な「内容」（母音と子音）を決定するのだろうと、マクニーリッジは主張する。口の開閉の繰り返しは、食物の咀嚼と摂食に特有の下顎《かがく》運動によって生じた、調音系の進化の結果を表しているのだという。彼の見解によると、それを裏づけるのは、ヒト以外の霊長類では、言語の出現に必要な皮質の変化のほとんどが前頭部で起きており、これはブローカ野に相同し基本的に咀嚼を制御している領域だ、という事実だそうだ[注29]。

サルの腹側運動前野にある口のミラーニューロンの発見が、マクニーリッジの説を支えているように見えるが、彼の説は言語の進化における腕 - 手部による動作の役割については過小評価しているようだ。じつは、F5野とブローカ野の解剖学的・機能的構造はともに、口 - 顔面部や口 - 喉頭部の運動表象だけでなく、腕 - 手部の運動表象をも特徴とするという、まさにその事実から、次のことがうかがわれる。つまり、個体間のコミュニケーションは、ひとつの運動様式からではなく、顔面と腕 - 手部による動作や、これまた重要な「発声動作」の漸進的統合から進化したのであり、あとで見るとおり、こうした動作には、それぞれに関連したミラーニューロンシステムの出現が伴っていた。マイケル・コーバリスの言葉を言い換えると、言語の起源は口にだけではなく手にも見られ、その相互作用が話す能力の起源となったと言える[注30]。口 - 顔面系を支える腕 - 手系がなければ、コミュニケーションの潜在能力が極端に制限されるのは否定できない。ここでコミュニケーションにおける手の重要性を考えてみよう。手を使えば、第三の人物や物を指し示し、その特徴を描写することで、一対一のコミュニケーションに「第三者」を登場させられる。個々の動きの可能な組み合わせを最大限活用することで（これは霊長類の口 - 顔面部によるコミュニケーションでは起きない）新しい意味を表現する、開かれたコミュニケーション系が初めて生まれたのは、口の利用より手の利用に負うところが大きいことは確実だ。

近年マイケル・アービブが指摘したように、まず模倣し、次に自分の運動レパートリーにある行為を身振りでやってみせて、最後に腕‐手部による「原始的合図」を行ない、コミュニケーションを正確で確実なものにするというヒト科の動物の能力が、このコミュニケーション系の進化で決定的な役割を果たしてきたに違いない[注31]。その結果、急激な変化が大脳レベルで、とくに運動皮質で、必然的に起きた。二〇〇〇万年前のヒト以前の祖先は、ミラーニューロンシステムを持っていた可能性が高く、そのために、つかむ、持つといった単純な運動行為を実行したり認識したりできただろうし、チンパンジーと共通の、五〇〇万〜六〇〇万年前のヒトの祖先も、ミラーニューロンを持っていたおかげで、おそらく原始的な形態の模倣を実行できただろう。ヒトとチンパンジーが分かれてからアウストラロピテクスが出現するまでの時期の化石は、残念ながらわずかしか残っていないが、ほぼ二〇〇万年前にさかのぼるホモ・ハビリスの頭蓋骨は多く残されており、その空洞に収まっていたはずの脳の形状をたどって行なわれた分析から、前頭領域と側頭‐頭頂領域が進化過程のこの段階で著しく発達したのがわかる[注32]。これは、アウストラロピテクスからホモ・ハビリスまでの変遷が、より分化の進んだミラーニューロンシステムへの変遷と同時に起きたことを示唆している。このミラーニューロンシステムが「模倣文化」の形成に必要な神経基盤を提供し、マーリン・ドナルドによると、「模倣文化」は一五〇万年前から三〇〇万年前に栄えたホモ・エレクトスの出現で頂点に達したという[注33]。また、二五万年前に、ホモ・エレクトスからホモ・サピエンスに変遷する間、運動レパートリーと新たに獲得した能力の拡大に応じて、ミラーニューロンはさらに進化したと考えるのも妥当と思われる。新たに獲得した能力とは、徐々に明瞭になり、しばしば発声を伴う、手振りによる意図的なコミュニケーションの能力を言う。

腕－手部のコミュニケーション系の発達により、発声の重要性、なかでもそれを制御することの重要性が変化したのではないだろうか。もちろん、口－顔面コミュニケーションの頃は発声がなかったと言っているわけではなく、そのまったく逆だ。しかしこの段階では、コミュニケーションに伴う発声は情動的な意味を持っており、メッセージ（たとえば「怒り」や「喜び」）を補強していた。そして、実行するのに精密な形態を必要としなかった。だから、この種の発声は、おもに皮質下の中枢にある古い系の制御下にとどまったのだろう。ところが、音声が模倣や手による「原始的合図」といっしょに意図的なコミュニケーションで使われたときには、状況は一変したに違いない。以前に手振りでも起きたように、精密さ、描写能力、表現の確実性が発声に求められるようになっただけでなく、そうした技術を認識したり模倣によって学習したりする能力も必要になった。この能力がなければ、音声コミュニケーションが身振りによるコミュニケーションと並んで機能し、最終的に身振りの重要性を奪ったりはできなかっただろう。しかし、この能力には、発声を制御するための新しい皮質野の活用も必要だった。そしてこれがたぶん、ミラー特性や口－喉頭部の動きの表象を備え、さらには近接した第一次運動野に非常につながりの深い、今のブローカ野の起源だろう。

一九三〇年代の初め、サー・リチャード・パジェットは、声による「原始的合図」が手による「原始的合図」同様、模倣とつながりを持っており、そのためコミュニケーション機能を担えるようになり、結果的にやや原始的な語彙ときわめて初歩的な統語法を備えた口頭の「原始的言語」になることを実証しようとした［注34］。パジェットは、ポリネシア語や中国語から数種のセム語やインド・ヨーロッパ語に至るまで、非常に異なる言語について多くの単語の起源を分析し、音と意味の間に、ある種の類似性を見出した。彼の考えでは、この類似性は、口、唇、そしてとくに舌の動きが、手や体の他の部位によって実行される物真似の縮小版として再現され　特定の発声を伴うのが原因だという。身振りと音の間のこのようなつながりは、進化の過程で維持されただけでなく、話し言葉自体の走りともなった。たとえば、「A」や「I」のような母音が使われるのは音質によるというより、「A」が大きい物を、「I」が小さい物を指しているためだと、パジェットは主張した。これらの音を発する際の口の形が、物をつかむ手の作り出す形を再現しているのだという。他の音も同様で、たとえば「M」はずっと閉じている状態を表し、「TR」は走ったり歩いたりする状態を示している。

もちろんこれは推測でしかなく、ところどころ、未証明の考察に基いているが、長年思われてきたほど信憑性のないものではなく、今ではアメリカの言語学者モリス・スワデシュらに認められている[注35]。いずれにしてもこの説は、腕－手系のような視覚的に明瞭な系が意味の伝達能力を失わずに、したがってコミュニケーション能力も失わずに、口－喉頭部の動作のような不明瞭な系に統合され、その後取ってかわられたプロセスを説明するのに有効だ。さらに、神経生理学的な観点に立つと、二つの動作系が、部分的に共通の神経基盤に基づいて皮質レベルで密接につながっていることを意味する。そして近年の数多くの研究によって、これが真実らしいことが明らかになってきた。

現に経頭蓋磁気刺激法（TMS）を使った実験から、読んだり話したりしている間、右手の運動表象の興奮性が増すことがわかっている[注36]。増加は右手の表象にだけ現れ、脚の運動野には見られない。手の運動皮質の興奮性変化は、言葉の明瞭な発音のせいにはしえなかった点は、特筆する必要がある。というのも、言葉の明瞭な発音は両方の脳半球に共通の機能であるのに、興奮性の増加は左の脳半球でしか観察されなかったからだ。したがって、実験で興奮性が増したのは、右手の運動野と言語回路の共活性化が原因だったに違いない。

マウリツィオ・ジェンティルッチらは、まったく異なるアプローチで同じような結論に達した[注37]。彼らは大きさの違う物を二つ用意し、被験者に、右手を開きながら同時に物をくわえるように指示した。すると、被験者が口を開けて大きい物をくわえたときのほうが指を大きく広げることがわかった。手による行為と口－喉頭部の動きの間の密接な関係をなおさら効果的に実証しているのは、次の実験だ。被験者は、大小二つの立体を見せられた。立体には被験者に見える面に二つの記号か一連の印がつけられていた。被験者は立体をつかむよう言われたが、記号が見えているときは、口も大きく開けなければならなかった。手、腕、口の運動学的な記録をとると、被験者はどの実験状況でも同じように口を開けるよう指示されていたにもかかわらず、大きいほうの立体をつかむときに、口も大きく開いた。この影響は、口と手の動作に特有のもので、同時に前腕を伸ばしても、タスクの実行にはまったく影響が見られないことが、対照実験から明らかになった。

ジェンティルッチらは同じ設定で別の実験も行なった。被験者は、ただ口を開けるだけでなく（「GU」や「GA」のような）音節を発音するように言われた。音節は立体の表面の、前述の実験の記号と同じ場所に書かれていた。被験者が大きいほうの立体をつかみながら音節を発音するとき、唇が最大に開き、声量も最大になった。

これからもわかるように、単純な口の動きも、音節の発音に必要な口－喉頭部の協調も、手の動作と結びついている。さらに、手を大きく開く運動行為と、口を大きく開く口－喉頭部の行為は、言語進化の一段階の名残りをとどめる共通の神経組織を基盤にしているようだ。その段階とは、手の系によってコードされたものに似た、「意味値」を持つ動作を明瞭に表す口の系と口－喉頭系の能力によって、音が意味を伝達しはじめた段階だ。

ジェンティルッチらはまた、物をつかむ手の動きは、自分で行なわずに他者が行なっているのを観察するだけのときでさえ、音節の発音に影響を与えることを明らかにした。この実験では被験者は、他者がさまざまな大きさの物を持ち上げるのを観察しながら、音節「ＢＡ」か「ＧＡ」を発音するように言われた［注38］。唇の開口運動と声量は、他者が物をつかむ動きに影響された。唇の開口と最大声量は、観察している行為が大きいほうの物に向けられているときに、明らかに大きくなった。こで、身振りの系と音声の系の間のつながりが多くの臨床研究によって裏づけられていることは、指摘に値する。たとえば、スクリーン上の物を右手で指し示す動作は失語症の人が命名タスクを行なうのを助け［注39］、同様に、手振りは脳損傷を抱える患者の発話能力の回復を助けることが、観察されている［注40］。

さてここで、進化のシナリオにしばらく話を戻そう。より複雑なコミュニケーション形態を生み出すための進化の圧力が、発声のため高度に複雑化した神経制御メカニズムの発達を後押ししたことは十分考えうる。このメカニズムは、具体的な発声を制御するだけでなく、しだいに幅広い（実際、潜在的には無限の）、実現可能な組み合わせを生み出し、そのおかげで音声系は最終的に動作系から分かれることになった。しかし、いつどうやって音声系が完全に自律性を獲得し、動作系を音によるコミュニケーションの付属物の立場に格下げしたのかは、今なお論争の的だ。これはホモ・サピエンスに特有の、声道の出現とつながりのある、ごく最近の出来事である可能性は十分ある［注41］が、別の意見を発表している人々もいる［注42］。いずれにしても、このプロセス（もしくは別の類似のプロセス）は、皮質の、とりわけ言語素材の生成や受け入れを担う運動中枢の、根本的な変化を伴うと考えるのは妥当だろう。しかしこうした変化は、すでに見たような、いかなる形態のコミュニケーションにも必要条件となるものを満たすメカニズムが、同時期に進化しなかったら、まったく無益だっただろう。この条件とはすなわち、何が重要かを送り手と受け手がともに理解するのを確実にする「同等条件」を指す。

アルヴィン・リバーマンは、コミュニケーション行為に欠かせぬ条件をどんな研究者よりも多く調査し、言語コミュニケーションでは、大事なのは音ではなく、そうした音を出す調音ジェスチャーであることを明らかにした。後者が前者に音声的一貫性をもたらすからだ。このため、私たちは、「ＢＡ」という音節と咳の違いに即座に気づくことができる［注43］。彼の解釈を受け入れれば（実際、三〇年以上にわたる調査で彼が挙げた証拠の多くが、この見解を裏づけている）、自律的な音声系への変化は、ロー喉頭部による動作の制御を司る運動ニューロンが、他者による同様の動作から生成される音に反応して活性化する能力を獲得したことを必然的に意味すると、認めざるをえなくなる。言い換えれば、音声をそれに呼応する調音ジェスチャーの運動表象へ確実に変えるために、ミラーニューロンシステムはさらに再編成されたのだ。新しいミラーニューロンシステム、「エコー・ミラーニューロンシステム」の発見は、この再編成が実際に起きたことを裏書きしている［注44］。

ルチアーノ・ファディガらによって行なわれた実験は、このミラーニューロンシステムの存在を初

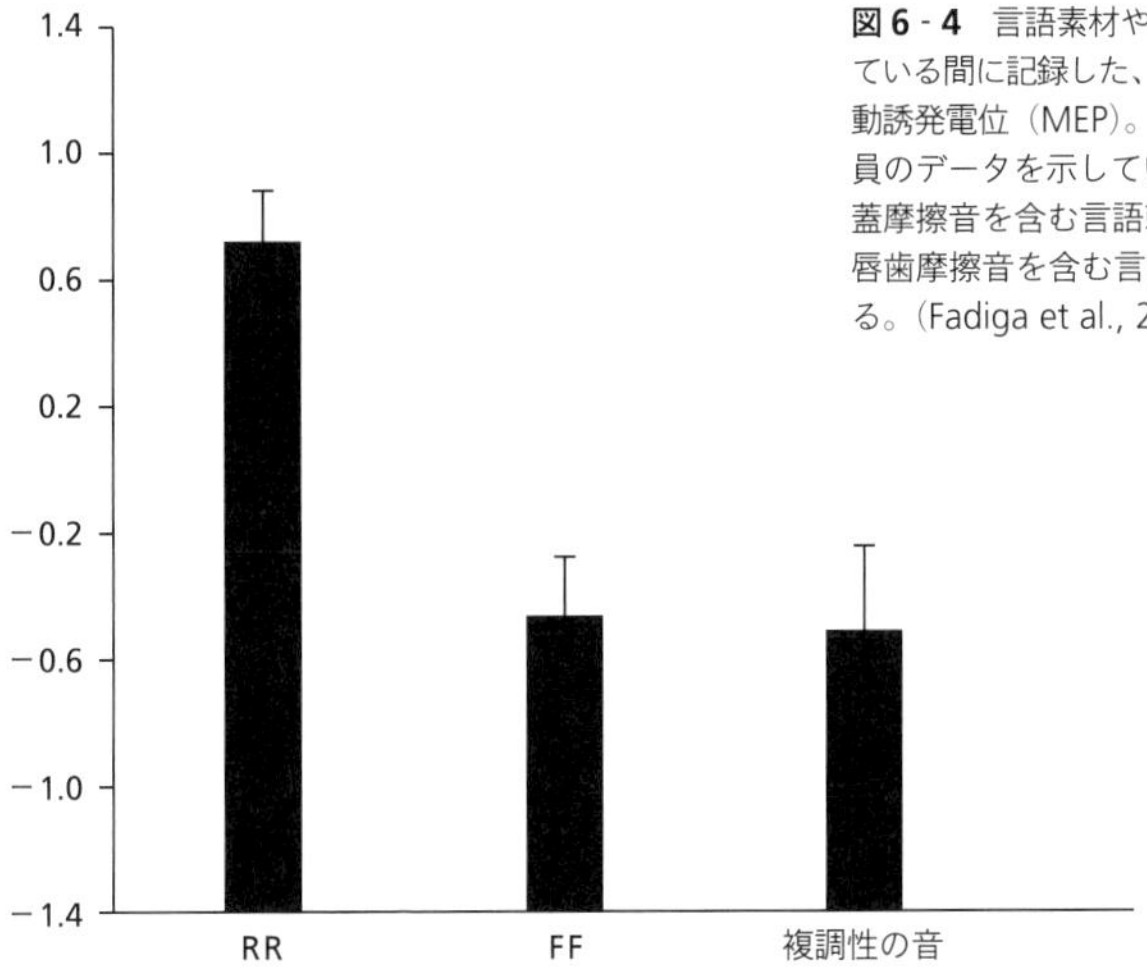

図6 - 4　言語素材や複調性の音を聞いている間に記録した、舌の筋肉からの運動誘発電位（MEP）。グラフは被験者全員のデータを示している。RRは舌 - 口蓋摩擦音を含む言語刺激を表し、FFは唇歯摩擦音を含む言語素材を表している。（Fadiga et al., 2002を部分修正）

めて示唆した。彼らは被験者に、言語刺激と非言語刺激（単語、標準的な擬似単語、複調性の音）に注意深く耳を傾けてもらい、その間、運動誘発電位（MEP）を被験者の舌の筋肉から記録した。単語や擬似単語には、二重の「F」や「R」が含まれていた。「F」は唇－歯摩擦音で、発音の際に舌のわずかな動きしか求められないのに対し、「R」は舌－硬口蓋摩擦音で、舌の著しい動きを必要とする。二重の「R」を含む単語や擬似単語を聴いたときは、二重の「F」を含む複調性の音や単語や擬似単語を聴いたときと比較して、舌の筋肉から記録されるMEPに顕著な増加が見られたという（図6－4）。[注45]

　トーマス・M・パウスらは、連続的な散文を聞く、非言語的な音を聞く、話し手の唇の動きを見る、話し手の目と眉の動きを見る、という四つの条件下で唇（口輪筋《こうりんきん》）からMEPを記録したTMS実験で、同様の結果を得た[注46]。被験者が話を聴いたり話に伴う動きを見たりするとき、口輪筋から記録されるMEPに増加が見られたが、それは左の脳半球への刺激に反応したときだけだった。実際、右の脳半球への刺激は、どの条件下での実験でも、MEPに何の変化も引き起こさなかった。

概して、これらの実験から得られた神経生理学的データやこれまで述べてきた神経生理学的データは、言語獲得に向けての長い進化プロセスには一連の重要な出来事（口－喉頭部の系と手の系の統合、おもに模倣の動作による「原始的合図」のレパートリーの形成、動作と音から成る二種感覚《バイモーダル》の「原始的言語」の発生、そして最後に、おもに音声によるコミュニケーション系の出現）があったことを示しており、それぞれの出来事はミラーニューロンの発達のような、一つのメカニズムの発達の一段階と結びついているように見える。そのメカニズムは、本来は他者の行為を認識する役割を担い、意図的なコミュニケーションの実質的機能はまったく持っていなかった。もちろん、これはありうる数多くのシナリオのうちのほんの一つにすぎない。言語能力を引き起こす要因が極度に複雑であるのを考えると、新たな調査がまだまだ必要だ。それでも、ミラーニューロンやミラーニューロンがかかわるさまざまな系の特性を研究すれば、一部の神経構造の特定が可能になると私たちは確信している。そして、再びピンカーの言葉を借りると、その神経構造が「ヒトの言語回路の生成のためのパーツを進化のために提供したのだろう」［注47］。

7 情動の共有

情動の役割

前章までは、情動的な内容をまったく持たない状況で行なわれたり知覚されたりする行為を考察してきたが、それは詰まるところ、方法論の問題で、運動現象の複雑な構造の中で行為の特定の要素を確認するには、情動的にニュートラルな実験条件だけが適しているからだ。違うアプローチを選んでいたら、対象物のコード化や、行為の計画と制御、他者の行為と意図の理解を担う感覚－運動変換のメカニズムと大脳皮質回路を識別するのは難しかっただろう。そうは言っても、情動のない人生など考えられない。私たちは情動によって、予想どおりのものであれ意外なものであれ、周囲の状況変化をただちに見極め、自分に最も有利になるように反応することができる。

対象物に関しては、手が届く・届かない、つかめる・つかめない、手で・口で、あるいは、このやり方で・あのやり方でつかめる、といったことだけで済むのは稀だ。ほとんどの場合、物事は脅威か好機を伴っており、不快か魅力的かのどちらかで、恐れか感嘆、嫌悪感か興味、苦しみか喜びなどを呼び起こす。

私たちが出会う人にも、同じことが当てはまる。人々の行動は、特定の行為を表すだけではなく、しばしば私たちに怒り、憎しみ、恐れ、称賛、同情、希望などの感情を呼び起こす。これらの感情を私たちが自覚しているかいないか、あるいは、これらの感情が明白で他人にそれとわかる結果を引き起こすのか、それともたんに体内の生理的な反応を生み出すのか、といったことには関係なく、私たちの情動は、感覚情報という海を航行し、自らの生存と福利を確保すべく、最適な反応を自動的に誘発するための重要な手段を脳に提供する。たしかに、私たちはときとして情動に欺かれる。これといった理由もなくパニックになったことはまったくないなどと、本気で言える人がいるだろうか。とはいえ、恐れを感じることができないとしたら、あるいは、もっと一般的に言うと、知覚したり思い出したり想像したりする出来事を、私たちの脳が情動レベルで識別できないとしたら、日々直面しなければならない事態のうち最も平凡なものさえ、手に負えなくなってしまうだろう。

ダーウィンは、一八七二年の名著『人と動物における情動の表現』で、私たちの情動反応のほとんど、とくに一次情動（恐れ、怒り、嫌悪、痛み、驚き、喜びなど）として知られるものは、本来、適応に役立つ性質を持っていたために進化のプロセスで維持されてきた反応に含まれる、と述べている。異なる種や、人間の場合は異なる文化で、同じ形の情動反応が起きるのは驚くべきことではない、と彼は指摘する。痛みを例に挙げよう。

動物が痛みで苦しむときは、たいていひどく体を歪ませ身悶える。そして、ふだんから声を使っているものは、耳をつんざくような鳴き声か唸り声を発し、ほぼ全身の筋肉を激しく動かす。人間の場合は、口を堅く閉じる。あるいは、もっと一般的には、唇を後ろへ引き、歯を食いしばるか軋《きし》らせる。地獄では「歯軋り」が聞かれるそうだが、私は雌牛が腸炎を患って激痛に苦しみ、歯軋りをするのをはっきりと聞いたことがある。動物園の雌のカバは、子を産むときにひどく苦しんだ。ひっきりなしにうろつき回ったり、横たわってごろごろ転がったりしながら、口を開け閉めし、歯をガチガチ言わせた。人間の場合は、恐怖に襲われ驚いたときのように目を大きく見開いたり、眉をぎゅっとしかめたりする。体は汗にまみれ、顔から玉の汗がしたたり落ちる。血行と呼吸には大きな影響がある。よって、普通は小鼻がふくらみ、しばしば震える。あるいは息が止まって、血流が悪くなり顔が青ざめることもある。苦痛が深刻で長引けば、これらの徴候が一変して、人は完全に衰弱しきってしまい、失神したり、痙攣を起こしたりする［注1］。

あるいは、慣れていない食べ物を見たときや食べたときに感じる嫌悪感を考えてみてほしい。

フエゴ諸島で野営したとき、私が食べていた冷たい保存食の肉を、一人の現地人が指で触り、その柔らかい感触に強い嫌悪感をあらわにした。彼の手は汚れているようには見えなかったが、私は私で、裸の未開人に食べ物を触られてひどく嫌になった。男性の顎鬚にスープがついていると、嫌なものだ。もちろんスープそのものには何も嫌なところはないが。私たちの頭の中では、どのような状況であろうと食べ物を目にすることと、その食べ物を食べるという考えとの間に、強いつながりがあるから、こうしたことが起きるのだろう。嫌悪の感覚は、元来、食べたり味わったりする行為に関連して生じるので、おもに口の周辺の動きで表現されるのは自然なことだ。だが、嫌悪はいらだちをも引き起こすので、たいていは渋面を、また、しばしば不快なものを押しのけたり、それから身を守ったりするかのような仕草を伴う。［……］顔に関しては、ほどほどの嫌悪は、さまざまなかたちで表わされる。たとえば、口を大きく開けて、不快なものを吐き出すかのようにする。唾を吐く。唇を突き出して息を吐く。あるいは、咳払いのような音を出す。［……］はなはだしい嫌悪は、吐く直前と同じ口の周辺の動きで表される。口は大きく開いて、上唇は後ろに引かれ、鼻の両脇には皺がより、下唇はめいっぱい突き出され、めくれ返る。最後に挙げた動きには、口の両端を下向きに引っ張る筋肉の収縮が必要だ。普通は食べないような動物の肉などを食べたと考えただけで、食べ物自体には胃が受けつけぬ理由はまったくないにもかかわらず、すぐさまむかつきを覚え、実際に嘔吐する人もいるから驚きだ。たとえば食べ物が脂っこかった、肉が腐っていた、あるいは催吐剤を飲んだといった実際の理由があって、反射作用として吐くのは、食べた直後ではなく、普通はかなり時間がたってからである。それゆえ、むかつきや嘔吐が、ただ考えただけですぐさま容易に起きる原因を説明するには、私たちの祖先はかつて、体に合わなかったり合わないと思ったりする食べ物を随意に吐き出す力（反芻する動物などが持つような能力）を持っていた可能性が浮かぶ。今となっては、この力は意志に関するかぎり失われたが、何か不快な物を食べたと思ったり、何か不快な物に対して嫌悪感が湧いたりすると必ず、以前には確立されていた習慣の力によって嘔吐は不随意の行為として呼び起こされる［注2］。

私たちには今、痛みや嫌悪といった一次情動を引き起こす、主要な神経中枢の構造と機能が、かなりわかりかけている。これらの中枢が、大脳の活動の構成と生命維持活動の統制において果たす役割も同様だ。しかし、情動の神経生理学的基盤の研究は、脳が危険信号や吐き気を催す味や匂いの痕跡を捉えるメカニズムや、ダーウィンが非常に明確に述べた、適応反応の経路を決めるきっかけとなるメカニズムにとどまらない。私たちの、周囲の状況との相互作用や情動的行為は、ほとんどが他者の情動を知覚・理解する能力にかかっている。私たちは、誰かが青ざめ、震えだすのを見れば心配する。その人が走り去るのを見れば、強力な情動的刺激を受ける。それは、たんに歩み去るのを見るよりも、ずっと強い刺激だ。何かを食べている人が、嫌そうに顔をしかめるのを見たときも同様だ。それと同じものをあわてて手に入れようとする者はまずいないだろう。

こういうかたちの情動的な行動には、明らかな利点がある。そのおかげで、個々の人間が脅威や機会にうまく対処できるだけではなく、人と人の間に初めての絆を作ってそれを強めることも可能になる。知ってのとおり、赤ん坊は生後二、三日でもう、嬉しい顔と悲しい顔を見分けることができる［注3］、二、三ヶ月のうちには、母親と感情を一致させる能力を発達させ、母親の情動状態を反映する表情や発声、あるいはその両方を、ほぼ同時に再現する［注4］。赤ん坊は、周りの人の表情を知覚することで情動が目覚め、情動の表現や識別が少しずつ進み、次の数ヶ月で、助けや慰めを人に提供するという、基本的な社会的スキルを身につけていく［注5］。これらはおもに、初歩的な共感のかたちであり、大人になったときの私たちの社会的行為を支えている共感のかたちよりは、はるかに荒削りだが、どちらも、他人の情動を理解したり、他人の顔つきやボディランゲージから、痛みや恐れ、嫌悪、喜びの表れを読み取ったりする能力を必要とする。

私たちの脳は、たとえばある表情から受ける刺激を処理し、「痛みによるしかめっ面」あるいは「嫌悪によるしかめっ面」とコードするときには、どんなメカニズムを使うのだろうか。視覚野が活性化して認知のプロセスが始まり、ある感覚情報が特定の情動的意味を担っていると解釈できる、というふうに考えなくてはならないのだろうか。それとも、私たちは他者の顔に浮かんだ情動を見ると、その情動を自分が経験するときに活性化するのと同じ大脳中枢が活性化すると考えるべきだろうか。言い換えれば、他者の行為を理解する場合の神経回路とは異なるとはいえ、やはりこれもミラー特性を持つ神経回路の結合体に、他者の情動の理解は依存しているのだろうか。あるいはそれは、処理された情報のタイプを別とすれば、顔の視覚的な認識、もっと一般的には形の視覚的認識の基礎になっている認知プロセスと、基本的に違わないプロセスなのだろうか。

ライル島で嫌悪感を共有する？

嫌悪感についてさらに詳しく見てみよう。この一次情動は、原始的なかたちで現れるときは、食べ物を摂取する行為や味わう行為、その匂いを嗅ぐ行為と結びついており、口や唇の動き、鼻に皺を寄せること、極端な場合には、吐き気やむかつきを特徴とする［注6］。最近では、多くの実験研究によって、おもに味覚刺激と嗅覚刺激に関係する大脳の領域が特定され、「島葉《とうよう》」または「ライル島《とう》」あるいはたんに「島《とう》」として知られる皮質野が決定的な役割を果たすことが確認されている（図7-1）。

島が均質な構造でないことは、ずっと以前から知られている。たとえばサルでは、細胞構築学的に三つの領域に細分される。無顆粒性、乏顆粒性、顆粒性の島だ。しかし、大脳皮質や皮質下中枢とのつながりに目を向けると、異なる機能上の特性によって、島は二つの主要な区域に分けられることがわかる。一方は、無顆粒性の島と、乏顆粒性の島前部にあたる前部の「腹側」領域、もう一方は、乏顆粒性の島後部と顆粒性の島を含む、多種感覚《ポリモーダル》の後部領域だ［注7］。島の前部領域は味覚中枢や嗅覚中枢と緊密に結びついている［注8］。さらに、顔を見た際に反応するニューロンが多い上側頭溝（STS）の腹側部の前部領域から情報を受け取る［注9］。一方、島の後部領域は聴覚野、体性感覚受容野、運動前野とのつながりを特徴とし、味覚中枢や嗅覚中枢とは直接つながってはいない。

最近、島は、匂いや味など化学的な「外受容性」だけでなく、「内受容性」（体内の状態にまつわる信号に対する受容性）の第一次皮質野でもあることが発見された。これらの信号は脊髄を通って視床の特定の区域に至り、今度はそれらの区域が、島のさまざまな区域へ局在的に投射する［注10］。これは、島、とりわけその前部領域が内臓運動の統合中枢であることを念頭におけば、ますます興味深い。島は電気で刺激されると、運動野への刺激によって引き起こされる身体運動とは違って、心拍数増大、瞳孔散大、むかつきやそれに似た感覚といった、内臓の作用を伴う一連の身体運動を引き起こす［注11］。

ヒトの島はサルの島よりはるかに大きいが、構造はよく似ている［注12］。最近検討された解剖学データ［注13］を裏づけるように、脳の画像研究で、島の前部領域が味覚と嗅覚の刺激に反応して活性化することがわかった（なお、嗅覚刺激に関して言えば、右半球よりも左半球のほうが活性化の度合いが大きい）［注14］。そのうえ、サルと同様に、脳神経外科患者の島に刺激を与えると、内臓運動性の反応、たとえば吐き気やむかつきを、また、喉や口に、不快な、ときに耐え難いほどの感覚を引き起こすことが多い［注15］。

図 7-1　島葉（あるいはたんに「島」）は、外側裂（シルヴィウス裂）の深部にある。図では、外側裂の弁蓋を少し引き離して側頭葉を下げることにより、島が見える状態になっている。(Chiarugi, 1954.)

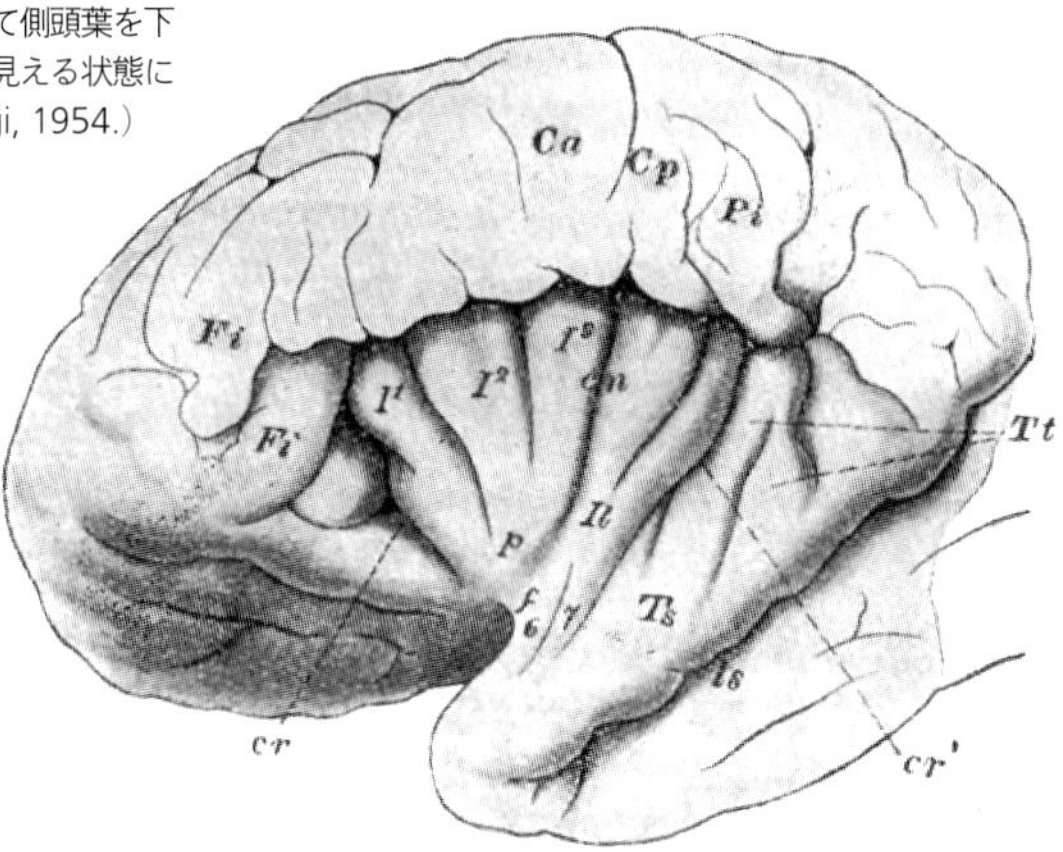

非常に重要な発見はまだある。他者の顔に浮かんだ嫌悪の表情を見ると、島の前部領域が活性化されることだ[注16]。メアリー・フィリップスらは、島皮質の活性化の度合いが、観察された嫌悪の程度に比例することを発見した[注17]。ピエール・クロラーク＝サマンらは、診断のために癲癇《てんかん》患者の島で生じる誘発電位を記録していて、嫌悪の表情を見た場合に島の前部領域が選択的に反応することを観察し、フィリップスらの結果を裏づけた[注18]。また、最近の臨床研究によって、島皮質の活性化が、嫌悪感や嫌悪の反応を引き起こすためだけではなく、他者の顔に表れた嫌悪を感じ取る上でも重要であることを示す証拠がさらに見つかっている。

　アンドルー・J・コールダーらは、脳出血を起こして左の島とその周辺構造に深刻な損傷を受けた患者（N・K）の症例を報告した[注19]。患者は、嫌悪以外の情動を視覚的に認識する能力に支障はなかったが、嫌悪の表情はもはや読み取れなかった。それどころか、嫌悪を聴覚的に知覚する能力までが損なわれていた。笑い声など、ほかの情動反応は認識できるのに、たとえば、吐き気を催している音声はこの患者には情動的な意味をまったく成さなかった。この多種感覚《ポリモーダル》の神経障害は本人の情動経験にも影響を及ぼしていた。実際、N・Kは、恐れや怒りは感じられるのに、嫌悪感は漠然としか覚えないと主張した。

ラルフ・アドルフスらは似たような症例を研究した[注20]。彼らの患者（B）は、左右の島に広域にわたる障害があった。N・Kと同様に、Bはもはや嫌悪の表情を識別できなかった。Bの神経障害の多種感覚性《ポリモダリティ》を実証するため、通常は嫌悪の反応を引き起こすような一連の状況、たとえば、食物を摂取したり、胃から口へ吐き戻したり、吐き出したりといった行為を、吐き気に伴う音声や苦痛の表情とともにBに見せた。Bは、嫌悪感を抱くような兆候を少しも示さず、それどころか、その食物が「おいしい」ものだと主張した。Bが嫌悪を感じられないことは、彼が何でも食べてしまうという事実によって裏づけられた。Bはとうてい食べられない物を呑み込み、ほかの人が嫌がる食べ物にも何の反応も示さなかった。

ここまで見てきたとおり、嫌悪を感じるときと、他者の嫌悪感を知覚するときには共通の神経基盤を使うこと、そして、どちらの場合にも島の関与が不可欠であることは、臨床データに加えて画像化や電気刺激による脳の研究によっても裏づけられているようだ。つまり、他者の感じた嫌悪を真に理解する、言い換えれば、ある時点で他者の感じていることを観察者が実際に理解するときは、どうやらそれは推論や連想といった認知プロセスのかたちをとることも、そうしたプロセスに基づくことも

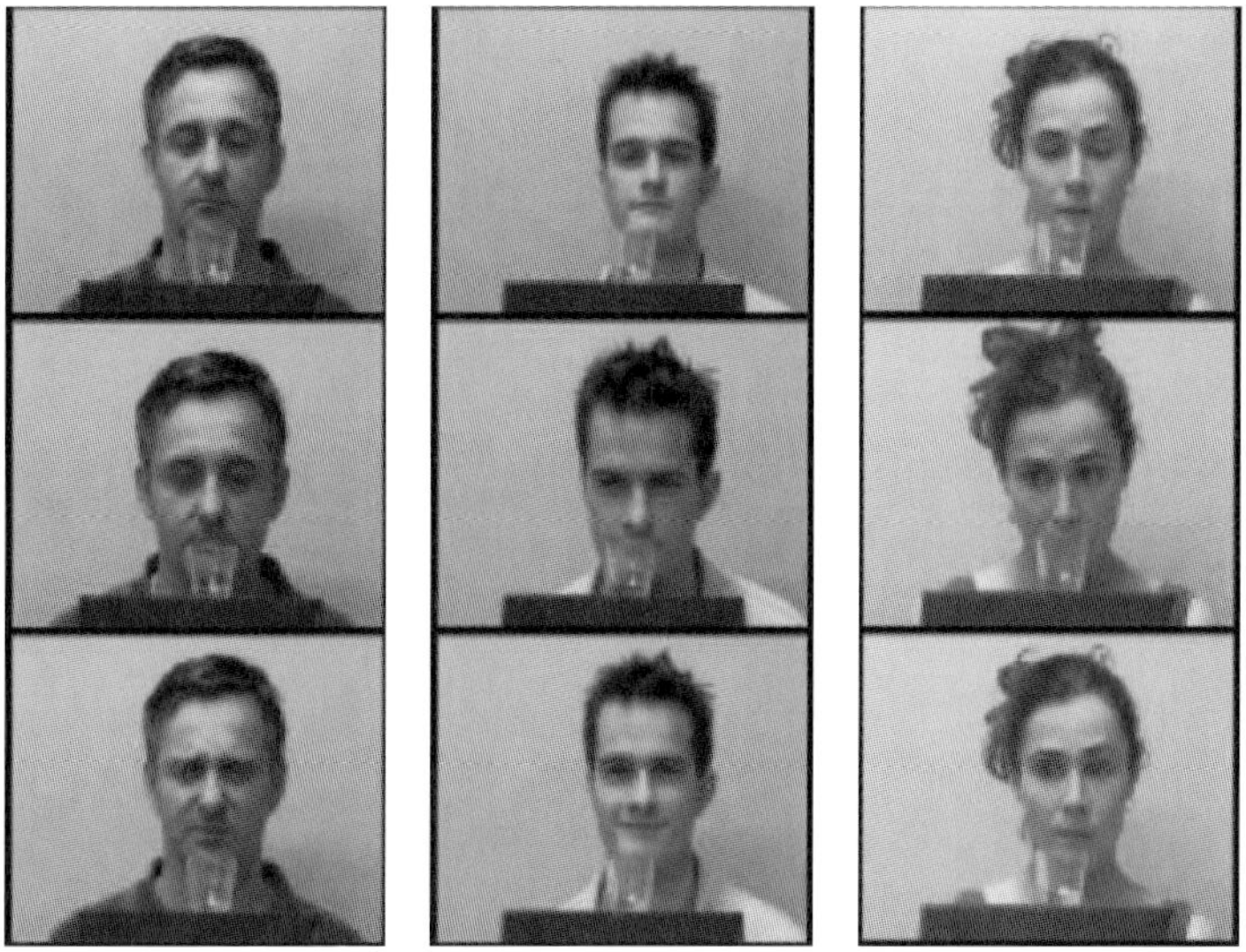

図 7 - 2　情動を表す表情の観察中に活性化する皮質野と皮質下中枢の調査のために使用されたビデオのスチール写真。ビデオの実演者は、水だけが入ったコップや、不快な匂いあるいは良い匂いをつけた水のコップの匂いを嗅いだ。それぞれの刺激によって、嫌悪の表情や喜びの表情を表したり、無反応だったりした。実験に参加した六人の実演者は、各人が三種類の水の匂いを嗅いだ。（Wicker et al., 2003.）

なさそうだ。しかし、ミラーメカニズムの存在を立証し、嫌悪を感じるときと他者の嫌悪の表情を見るときに島の同じ領域が活性化すると断言するには、もっと直接的な証拠が必要となる。

その証拠を得ることこそ、ブルーノ・ウィッカーらが行なった研究の目的だった[注21]。この研究では、健常な志願者が二回に分けて機能的磁気共鳴画像法（fMRI）による別々の実験を受けた。嗅覚の側面を取り上げた第一の実験では、被験者は不快な匂いと良い匂いの両方を嗅がされた。視覚の側面に的を絞った第二の実験では、被験者は、ビデオに映る人が三種類の匂い（不快な匂い、良い匂い、どちらでもない匂い）を嗅いで、顔をしかめたり、嬉しそうな顔をしたり、何の反応も示さなかったりする様子を見せられた（図7-2）。

匂いを嗅いでいる間に活性化した領域のうち、二つがとりわけ興味深かった。扁桃体と島だ。不快な匂いと良い匂いはどちらも扁桃体（さまざまな情動反応を司る皮質下構造）を活性化させ、活性化した領域が明らかに重複した（図7-3A）。

それに対して、不快な匂いは左右の島の前部領域を活性化させたが、良い匂いは右島のもっと後ろの部位だけを活性化させた（図7-3B）。

視覚的な実験では、嫌悪の表情を見たときにだけ島が活性化した。ここでの最も重要な発見は、このとき活性化した領域のうち左島前部が、被験者が不快な匂いを嗅いだときに活性化した領域と一致したことだ（図7-4）。

さらに、不快な匂いを嗅いだり嫌悪の表情を見たりすることによって活性化される領域は、右帯状回皮質前部でも、ある程度共通していた。逆に、嫌悪の表情を見ているとき、扁桃体での活性化は

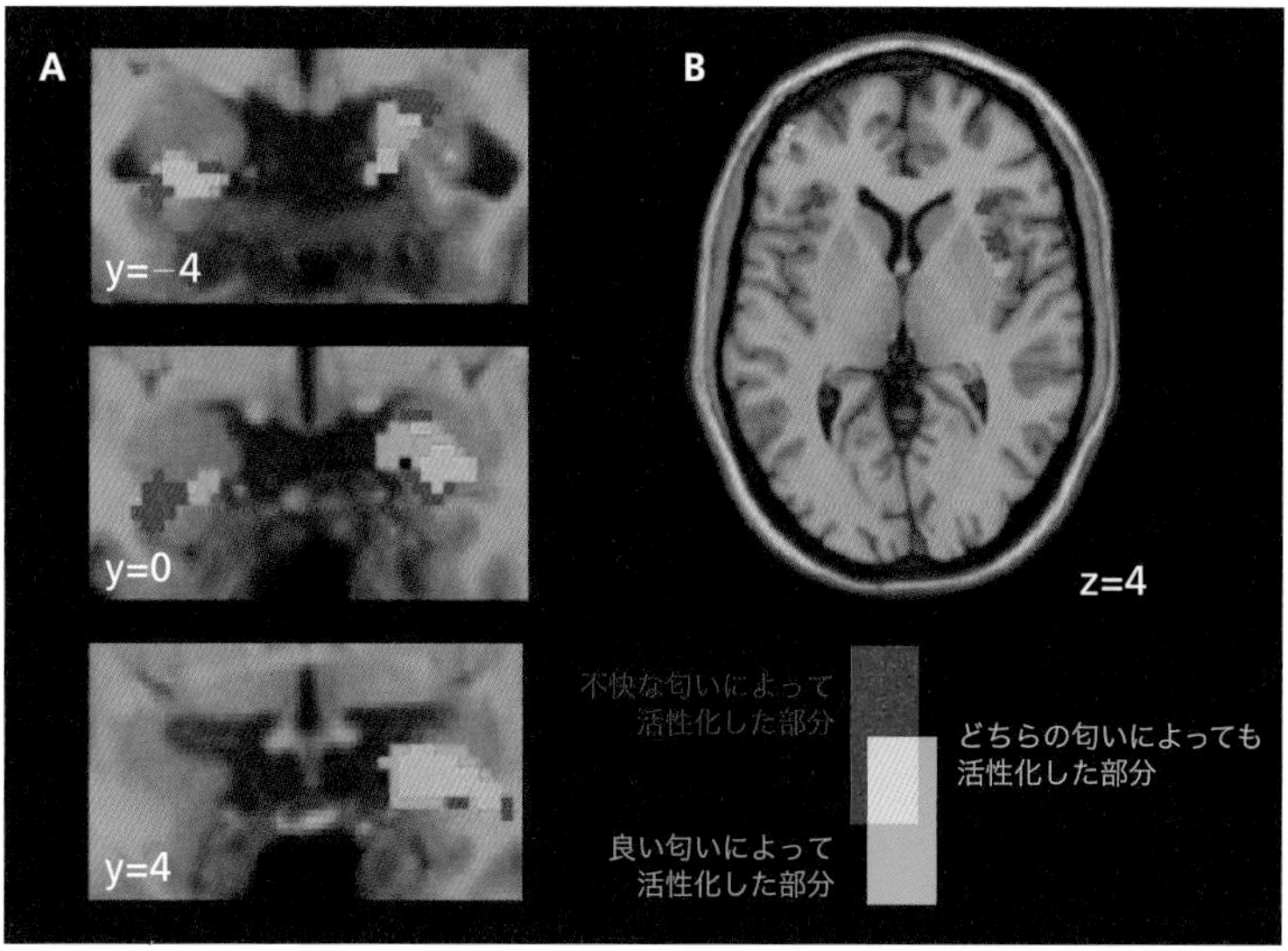

図7-3　嗅覚刺激を受けている間の活性化の様子。神経学上の通例に従い（像の右側が被験者の右脳）、解剖学的に標準的な脳の像（モントリオール神経学研究所）に重ね合わせた。A＝扁桃体の冠状断像。右扁桃体で、不快な匂いに誘発されて活性化した部分（赤）と良い匂いに誘発されて活性化した部分（緑）が広い範囲で重複している（黄色の部分）ことに注目。B＝島の活性化を示す水平断像。不快な匂いでは、活性化は左右の島の前部領域に見られるが、良い匂いではもっと後方に見られ、しかも右半球に限られている。二種類の匂いによって活性化した部分は重複しない。（Wicker et al., 2003.）

まったく見られなかった。これは、扁桃体が深くかかわる、恐れの認識に必要な神経回路網と、扁桃体があまり重要な役割を果たしていないと思われる、嫌悪の認識に必要な神経回路網とが別であることを示した、それまでのいくつかの研究の結果と一致している［注22］。

共感と情動の彩り

したがって、嫌悪感を覚えることと、他者の嫌悪感を知覚することには、左島の前部領域と右半球の帯状回皮質から成る共通の神経基盤があるようだ。不快な匂いを吸い込んだときと、他者の顔に浮かんだ不快な表情を目にしたときに活性化する大脳の部分が重複する事実から、他者の情動の状態の理解は感覚情報をじかに情動の言語でコードするミラーメカニズムに依存するという仮説が裏づけられる。視覚刺激は、自律的・選択的に、嗅覚経験に対する情動反応に関与するのと同じ皮質野を活性化させ、相手のしかめっ面の意味をただちに理解して他の情動表現から簡単に区別することを可能にする。N・KとBの事例は、他者の反応を理解できないという彼らの症状が、自ら情動を感じられない事実と密接に結びついていることをはっきりと示した。

今説明したことは、嫌悪感に限らず、すべての一次情動に当てはまるようだ。たとえば、苦痛を例に挙げよう。数年前、ウィリアム・D・ハッチソンらは、治療上の理由で帯状回皮質を部分切除しなければならなくなった患者たちの個々のニューロンの活動を記録した［注23］。すると、患者の手に痛刺激を与えたときにも、他者の手に同じ痛刺激を与えるのをその患者に見せたときにも反応する

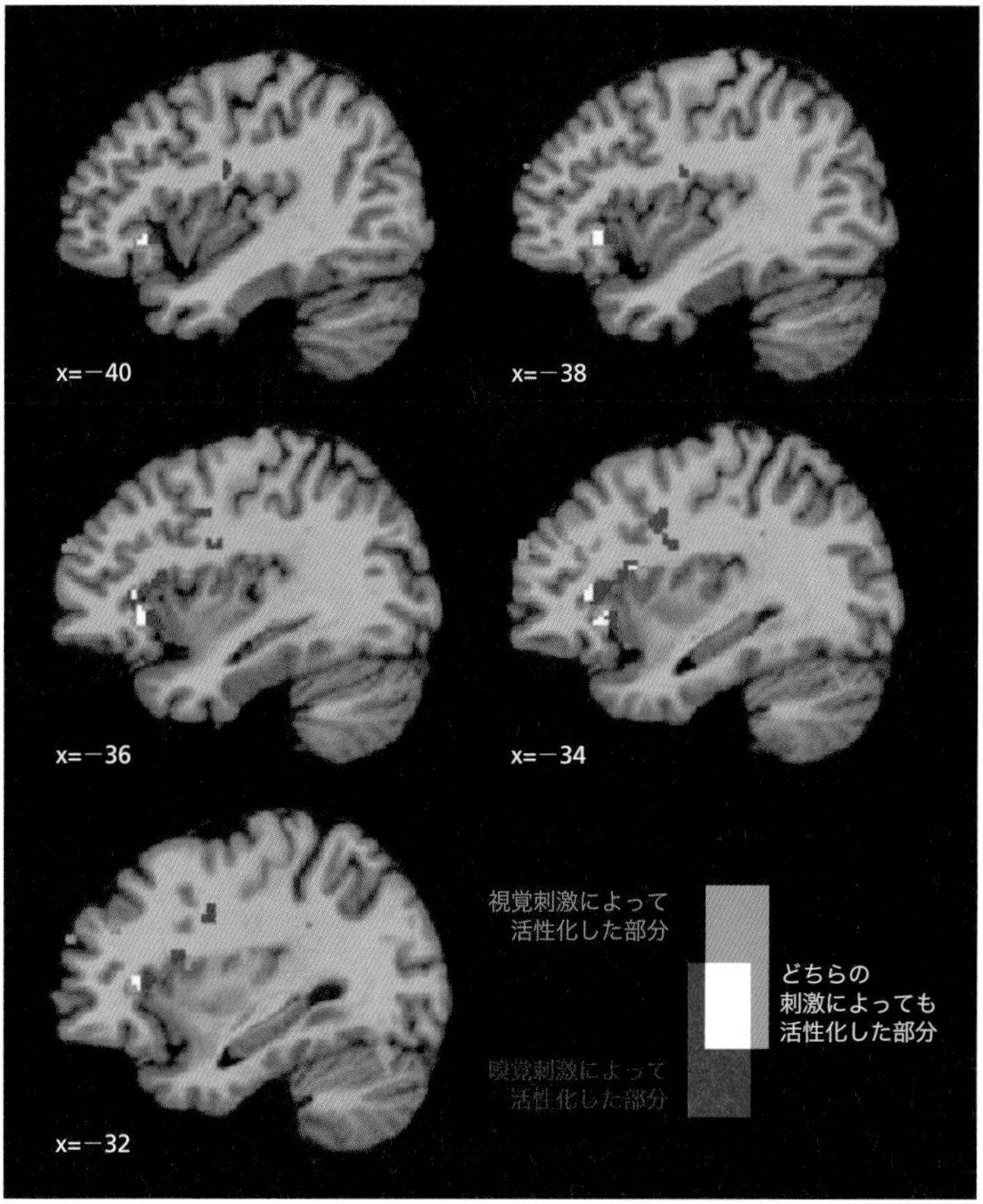

図 7 - 4　不快な嗅覚刺激を与えられているときと、不快な匂いに顔をしかめている様子を目にしているときに活性化する脳。青い領域は、不快感を表わしている顔によって引き起こされた活動を示す。赤の領域は、不快な匂いによって引き起こされた活動を、白い領域は、どちらの刺激によっても活性化した部分を示している。活性化している部分を、標準的な脳の矢状断面の像（モントリオール神経学研究所）に重ね合わせた。（Wicker et al., 2003.）

ニューロンが、帯状回皮質の前部にあることがわかった。

さらにその後、タニア・シンガーらが機能的磁気共鳴画像法（fMRI）を使った実験を行なった［注24］。まず、被験者たちの手に電極を取りつけ、電気ショックによる痛みを与えた。次に、彼らと心情的に強い絆のある人の手に、同じ電極を取りつけるところを見せ、この人にも、彼らが先ほど受けたのと同じ電気ショックが与えられると告げた。いずれの場合も、前島の一部と帯状回皮質の一部が活性化した。これは、直接痛みを感じるのも、痛みを喚起するのも、ともに、嫌悪感のときに立証されたのと同じミラーメカニズムによることを示している。

ここで述べた情動理解の説明が、アントニオ・ダマシオらによって提唱された説明［注25］とそれほど違わないことは注目に値する。ただし、異なる箇所が一つだけある。ダマシオの見解によれば、情動を経験したり他者の情動を認識したりするのに関与しているのは、体性感覚受容野と島の領域だという。他者の顔に浮かぶ嫌悪や苦痛の表情によって、観察者の身体マップの活性化状態に変化が起きるため、観察者は他者の情動を、「あたかも《アズ・イフ》」自分自身の情動であるかのように受け止めるのだろう。

この種の感情を生み出すと想定されるメカニズムは、私が「あたかも《アズ・イフ》身体ループ」メカニズムと名づけたものの一種だ。それは脳内におけるシミュレーションで、現行の身体マップをすばやく変更するというものだ。これは、前頭前皮質や運動前野のような脳の領域が、身体感知領域に直接信号を送ることで達成される。最近になって、これを担うタイプのニューロンの存在と存在場所が確認された。これらのニューロンは各人の脳の中で、まさにその脳が他者に見ている動きを表象し、感覚運動構造に信号を送ることができる。その結果、相手の動きに対応する動きがシミュレーション・モードで「プレビュー」されたり、実際に実行されたりする〔注26〕。

つまり、ある情動を表している他者の顔を観察すると、運動前野のミラーニューロンが活性化する。次に、これらのニューロンは、自らの活性化パターンのコピー（遠心性コピー）を、体性感覚受容野と島に送る。これらの領域の活性化は、見る者が自分の情動を自発的に表現しているときに起きるパターンと類似しており（これが「あたかも《アズ・イフ》」の所以）、他者の情動反応を理解する基盤となるというのだ。

さて、私たちの運動系が、他者の顔の動きを反映していることに疑問の余地はないが、これまで見てきたように、これは、他者の顔の動きが情動的意味を伴っていないときにも当てはまる。私たちは、他者の情動の認識に感覚皮質野が関与しているという推測は行き過ぎだと考えている。（ダマシオ自身、島が「あたかも《アズ・イフ》」回路で最も重要な役割を果たす領域であると指摘することで、それを認めている）〔注27〕。情動を表す顔や体の描写を伝える視覚野からの情報は、直接島に送られる。その情報は島で自律的にミラーメカニズムだけを活性化させ、ミラーメカニズムはこうした描写をそれに対応する情動モードでただちにコードする。島はこのミラーニューロンシステムの中心だ。それは、島が身体の内部状態を表象する皮質領域であるばかりか、内臓運動の統合中枢でもあるからだ。この中枢は、活性化すると、感覚入力の内臓反応への変換を引き起こす。

ウィッカーらやシンガーらの実験は、先に述べた刺激を与える研究と同じく、こうした内臓運動反応が、患者や被験者たちの情動反応や、他者の情動反応の知覚をも、どのように規定するかを示している〔注28〕。このことから、島がなければ他者の情動を識別できないとは言えないが、ウィリアム・ジェイムズを引用すれば、こうした情動の知覚は、「かたちにおいて純粋に認識上の、ぼんやりした、色彩のない、情動的温かみに欠ける」知覚におとしめられることになる〔注29〕。そのため、「情動的温かみ」、すなわち情動の彩りは、現実の情動を特徴づけるのを助ける内臓運動反応の共有にかかっているのだろう。

よく知られているように、吐き気を催している人を目にすると、見ている側にも同じような反応が起きる。見ている人は、実際に吐かないまでも、必ずと言っていいほど、何か特別に不快な物を食べたり飲んだりしたかのように、吐き気や、ひどい腹痛などに見舞われる。島の活性化によって引き起こされる内臓運動反応が、周囲にある中枢に影響を及ぼすとはかぎらないとはいえ、そうした中枢が完全に無関係というわけではない。じつはその正反対で、周囲にある中枢は潜在的な内臓運動活動を表象しており、それが実行されることもあれば、潜在的な状態にとどまることもあるが、いずれにせよ、それは、主体である「私」が他者の情動を理解する上でぜったいに欠かせない。

行為を理解するのに、その行為の模倣が必要ではないのと同じで、他者の情動の意味を理解するために相手の行動を細部まで余すところなく再現する必要はない。他者の運動行為や情動反応の知覚に、異なる皮質回路が関与しているとしても、そうした知覚は、ミラーメカニズムによって統合されているようだ。ミラーメカニズムのおかげで、私たちの脳は、自分が見たり感じたりしていること、あるいは他者が行なっているのだろうと思っていることがただちに理解できる。それはこのメカニズムが、私たち自身の行為や情動の基盤となっているのと同じ（それぞれ運動と内臓運動にまつわる）神経構造を活性化するからだ。すでに述べたとおり、他者の行為や意図を理解するために私たちの脳に備わっている手段はミラーメカニズムだけではない。これは情動にも当てはまる。情動は、それが他者の表情や行為にどう表われているかに関係する、感覚的側面の内省的処理によって理解される場合もあるかもしれない。しかし、内省的処理だけで、内臓運動の「ミラーリング」の支援がなければ、ジェイムズの言う、純粋な「情動的温かみ」を欠く「色彩のない」知覚にとどまるだろうことは忘れてはならない。

情動のミラーニューロンシステムは、他者の情動を一瞬で理解することを可能にする。この瞬間的な理解は、より複雑な対人関係の大半の基盤となる共感にとって、必要条件だ。とはいえ、他者の情動の状態を内臓運動レベルで共有することと、その人に共感することは、まったく違う次元の話だ。たとえば、誰かが苦しんでいるのを目にしたからといって、反射的にその人に同情するとはかぎらない。同情することはよくあるが、同情するには苦しんでいる人を見ることが前提となるものの、逆は必ずしも真実とは言えない点で、二つのプロセスはまったく異なる。さらに同情には、痛みを認識する以外にもさまざまな要因が必要となる。たとえば相手が誰なのか、相手とどういう関係にあるのか、相手の立場になったところを想像できるか、相手の情動の状態や願望や期待といったものに対して責任を引き受ける気があるかなど、そうした要因は枚挙に暇がない。相手が知人や愛する人ならば、その窮状を目にして起きる情動の「ミラーリング」によって哀れみや同情が喚起されるかもしれない。逆に、相手が敵だったり私たちを脅かすようなことをしていたりすれば、あるいは、私たちがサディストを自認するのであれば、状況は一変する。いずれの場合も、私たちは他者の苦痛を理解はしても、それに共感するとはかぎらない。

ウィッカーの実験を思い出してほしい。被験者たちはビデオを見るようにと言われただけで、ほかに指示は出されなかった。彼らは画面の登場人物に（比喩的な意味で）自分を重ねてみるように、あるいは自分がビデオの人物だったらどう感じるかを想像してみるように、とは言われなかった。なぜビデオの人物がグラスの中味の匂いを嗅いでいる様子を見なければならないのか説明されなかった。したがって、他者の顔に浮かんだ嫌悪の表情を見たとき、悪臭の漂う物を自ら嗅いだときに活性化するのと同じ脳の皮質野が活性化したことから、他者の情動の状態の認識が、自動的かつただちに行なわれることがわかる。ミラーニューロン・メカニズムは、特定の視覚刺激が示されたときにだけ機能したのであり、反応の選択性は、もっぱらその視覚刺激によっていた。

ここでも、行為の理解になぞらえてみると、この概念を明確にする上で役に立つ。みなさんは、行為の理解はまさにその性質のゆえに、潜在的に共有される行為空間を生み出すことを覚えているだろう。それは、模倣や意図的なコミュニケーションといった、しだいに複雑化していく相互作用のかたちの基盤となり、その相互作用はますます統合が進んで複雑化するミラーニューロンシステムを拠り所としている。これと同様に、他者の表情や動作を知覚したものをそっくり真似て、ただちにそれを内臓運動の言語でコードする脳の力は、方法やレベルは異なっていても、私たちの行為や対人関係を具体化し方向づける、情動共有のための神経基盤を提供してくれる。ここでも、ミラーニューロンシステムが、関係する情動行動の複雑さと洗練の度合いに応じて、より複雑な構成と構造を獲得すると考えてよさそうだ。

いずれにしても、こうしたメカニズムには、行為の理解に介在するものに似た、共通の機能的基盤がある。どの皮質野が関与するのであれ、運動中枢と内臓運動中枢のどちらがかかわるのであれ、どのようなタイプの「ミラーリング」が誘発されるのであれ、ミラーニューロンのメカニズムは神経レベルで理解の様式を具現化しており、概念と言語のどんなかたちによる介在にも先んじて、私たちの他者経験に実体を与えてくれる。

私たちはコーヒーカップを持ち上げるといった単純な行為を出発点に、運動系の構成と機能性を分析し、周囲にある物への働きかけを統制する神経回路を識別してきた。するとミラーニューロンシステムの性質とその範囲の解明によって、広範な行動――私たちの日常生活を特徴づけ、私たちが社会的関係や対人関係の網を織り成すのに使う広範な行動――を司る脳のプロセスを研究するための土台を得ることができたのだ。

解説

自身の姿を映し出す鏡

茂木健一郎

科学上の発見は、それが画期的なものであるほど予想されないかたちで起こる。たとえば、一九〇一年、第一回ノーベル賞の対象となったヴィルヘルム・レントゲンによる「X線」の発見。この新しい放射波が人間の肉体を通過して内部の骨をくっきりと浮かび上がらせるという事実は、偶然発見された。レントゲンの妻は、自分の手の骨が透けて写っているのを見て驚愕したという。目に見えない、短波長の電磁波の発見。それは、私たちの世界観を根底からくつがえすものだった。科学史、科学哲学上の重要な著作『科学革命の構造』で知られるトーマス・クーンの言うところの「パラダイム」の変革をもたらすような発見は、私たち人類を不意打ちするかたちで訪れる。不意打ちこそが、科学の歴史を推進してきた原動力なのである。

宇宙の成り立ちについての理解を飛躍的に高めた「背景輻射《ふくしゃ》」の発見もまた、不意打ちだった。背景輻射は、一九六四年に、アンテナの雑音について研究していたベル研究所のアーノ・ペンジアスとロバート・ウィルソンによって偶然発見された。二人は、最初はベル研究所のあるニュージャージー州に近いニューヨーク市から発せられているノイズが原因であると考えたが、それではうまく説明できなかった。次に、アンテナにたくさん付着しているハトのふんのせいではないかとも考えたが、その可能性も否定された。二人は、最終的に、空のあらゆる方向からそのようなノイズが来ているという事実を認めざるを得なかった。

ペンジアスとウィルソンの発見したシグナルこそは、宇宙を満たしている「絶対温度3度」の背景輻射であった。宇宙がかつて巨大な「爆発」から生まれたとする「ビッグ・バン」の理論を裏付ける重要な発見。ペンジアスとウィルソンは、この発見によって一九七八年のノーベル物理学賞を受ける。

画期的な科学上の発見が容易には予想できないのは、考えてみれば当然のことである。過去の経験の延長線上にあるようなことは、たとえ発見されても画期的な新知見とは言えない。予想できるようなデータは、従来の世界観に新たな詳細を付け加えるに過ぎない。誰もが予想だにしないからこそ、それは重大な新発見となるのである。

その分野の専門家でさえ、そのようなものがあると夢想だにしないような事実。偉大な発見は、それ以前とは全く違った世界の風景の中に私たちを誘う。一度見つかってしまえば、あまりにも自然で、何故もっと早く見つからなかったのかとさえ思う。世界の見え方がすっかり変わってしまう。その発見が行われる前には世界はどのように見えていたのか、そのことを忘れさせるような発見。そんな新知見との出会いという「事件」が、私たちの世界の理解を深化させる。そのような発見こそが、クーンの言うところの「パラダイム」の変化を私たちにもたらす。

「ミラーニューロン」の発見も、まさにそのような「事件」であった。本書の著者であるイタリア、パルマ大学のジャコモ・リゾラッティ博士らのグループが、猿の脳の神経細胞の活動を計測中に、偶然見い出したのである。

ミラーニューロンの性質については、本文中に詳しく述べられている。自分がある行為をしていても、他者がその行為をするのを見ていても、まるで鏡に映したように同じように活動する神経細胞。エサに向かって手を伸ばすなど、ある意志を持って特定のものに向けられた行動において高い活動が見られる。この細胞が発見されたことで、脳科学は新時代を迎えることとなった。

偶然の幸運に出会うことを、「セレンディピティ」と呼ぶ。ミラーニューロンの発見は、まさに「セレンディピティ」であった。神経細胞の電気的活動を計測する「電気生理」の実験中には、活動をずっと音声でモニターしていることが多い。活動を「バリバリバリ」という音に変換することで、その活動の変化が継続的に実験者の意識に上るのである。

リゾラッティたちは、猿の前頭葉の神経細胞の活動を計測中、休み時間になってジェラートを食べ始めたのだという。ジェラートを手に持ち、口に運ぶたびに、「バリバリバリ」と神経細胞が活動する音が聞こえた。それは、もともとは猿自身が手にエサを持って口に持っていくときに活動する「運動性」のニューロンであった。運動を表しているニューロンが、他人の動作を見るという「視覚性」の活動も行っているということが明らかになったのである。

ミラーニューロンの発見は、脳科学の世界に新しい視点をもたらした。ある高名な研究者は、「ミラーニューロンの発見は、分子生物学におけるＤＮＡの二重らせん構造の発見に相当する」と述べ、その意義を強調した。

ミラーニューロンの発見は、なぜ、そこまで大きなインパクトを与えたのだろうか？

科学者たちは、長年にわたって、人間の「知性」の起源がどこにあるのかについて考えてきた。未だに、私たち人間がいかにしてこれほど発達した知能を獲得し、文明を築くことができたのかはわかっていない。しかし、いずれにせよ、人間の「知性」の根本には、他者とのコミュニケーションという「社会性」があることだけはわかってきた。人間の知性とは、徹頭徹尾「社会的知性」なのである。

人間の脳と比較されることの多いコンピュータだが、「知性」という視点からは未だに脳の足元にも及ばない。単純な記憶力や、インターネットに代表されるように多くのノードがつながって力を発揮するような性質においては、コンピュータは素晴らしい能力を持っている。一方で、新しいものを生み出す創造性や、状況に応じて適切な選択をする判断力においては、コンピュータは脳に比べて貧弱である。

脳の驚くべき力の背後には、人間の社会性がある。創造性や判断力のように、一見ひとりの能力として閉じているかに見える時にも、潜在的には他者とのコミュニケーションが関係している。人間は、他人とのコミュニケーション能力に長けているからこそ、単独で発揮するさまざまな能力も発展させることができたのである。

コミュニケーションこそが知性の本質であるということは、現代のコンピュータの理論的モデルを作ったイギリスの数学者、アラン・チューリングがすでに見抜いていた。一九五〇年に発表された古典的な論文の中で、チューリングは、「コンピュータが人間と同じように考える能力があると認められるのはどのような時か」という問題を論じた。そして、次のような試験を考案した。

モニターを通して文字で会話をする。一方では人間が向こうにいて、返事を打ち返す。他方ではコンピュータのプログラムが会話を分析して、言葉を吐き出す。そのようなセッティングでしばらく会話をした後で、どちらが人間で、どちらがコンピュータなのか区別がつかないようなプログラムができた時に、そのコンピュータは人間と同等の思考能力を持つと認めようというのである。

考案者の名前をとって「チューリング・テスト」と名付けられたこの試験は、今日でも、人工知能の能力を測る方法として広く認められている。毎年、チューリング・テストに合格できるかどうかを競うコンテストも行われている。そして、今までのところ、チューリング・テストに合格できるようなコンピュータは出現していない。人間と区別がつかないような会話を交わすということは、きわめて高度な能力なのである。

会話を交わすためには、相手の心を読み取らなければならない。相手がどのようなことを考えているのか、把握しなければならない。このような能力を「心の理論」と呼ぶ。心の理論は大変高度な脳の働きで、現在のところ人間にしか備わっていないと考えられている。チューリング・テストに合格するようなコンピュータ・プログラムを作るためには、「心の理論」をなんとかして実装しなければならないだろう。

ミラーニューロンの発見が注目を集めたのは、それが、人間の社会的知性の本質を理解する一つの手がかりになるのではないかと期待されたからである。自分の行為と他人の行為を鏡に映したように表現する神経細胞。このような細胞を中心とする「ミラーシステム」があることによって、他人の行動を自分の行動になぞらえることができ、それを通して他人の心を推定する働きが構築されているのかもしれない。自分の体験に照らし合わせて他人の心を推定する。そのような人間の社会的知性の中心に、ミラーニューロンが位置している可能性がある。

本書でも詳しく解説されているように、ミラーニューロンの活動には、相手がどのような目的をもって行動しているかという「主体性」や「意図」の認知が反映されている。相手の身体の動きを見て、そこから心的状態を推定する。私たち人間の持っているすばらしい能力の解明の突破口が、ミラーニューロンにあるのかもしれない。

脳科学は日進月歩。脳と心の関係についての探求が深まる中、ミラーニューロンとその関連する研究トピックにはますます関心が集まっている。あと何十年後に振り返ってみれば、ミラーニューロンが、心の謎を解明する上での「ロゼッタ・ストーン」だったということがわかるかもしれない。その第一歩は、すでに記された。

ミラーニューロンという、脳科学におけるまさに「世紀の発見」を、その立役者であるジャコモ・リゾラッティ博士と、哲学の俊英コラド・シニガリア博士が解説した本書は、この重要なトピックに関する概説書としてかけがえのない価値を持っている。人間とは何か。私たちの心の本性はどこにあるのか？　これらの問いに関心を持つ全ての人によって長く読み継がれるべき、「古典」がここに誕生した。

人間存在のミステリーは深い。「科学」という自身の姿を映し出す鏡を、科学者たちは少しずつ磨き上げている。そこにやがて現れる人間存在の真実に、私たちはどう向き合うことになるのだろうか。

脳の研究に関して、現代は胸がわくわくするような時代だ。二〇世紀後半以降、脳の中で起きていることが、脳波検査、脳磁場検査、経頭蓋磁気刺激法（TMS）といった電気生理学的手法や、陽電子放射断層撮影法（PET）、機能的磁気共鳴画像法（fMRI）といった画像研究手法などのおかげで、しだいに解明されてきている。先日も、人が見た文字や図形を脳から読み取って画像化する技術の開発が報じられ、話題になった。脳の血流の変化をfMRIで計測し、コンピューターで分析して再現した「neuron」という文字や「＋」「×」などの記号をご覧になった方も多いだろう。こうした手法を使って挙げたすばらしい成果のうちでもひときわ目覚しいのが本書のテーマであるミラーニューロンの発見だ。

この発見の経緯がまたおもしろい。もともとミラーニューロンという発想はなかったのだから、研究者たちは最初からミラーニューロンを探していたわけではない。一九九〇年代に、サルが特定の行為をしているときに活性化するニューロンを調べていたら、同じ行為を実験者がしているのをサルが目にしたときにもそのニューロンが活性化することが偶然わかった。このニューロンは他者が行なっている行為を、あたかも自分が行なっているかのように、鏡さながら自分の脳の中に反映するので、「ミラーニューロン」と名づけられた。

先ほど、ミラーニューロンという発想はなかったと書いたが、じつは、哲学者はミラーニューロンの働きに通じる心的現象を、とうの昔から考えてきた。物事を真に理解するには自分の心でそれを経験しなければならないという見方は以前からあったし、ニーチェは、身体行為の模倣によって共感が生まれるという見解を、すでに一八八〇年代に示している。また、「はじめに」で舞台演出家のピーター・ブルックが指摘しているように、観客が演技者の行為と情動を自分の中で共有していることは、「演劇界では長らく常識だった」。人は他人の行動を目にしたときに、反応が脳内にとどまらず、図らずも同じような行動をとってしまう場合があることもよく知られている。本書の中でも「跳躍の試合で選手が跳ぶと、観客の多くは……足を動かすという話も聞いた」というダーウィンの一八七二年の言葉が紹介されているし、俗にあくびは伝染するとよく言うが、それもこの類かもしれない。ただ、以前は、そうした考え方の真偽を確かめたり、反応の仕組みや原因を突き止めたりする実験的な手段がなかっただけだ。そこへ、冒頭で述べたように、技術の進歩のおかげで科学的な解明が進み、ミラーニューロンが発見され、鋭い洞察力を持った先人の説を裏づけることになったわけだ。

私たち人間は、日常生活の多くの部分をほとんど意識しないまま、なんの支障もなくこなしている。しかし、それがいかにたいへんなことかは、たとえば人間に似たロボットを作ろうとすればたちまち明らかになる。人間と同じような動きをさせるだけでも難しい。ロボットが相手の表情を読み取ったり、相手の感覚や気持ちを理解したりすることは、それに輪をかけて困難だ。ところが人間は、それをふだんから何気なくやっている。このような驚くべき能力の鍵を握っているのが、ミラーニューロンだ。

本書も、コーヒーカップを手に取るという、ごく日常的な行為の分析から始まる。著者は世界的に有名な神経生理学者でパルマ大学の人間生理学教授・神経科学科長のジャコモ・リゾラッティとミラノ大学科学哲学准教授のコラド・シニガリアという二人の専門家だし、脳の働きを説明するわけでもあるから、話はある程度専門的にならざるをえないし、専門用語を使わないわけにもいかない。だからといって、専門家以外の人が本書を敬遠する必要はない。先ほど述べたように、著者はコーヒーカップを手に取るといった、じつにありふれた例を取り上げながら説明してくれるし、人間やチンパンジーを使った具体的な実験や、それに関する写真や図も豊富に紹介してくれる。そして何より、人間のすばらしい能力の起源や仕組みを示してくれるのが最大の魅力だろう。話は脳の運動系の説明に始まり、嫌悪や苦痛といった情動の共有にまで及ぶ。専門的な部分はさらっと読み流しても、要所を押さえていけば、得るものは十分あるはずだ。

私がとりわけ興味を引かれたのは、パラダイムシフトと言ったら大げさかもしれないが、一種のコロンブスの卵的な発想の転換だった。進化心理学者のニコラス・ハンフリーは著書『喪失と獲得』と『赤を見る』（いずれも紀伊國屋書店）の中でこんな推理をしている。生物は進化の過程で、体の表面に与えられる刺激を心で把握する能力が必要になったとき、感覚器官から入ってくる情報を新たに分析するところから始める代わりに、自分がその刺激に対してどんな反応を示しているかをモニターすることで対処できた。つまり、わざわざ精巧な認知システムで感覚情報を分析した上で理解するまでもなく、自分の体の反応を見ればわかる、という発想だ。理解というと、つい知的な作業を思い浮かべてしまうが、自らの反応をモニターするという手もあったのだ。

それと同じような仕組みの存在を、ミラーニューロンシステムは物語っている。他人の行動やその目的、感覚や気持ちを理解するには、目や耳から入ってきた感覚情報を分析し、自らの過去の記憶を引っ張り出してきてそれと照合し、ああ、これはこういう動作だとか、状況から判断するとこういう目的を持っているに違いないとか、こんな顔をしているからには、きっとこんなふうに感じているのだろう、などと推論する方法が頭に浮かぶ。だが、それよりもっと手軽ですばやく理解する方法があった。ミラーニューロンシステムには、さまざまな行為がコードされているので、他人がある行為をするところを目にすると、それに該当する行為が頭の中で行なわれ、その行動の意味も、目的も、それに伴う情動も瞬時に直感的に理解できる。

このミラーニューロンの発見過程とその意味合いをたどる本書は、興味深い実験や知見、仮説、引用で満ちている。たとえば、皮膚の周りの空間が皮膚からの距離によってペリパーソナルスペースとエクストラパーソナルスペースに区分されており、道具を使いこなすと、その周辺までペリパーソナルスペースが拡張するという実験結果。共通の運動行為の「語彙」を持っていれば、種の壁を越えてミラーニューロンが反応する現象。サルとヒトのミラーニューロンシステムの違いが模倣能力の差を生み、人間だけが高度なコミュニケーションや相互理解の能力を発達させたという説。人間が音声を発する際の口の形が、物をつかむ手の作り出す形を再現しているという説。その名残が今でも手と口の動きの連動として見られるという実験結果。摂食行為とコミュニケーション行為には共通の神経基盤があるという事実。知恵を絞ってさまざまな実験手法を編み出す研究者たちの独創性と工夫も見逃せない。さらには、チャールズ・ダーウィンやウィリアム・ジェイムズ、ジュール＝アンリ・ポアンカレ、エルンスト・マッハ、ジョージ・ハーバート・ミード、スティーヴン・ピンカーらの洞察の的確なこと。

それらに感心しながら訳し終え、あらためて思う。時間刻み、分刻み、秒刻みで生きていることの多い現代人とは対照的に、何万年、何十万年、何百万年という気の遠くなるような単位でヒトのミラーニューロンシステムを生み出した進化の営みの、なんという壮大なスケール。そうしてでき上がったミラーニューロンという仕組みの、なんという精妙さ。そして今、そうした仕組みの詳細が解明されつつある時代に生きているという巡り合わせの、なんという幸運。これからがますます楽しみだ。

最後になったが、本書の内容に関する質問に快く答えてくださった著者、そして、脳研究の専門家の立場から本書を監修してくださったソニーコンピュータサイエンス研究所シニアリサーチャーの茂木健一郎先生に心から感謝申し上げる。また、本書に引き合わせてくださった元紀伊國屋書店出版部の水野寛さん、編集作業全般を統括してくださった同出版部の黒田信二郎さん、緻密な目で訳稿を読んで誤りや問題点を指摘してくださった大井由紀子さん、そのほか刊行までお世話になった多くの方々にこの場を借りてお礼を申し上げる。

二〇〇九年五月

柴田裕之

訳者あとがき追記

本文にも実験が紹介されている近畿大学医学部の村田哲准教授が本書をお読みになり、おもに専門用語の訳の問題点として詳細なご意見をくださった。幸いこのたび増刷になったので、そのご意見に即して、訳文に手を加えることができた。村田先生、ありがとうございました。ご厚情に深謝いたします。

二〇一〇年三月

柴田裕之

参考文献

· ADOLPHS, R. (2001), "The neurobiology of social cognition". In *Current Opinion in Neurobiology*, 11, pp. 231-239.

· ADOLPHS, R. (2002), "Neural systems for recognizing emotion". In *Current Opinion in Neurobiology*, 12, pp. 169-177.

· ADOLPHS, R. (2003), "Cognitive neuroscience of human social behavior". In *Nature Reviews Neuroscience*, 4, pp. 165-178.

· ADOLPHS, R., TRANEL, D., DAMASIO, A.R. (2003), "Dissociable neural systems for recognizing emotions". In *Brain and Cognition*, 52, pp. 61-69.

· AGLIOTI, S., SMANIA, N., MANFREDI, M., BERLUCCHI, G. (1996), "Disownership of left hand and objects related to it in a patient with right brain damage". In *Neuroreport*, 8, pp. 293-296.

· ALLISON, T., PUCE, A., MCCARTHY, G. (2000), "Social perception from visual cues: role of the STS region". In *Trends in Cognitive Sciences*, 4, pp. 267-278.

· ALTSCHULER, E.L., VANKOV, A., WANG, V., RAMACHANDRAN, V.S., PINEDA, J.A. (1997), "Person see, person do: human cortical electrophysiological correlates of monkey see monkey do cell". In *Society of Neuroscience Abstracts*, 719.17.

· ALTSCHULER, E.L., VANKOV, A., HUBBARD, E.M., ROBERTS, E., RAMACHANDRAN, V.S., PINEDA, J.A. (2000), "Mu wave blocking by observation of movement and its possible use as a tool to study theory of other minds". In *Society of Neuroscience Abstracts*, 68.1.

· ANDERSEN, R.A. (1987), "Inferior parietal lobule function in spatial perception and visuomotor integration". In BROOKHART, J.M., MOUNTCASTLE, V.B. (eds.), *Handbook of Physiology. The Nervous System. Higher Function of the Brain*. Section 1, Vol.5, American Physiological Society, Bethesda (MD), pp. 483-518.

· ANDERSEN, R.A., SNYDER, A.L., BRADLEY, D.C., XING, J. (1997), "Multimodal representation of space in the posterior parietal cortex and its use in planning movements". In *Annual Review of Neuroscience*, 20, pp. 303-330.

· ARBIB, M.A. (1981), "Perceptual structures and distributed motor control". In BROOKS, V.B. (ed.), *Handbook of Physiology. Section 2: The Nervous System. Vol. II: Motor Control*. Williams and Wilkins, Baltimore, pp. 1449-1480.

· ARBIB, M.A. (2002), "Beyond the mirror system: imitation and evolution of language". In

NEHANIV, C., DAUTENHAHN, K. (eds.), *Imitation in Animals and Artifacts.* MIT Press, Boston (MA), pp. 229-280.

· ARBIB, M.A. (2005), "From monkey-like action recognition to human language: an evolutionary framework for neurolinguistics". In *Behavioral and Brain Sciences,* 28, pp. 105-167.

· ARMSTRONG, D.F. (1999), *Original Signs. Gesture, Sign and the Sources of Language.* Gallauder, Washington.

· ARMSTRONG, D.F., STOKOE, W.C., WILCOX, S.E. (1995), *Gesture and the Nature of Language.* Cambridge University Press, Cambridge.

· AUGUSTINE, J.R. (1996), "Circuitry and functional aspects of the insular lobe in primates including humans". In *Brain Research Reviews,* 22, pp. 229-244.

· BEKKERING, H. (2002), "Imitation: common mechanisms in the observation and execution of finger and mouth movements ". In PRINZ, W., MELTZOFF, A.N. (eds.), *The Imitative Mind: Development, Evolution and Brain Bases.* Cambridge University Press, Cambridge, pp. 163-182.

· BEKKERING, H., WOHLSCHLÄGER, A., GATTIS, M. (2000), "Imitation of gestures in children is goal-directed". In *The Quarterly Journal of Experimental Psychology,* 53A, pp. 153-164.

· BEKKERING, H., WOHLSCHLÄGER, A. (2002), "Action perception and imitation: a tutorial". In PRINZ, W., HOMMEL, B. (eds.), *Attention and Performance XIX: Common Mechanisms in Perception and Action.* Oxford University Press, Oxford, pp. 294-333.

· BERTHOZ, A. (1997), *Le Sens Du Mouvement.* Odile Jacob, Paris.

· BERTI, A., FRASSINETTI, F. (2000), "When far becomes near: re-mapping of space by tool use". In *Journal of Cognitive Neuroscience*, 12, pp. 415-420.

· BERTI, A., SMANIA, N., ALLPORT, A. (2001), "Coding of far and near space in neglect patients". In *Neuroimage,* 14, pp. 98-102.

· BERTI, A., RIZZOLATTI, G. (2002), "Coding near and far space". In KARNATH, H.-O., MILNER, D., VALLAR, G. (eds.), *The Cognitive and Neural Bases of Spatial Neglect.* Oxford University Press, Oxford, pp. 119-129.

· BICKERTON, D. (1995), *Language and Human Behavior.* University of Washington Press, Washington.

· BINKOFSKI, F., DOHLE, C., POSSE, S., STEPHAN, K.M., HEFTER, H., SEITZ, R.J., FREUND, H.J. (1998), "Human anterior intraparietal area subserves prehension: a combined lesion and functional MRI activation study". In *Neurology,* 50, pp. 1253-1259.

· BINKOFSKI, F., BUCCINO, G., POSSE, S., SEITZ, R.J., RIZZOLATTI, G., FREUND, H.J. (1999), "A fronto-parietal circuit for object manipulation in man: evidence from an fMRI study". In *European Journal of Neuroscience,* 11, pp. 3276-3286.

· BISIACH, E., VALLAR, G. (2000), "Unilateral neglect in humans". In BOLLER, F., GRAFMAN, J., RIZZOLATTI, G. (eds.), *Handbook of Neuropsychology,* 2ª ed. Elsevier, Amsterdam, vol. 1, pp. 459-502.

· BLAKEMORE, S.J., DECETY, J. (2001), "From the perception of action to the understanding of intention". In *Nature Neuroscience*, 2, pp. 561-567.
· BONIN, VON G., BAILEY, P. (1947), *The Neocortex of Macaca Mulatta*. University of Illinois Press, Urbana(IL).
· BREMMER, F., SCHLACK, A., SHAH, N.J., ZAFIRIS, O., KUBISCHIK, M., HOFFMANN, K., ZILLES, K., FINK, G.R. (2001), "Polymodal motion processing in posterior parietal and premotor cortex: a human fMRI study strongly implies equivalencies between humans and monkeys". In *Neuron*, 29, pp. 287-296.
· BRETHERTON, I., FRITZ, J., ZAHN-WAXLER, C., RIDGEWAY, D. (1986), "The acquisition and development of emotion language: a functionalist perspective". In *Child Development*, 57, pp. 529-548.
· BRODMANN, K. (1909), *Vergleichende Lokalisationslehre der Grosshirnrinde in ihren Prinzipien dargestellt auf Grund des Zellenbaues*. Barth, Leipzig.
· BRUCE, C.J. (1988), "Single neuron activity in the monkey's prefrontal cortex". In RAKIC, P., SINGER, W. (eds.), *Neurobiology of Neocortex*. Wiley, New York, pp. 297-329.
· BRUCE, C.J., DESIMONE, R., GROSS, C.G. (1981), "Visual properties of neurons in a polisensory area in superior temporal sulcus of the macaque". In *Journal of Neurophysiology*, 46, pp. 369-384.
· BUBNER, R. (1976), *Handlung, Sprache und Vernunft. Grundbegriffe praktischer Philosophie*. Suhrkamp, Frankfurt am Main.
· BUCCINO, G., BINKOFSKI, F., FINK, G.R., FADIGA, L., FOGASSI, L., GALLESE, V., SEITZ, R.J., ZILLES, K., RIZZOLATTI, G., FREUND, H.-J. (2001), "Action observation activates premotor and parietal areas in a somatotopic manner: an fMRI study". In *European Journal of Neuroscienc*e, 13, pp. 400-404.
· BUCCINO, G., LUI, F., CANESSA, N., PATTERI, I., LAGRAVINESE, G., BENUZZI, F., PORRO, C.A., RIZZOLATTI, G. (2004a), "Neural circuits involved in the recognition of actions performed by non con-specifics: an fMRI study". In *Journal of Cognitive Neuroscience*, 16, pp. 114-126.
· BUCCINO, G., VOGT, S., RITZL, A., FINK, G.R., ZILLES, K., FREUND, H.-J., RIZZOLATTI, G. (2004b), "Neural circuits underlying imitation learning of hand actions: an event-related fMRI study". In *Neuron*, 42, pp. 323-334.
· BUTTERWORTH, G., HARRIS, M. (1994), *Principles of Developmental Psychology*. Lawrence Erlbaum Associates, Hove, East Sussex (UK). [『発達心理学の基本を学ぶ』村井潤一監訳，小山正ほか訳, ミネルヴァ書房, 1997]
· BYRNE, R.W. (1995), *The Thinking Ape. Evolutionary Origins of Intelligence*. Oxford University Press, Oxford.
· BYRNE, R.W. (2002), "Seeing actions as hierarchically organized structures: great ape manual skills". In PRINZ, W., MELTZOFF, A.N. (eds.), *The Imitative Mind: Development, Evolution and Brain Bases*. Cambridge University Press, Cambridge, pp. 122-140.

· BYRNE, R.W. (2003), "Imitation as behaviour parsing". In *Philosophical Transactions of the Royal Society of London,* Series B, 358, pp. 529-536.
· BYRNE, R.W., RUSSON, A.E. (1998), "Learning by imitation: a hierarchical approach". In *Behavioral and Brain Sciences,* 21, pp. 667-712.
· CALDER, A.J., KEANE, J., MANES, F., ANTOUN, N., YOUNG, A.W. (2000), "Impaired recognition and experience of disgust following brain injury". In *Nature Neuroscience,* 3, pp. 1077-1078.
· CALDER, A.J., LAWRENCE, A.D., YOUNG, A.W. (2001), "Neuropsychology of fear and loathing". In *Nature Reviews Neuroscience,* 2, pp. 352-363.
· CALVO-MERINO, B., GLASER, D.E., GRÉZES, J., PASSINGHAM, R.E., HAGGARD, P. (2005), "Action observation and acquired motor skills: an fMRI study with expert dancers". In *Cerebral Cortex,* 15, 8, pp. 1243-1249.
· CAMINITI, R., FERRAINA, S., JOHNSON, P.B. (1996), "The sources of visual information to the primate frontal lobe: a novel role for the superior parietal lobule". In *Cerebral Cortex,* 6, pp. 319-328.
· CAMPBELL, A.W. (1905), *Histological Studies on the Localization of Cerebral Function.* Cambridge University Press, Cambridge.
· CHANGEUX, J.-P., RICOEUR, P. (1998), *La Nature et la Régle. Ce Qui Nous Fait Penser.* Odile Jacob, Paris.
· CHAO, L.L., MARTIN, A. (2000), "Representation of manipulable man-made objects in the dorsal stream". In *Neuroimage,* 12, pp.478-484.
· CHENEY, D.L., SEYFARTH, R.M. (1990), *How Monkeys See the World. Inside the Mind of Another Species.* University of Chicago Press, Chicago-London.
· CHIARUGI, G. (1954), *Istituzioni di anatomia dell'uomo.* Societa editrice libraria, Milano.
· CHIEFFI, S., FOGASSI, L., GALLESE, V., GENTILUCCI, M. (1992), "Prehension movements directed to approaching objects: in-fluence of stimulus velocity on the transport and the grasp components". In *Neuropsychologia,* 30, pp. 877-897.
· COCHIN, S., BARTHELEMY, C., LEJEUNE, B., ROUX, S., MARTINEAU, J. (1998), "Perception of motion and qEEG activity in human adults". In *Electroencephalography and Clinical Neurophysiology,* 107, pp. 287-295.
· COCHIN, S., BARTHELEMY, B., ROUX, S., MARTINEAU, J. (1999), "Observation and execution of movement: similarities demonstrated by quantified electroencephalography". In *European Journal of Neuroscienc*e, 11, 1839-1842.
· COHEN-SEAT, G., GASTAUT, H.J., FAURE, J., HEUYER, G. (1954), "Études expérimentales de l'activité nerveuse pendant la projection cinématographique". In *Revue International de Filmologie,* 5, pp. 7-64.
· COLBY, C.L., GATTASS, R., OLSON, C.R., GROSS, C.G. (1988), "Topographical organization of cortical afferents to extrastriate visual area PO in the macaque: a dual tracer study". In *The Journal of Comparative Neurology,* 269, pp. 392-413.

· COLBY, C.L., DUHAMEL, J.-R. (1991), "Heterogeneity of extrastriate visual areas and multiple parietal areas in the macaque monkeys". In *Neuropsychologia*, 29, pp. 517-537.
· COLBY, C.L., DUHAMEL, J.-R., GOLDBERG, M.E. (1993), "Ventral intraparietal area of the macaque: anatomic location and visual response properties". In *Journal of Neurophysiology*, 69, pp. 902-914.
· COLBY, C.L., GOLDBERG, M.E. (1999), "Space and attention in parietal cortex". In *Annual Review of Neuroscience*, 22, pp. 319-349.
· CONDILLAC, È. BONNOT DE (1746), *Essai sur l'Origine des Connaissances Humaines*. Pierre Mortier, Amsterdam. [『人間認識起源論』上下巻, 古茂田宏訳, 岩波文庫, 1994]
· CORBALLIS, M.C. (1992), "On the evolution of language and generativity". In *Cognition*, 44, pp. 197-226.
· CORBALLIS, M.C. (2002), *From Hand to Mouth: The Origins of Language*. Princeton University Press, Princeton.
· CORBALLIS, M.C. (2003), "From hand to mouth: gestures, speech, and the evolution of right-handedness". In *Behavioral and Brain Sciences*, 26, pp. 199-260.
· COWEY, A., SMALL, M., ELLIS, S. (1994), "Left visual-spatial neglect can be worse in far than in near space". In *Neuropsychologia*, 32, pp. 1059-1066.
· COWEY, A., SMALL, M., ELLIS, S. (1999), "No abrupt change in visual hemineglect from near to far space". In *Neuropsychologia*, 37, pp. 1-6.
· CRAIG, A.D. (2002), "How do you feel? Interoception: the sense of the physiological condition of the body". In *Nature Reviews of Neuroscience*, 4, pp. 2051-2062.
· DAMASIO, A.R. (2003), *Looking for Spinoza. Joy, Sorrow, and the Feeling Brain*. Harcourt, New York. [『感じる脳』田中三彦訳, ダイヤモンド社, 2005]
· DARWIN, C.R. (1872), *The Expression of the Emotions in Man and Animals*. John Murray, London. [『人及び動物の表情について』浜中浜太郎訳, 岩波文庫, 1931]
· DECETY, J., PERANI, D., JEANNEROD, M., BETTINARDI, V., TADARY, B., WOODS, R., MAZZIOTTA, J.C., FAZIO, F. (1994), "Mapping motor representations with positron emission tomography". In *Nature*, 371, pp. 600-602.
· DE RENZI, E. (1982), *Disorders of Space Exploration and Cognition*. John Wiley, Chichester (UK).
· DESIMONE, R., ALBRIGHT, T.D., GROSS, C.G., BRUCE, C. (1984), "Stimulus selective properties of inferior temporal neurons in the macaque". In *Journal of Neuroscience*, 4, pp. 2051-2062.
· DEWAAL, F.B.M. (1982), *Chimpanzee Politics. Power and Sex among Apes*. Harper & Row, New York.
· DI PELLEGRINO, G., FADIGA, L., FOGASSI, L., GALLESE, V., RIZZOLATTI, G. (1992), "Understanding motor events: a neurophysiological study". In *Experimental Brain Research*, 91, pp. 176-180.
· DI PELLEGRINO, G., LÀDAVAS, E., FARNÉ, A. (1997), "Seeing where your hands are". In

Nature, 388, p. 730.
- DONALD, M. (1991), *Origins of the Modern Mind*. Harvard University Press, Cambridge.
- ECONOMO, C. VON, KOSKINAS, G.N. (1925), *Die Cytoarchitektonik der Hirnrinde des erwachsenen Menschen*. Springer, Wien.
- EHRSSON, H.H., FAGERGREN, A., JONSSON, T., WESTLING, G., JOHANSSON, R.S., FORSSBERG, H. (2000), "Cortical activity in precision- versus power-grip tasks: an fMRI study". In *Journal of Neurophysiology*, 83, pp. 528-536.
- EVARTS, E.V., SHINODA, Y., WISE, S.P. (1984), *Neurophysiological Approaches to Higher Brain Functions*. Wiley, New York.
- FADIGA, L., FOGASSI, L., PAVESI, G., RIZZOLATTI, G. (1995), "Motor facilitation during action observation: a magnetic stimulation study". In *Journal of Neurophysiology*, 73, pp. 2608-2611.
- FADIGA, L., FOGASSI, L., GALLESE, V., RIZZOLATTI, G. (2000), "Visuomotor neurons: ambiguity of the discharge or 'motor' perception?". In *International Journal of Psychophysiology*, 35, pp. 165-177.
- FADIGA, L., CRAIGHERO, L., BUCCINO, G., RIZZOLATTI, G. (2002), "Speech listening specifically modulates the excitability of tongue muscles: a TMS study". In *European Journal of Neuroscience*, 17, pp. 1703-1714.
- FAGG, A.H., ARBIB, M.A. (1998), "Modelling parietal-premotor interactions in primate control grasping". In *Neural Networks*, 11, pp. 1277-1308.
- FALK, D. (1983), "The Taung endocast: a reply to Holloway". In *American Journal of Physical Anthropology*, 60, pp. 17-45.
- FERRARI, P.F., GALLESE, V., RIZZOLATTI, G., FOGASSI, L. (2003), "Mirror neurons responding to the observation of ingestive and communicative mouth actions in the monkey ventral premotor cortex". In *European Journal of Neuroscience*, 17, pp. 1703-1714.
- FIELD, T., WOODSON, R., GREENBERG, R., COHEN, D. (1982), "Discrimination and imitation of facial expressions by neonates". In *Science*, 218, pp. 179-181.
- FOGASSI, L., GALLESE, V., DI PELLEGRINO, G., FADIGA, L., GENTILUCCI, M., LUPPINO, G., MATELLI, M., PEDOTTI, A., RIZZOLATTI, G. (1992), "Space coding by premotor cortex". In *Experimental Brain Research*, 89, pp. 686-690.
- FOGASSI, L., GALLESE, V., FADIGA, L., LUPPINO, G., MATELLI, M., RIZZOLATTI, G. (1996a), "Coding of peripersonal space in inferior premotor cortex (F4)". In *Journal of Neurophysiology*, 76, pp. 141-157.
- FOGASSI, L., GALLESE, V., FADIGA, L., RIZZOLATTI, G. (1996b), "Space coding in inferior premotor cortex (area F4): facts and speculations". In LACQUANITI, F., VIVIANI, P. (eds.), *Neural Bases of Motor Behaviour*. Kluwer, Dordrecht, pp. 99-120.
- FOGASSI, L., GALLESE, V., FADIGA, L., RIZZOLATTI, G. (1998), "Neurons responding to the sight of goal-directed hand/arm actions in the parietal area PF (7b) of the macaque monkey". In *Society for Neuroscience Abstracts*, 24, 257.5.

- FOGASSI, L., GALLESE, V., BUCCINO, G., CRAIGHERO, L., FADIGA, L., RIZZOLATTI, G. (2001), "Cortical mechanisms for the visual guidance of hand grasping movements in the monkey: a reversible inactivation study". In *Brain*, 124, pp. 571-586.
- FOGASSI, L., GALLESE, V. (2002), "The neural correlates of action understanding in non-human primates". In STAMENOV, M.I., GALLESE, V. (eds.), *Mirror Neurons and the Evolution of Brain and Language. Advances in Consciousness Research*. John Benjamins Publishing & Co., Amsterdam, pp. 13-55.
- FOGASSI, L., FERRARI, P.F. (2005), "Neurones miroir, gestes et évolution du langage". In *Primatologie*, 6, pp. 263-286.
- FOGASSI, L., FERRARI, P.F., GESIERICH, B., ROZZI, S., CHERSI, F., RIZZOLATTI, G. (2005), "Parietal lobe: from action organization to intention understanding". In *Science*, 308, pp. 662-667.
- FRASSINETTI, F., ROSSI, M., LADAVAS, E. (2001), "Passive limb movements improve visual neglect". In *Neuropsychologia*, 39, pp.725-733.
- FREUND, H.-J. (1996), "Historical Overview". In LUDERS, H.O. (ed.), *Supplementary Sensorimotor Area*. Lippincott-Raven Publishing, Philadelphia, pp. 17-27.
- FRONTERA, J.G. (1956), "Some results obtained by electrical stimulation of the cortex of the island of Reil in the brain of the monkey (*Macaca mulatta*)". In *The Journal of Comparative Neurology*, 105, pp. 365-394.
- FUNAHASHI, S., BRUCE, C.J., GOLDMAN-RAKIC, P.S. (1990), "Mnemonic coding of visual space in the monkey's dorsolateral prefrontal cortex". In *Journal of Neurophysiology*, 63, pp. 814-831.
- FUSTER, J. M. (1989), *The Prefrontal Cortex*. Raven Press, New York.
- FUSTER, J.M., ALEXANDER, G.E. (1971), "Neuron activity related to short-term memory". In *Science*, 173, pp. 652-654.
- GALEA, M.P., DARIAN-SMITH, I. (1994), "Multiple corticospinal neuron populations in the macaque monkey are specified by their unique cortical origins, spinal terminations, and connections" In *Cerebral Cortex*, 4, pp. 166-194.
- GALLESE, V. (2000), "The inner sense of action. Agency and motor representations". In *Journal of Consciousness Studies*, 7, 10, pp. 23-40.
- GALLESE, V. (2001), "The 'shared manifold' hypothesis: from mirror neuron to empathy". In *Journal of Consciousness Studies*, 8, pp. 33-50.
- GALLESE, V. (2005), "Embodied simulation: from neurons to phenomenal experience". In *Phenomenology and the Cognitive Sciences*, 4, pp. 23-48.
- GALLESE, V., MURATA, A., KASEDA, M., NIKI, N., SAKATA, H. (1994), "Deficit of hand preshaping after mucimol injection in monkey parietal cortex". In *Neuroreport*, 5, pp. 1525-1529.
- GALLESE, V., FADIGA, L., FOGASSI, L., RIZZOLATTI, G. (1996), "Action recognition in the premotor cortex". In *Brain*, 119, pp. 593-609.

- GALLESE, V., CRAIGHERO, L., FADIGA, L., FOGASSI, L. (1999), "Perception through action". In *Psyche*, 5, p. 21.
- GALLESE, V., FOGASSI, L., FADIGA, L., RIZZOLATTI, G. (2002), "Action representation and the inferior parietal lobule". In PRINZ, W., HOMMEL, B. (eds.), *Attention and Performance XIX: Common Mechanisms in Perception and Action*. Oxford University Press, Oxford, pp. 335-355.
- GALLESE, V., KEYSERS, C., RIZZOLATTI, G. (2004), "A unifying view of the basis of social cognition". In *Trends in Cognitive Sciences*, 8, 9, pp. 396-403.
- GALLETTI, C., FATTORI, P., KUTZ, D.F., BATTAGLINI, P.P. (1999), "Brain location and visual topography of cortical area V6A in the macaque monkey". In *European Journal of Neuroscience*, 11, pp. 575-582.
- GALLETTI, C., GAMBERINI, M., KUTZ, D.F., FATTORI, P., LUPPINO, G., MATELLI, M. (2001), "The cortical connections of area V6A: an occipito-parietal network processing visual information". In *European Journal of Neuroscience*, 13, pp. 1572-1588.
- GAMBERINI, M., GALLETTI, C., LUPPINO, G., MATELLI, M. (2002), "Cytoarchitectonic organization of the functionally defined areas V6 and V6A in the parieto-occipital cortex of macaque brain". In *Journal of Physiology*, 543P, 113P.
- GANGITANO, M., MOTTAGHY, F.M., PASCUAL-LEONE, A. (2001), "Phase specific modulation of cortical motor output during movement observation". In *NeuroReport*, 12, pp. 1489-1492.
- GASTAUT, H.J., BERT, J. (1954), "EEG changes during cinematographic presentation". In *Electroencephalography and Clinical Neurophysiology*, 6, pp. 433-444.
- GENTILUCCI, M. (2003), "Grasp observation influences speech production". In *European Journal of Neuroscience*, 17, pp. 179-184.
- GENTILUCCI, M., SCANDOLARA, C., PIGAREV, I.N., RIZZOLATTI, G. (1983), "Visual responses in the postarcuate cortex (area 6) of the monkey that are independent of eye position". In *Experimental Brain Research*, 50, pp. 464-468.
- GENTILUCCI, M., FOGASSI, L., LUPPINO, G., MATELLI, M., CAMARDA, R., RIZZOLATTI, G. (1988), "Functional organization of inferior area 6 in the macaque monkey. I. Somatotopy and the control of proximal movements". In *Experimental Brain Research*, 71, pp. 475-490.
- GENTILUCCI, M., BENUZZI, F., GANGITANO, M., GRIMALDI, S. (2001), "Grasp with hand and mouth: a kinematic study on healthy subjects". In *Journal of Neurophysiology*, 86, pp. 1685-1699.
- GIBSON, J.J. (1979), *The Ecological Approach to Visual Perception*. Houghton Mifflin, Boston. [『生態学的視覚論』古崎敬ほか訳, サイエンス社, 1985]
- GIBSON, K.R., JESSEE, S. (1999), "Language evolution and expansions of multiple neurological processing areas". In KING, B.J. (ed.), *The Origins of Language. What Nonhuman Primates Can Tell Us*. School of American Research Press, Santa Fe (NM), pp. 189-227.

· GODSCHALK, M., LEMON, R.N., KUYPERS, H.G., RONDAY, H.K (1984), "Cortical afferents and efferents of monkey postarcuate area: an anatomical and electrophysiological study". In *Experimental Brain Research*, 56, pp. 410-424.
· GOLDBERG, M.E., BRUCE, C.J. (1990), "Primate frontal eye fields. III. Maintenance of a spatially accurate saccade signal". In *Journal of Neurophysiology*, 64, pp. 489-508.
· GOLDBERG, M.E., COLBY, C.L., DUHAMEL, J.-R. (1990), "The representation of visuomotor space in the parietal lobe of the monkey". In *Cold Spring Harbor Symposia on Quantitative Biology*, 55, pp. 729-739.
· GOODALE, M.A., MILNER, A.D. (1992), "Separate visual pathways for perception and action". In *Trends in Neurosciences*, 15 pp. 20-25.
· GOODALL, J. (1986), *The Chimpanzees of Gombe: Patterns of Behavior*. Harvard University Press, Cambridge. [『野生チンパンジーの世界』杉山幸丸・松沢哲郎監訳, ミネルヴァ書房, 1990]
· GRAFTON, S.T., ARBIB, M.A., FADIGA, L., RIZZOLATTI, G. (1996), "Localization of grasp representations in humans by PET: 2. Observation compared with imagination". In *Experimental Brain Research*, 112, pp. 103-111.
· GRAFTON, S.T., FADIGA, L., ARBIB, M.A., RIZZOLATTI, G. (1997), "Premotor cortex activation during observation and naming of familiar tools". In *Neuroimage*, 6, pp. 231-236.
· GRAZIANO, M.S.A., GROSS, C.G. (1994), "Mapping space with neurons". In *Current Directions in Psychological Science*, 3, 5, pp.164-167.
· GRAZIANO, M.S.A., YAP, G.S., GROSS, C.G. (1994), "Coding of visual space by premotor neurons". In *Science*, 266, pp. 1054-1057.
· GRAZIANO, M.S.A., GROSS, C.G. (1995), "The representation of extrapersonal space. A possible role for bimodal, visual-tactile neurons". In GAZZANIGA, M.S. (ed.), *The Cognitive Neurosciences*. MIT Press, Cambridge (MA).
· GRAZIANO, M.S.A., HU, X., GROSS, C.G. (1997), "Visuo-spatial properties of ventral premotor cortex". In *Journal of Neurophysiology*, 77, pp. 2268-2292.
· GRAZIANO, M.S.A., GROSS, C.G. (1998), "Spatial maps for the control of movement". In *Current Opinion in Neurobiology*, 8, pp.195-201.
· GRAZIANO, M.S.A., REISS, L.A.J., GROSS, C.G. (1999), "A neural representation of the location of nearby sounds". In *Nature*, 397, pp. 428-430.
· GREENWALD, A.G. (1970), "Sensory feedback mechanisms in performance control: with special reference to the ideo-motor mechanism". In *Psychological Review*, 77, pp. 73-99.
· GRÈZES, J., COSTES, N., DECETY, J. (1998), "Top-down effect of strategy on the perception of human biological motion: a PET investigation". In *Cognitive Neuropsychology*, 15, pp. 553-582.
· GRÈZES, J., DECETY, J. (2001), "Functional anatomy of execution, mental simulation, observation and verb generation of actions: a meta-analysis". In *Human Brain Mapping*, 12, pp. 1-19.
· HADAR, U., WENKERT-OLENIK, D., KRAUSS, R., SOROKER, N. (1998), "Gesture

and processing of the speech: neuropsychological evidence". In *Brain and Language*, 62, pp. 107-126.

· HALLIGAN, P.W., MARSHALL, J.C. (1991), "Left neglect for near but not far space in man". In *Nature*, 350, pp. 498-500.

· HANLON, R.E., BROWN, J.W., GERSTMAN, L.J. (1990), "Enhancement of naming in nonfluent aphasia through gesture". In *Brain and Language*, 38, pp. 298-314.

· HARI, R., FORSS, N., AVIKAINEN, S., KIRVESKARI, S., SALENIUS, S.,RIZZOLATTI, G. (1998), "Activation of human primary motor cortex during action observation: a neuromagnetic study". In *Proceedings of the National Academy of Sciences of USA*, 95, pp. 15061-15065.

· HAUSER, M.D. (1996), *The Evolution of Communication*. MIT Press, Cambridge (MA).

· HAUSER, M.D., CHOMSKY, N., FITCH, W.T. (2002), "The faculty of language: what is it, who has it, and how did it evolve?". In *Science*, 286, pp. 2526-2528.

· HE, S.Q., DUM, R.P., STRICK, P.L. (1993), "Topographic organization of corticospinal projections from the frontal lobe: motor areas on the lateral surface of the hemisphere". In *Journal of Neuroscience*, 13, pp. 952-980.

· HE, S.Q., DUM, R.P., STRICK, P.L. (1995), Topographic organization of corticospinal projections from the frontal lobe: motor areas on the medial surface of the hemisphere". In *Journal of Neuroscience*, 15, pp. 3284-3306.

· HEISER, M., IACOBONI, M., MAEDA, F., MARCUS, J., MAZZIOTTA, J.C. (2003), "The essential role of Broca's area in imitation". In *European Journal of Neuroscience*, 17, pp. 1123-1128.

· HENNEMAN, E. (1984), "Organization of the Motor System. A Preview". In MOUNTCASTLE, V.B., *Medical Physiology*, The C.V. Mosby Co., Saint Louis, pp. 669-673.

· HEYES, C. (2001), "Causes and consequences of imitation". In *Trends in Cognitive Sciences*, 5, pp. 253-261.

· HOLLOWAY, R.L. (1983), "Human paleontological evidence relevant to language behavior". In *Human Neurobiology*, 2, pp. 105-114.

· HOLLOWAY, R.L. (1985), "The past, present, and future significance of the lunate sulcus in early hominid evolution". In TOBIAS, P.V. (ed.), *Hominid Evolution. Past, Present, and Future*. Allen R. Liss, New York, pp. 47-62.

· HUTCHISON, W.D., DAVIS, K.D., LOZANO, A.M., TASKER, R.R., DOSTROVSKY, J.O. (1999), "Pain related neurons in the human cingulate cortex". In *Nature Neuroscience*, 2, pp. 403-405.

· HYVÄRINEN, J. (1981), "Regional distribution of functions in parietal association area 7 of the monkey". In *Brain Research*, 206, pp. 287-303.

· IACOBONI, M., WOODS, R.P., BRASS, M., BEKKERING, H., MAZZIOTTA, J.C., RIZZOLATTI, G. (1999), "Cortical mechanisms of human imitation". In *Science*, pp. 2526-2528.

· IACOBONI, M., KOSKI, L.M., BRASS, M., BEKKERING, H., WOODS, R.P., DUBEAU,

M.C., MAZZIOTTA, J.C., RIZZOLATTI, G. (2001), "Reafferent copies of imitated actions in the right superior temporal cortex". In *Proceedings of the National Academy of Sciences of USA*, 98, 24, pp. 13995-13999.

· IACOBONI, M., MOLNAR-SZAKACS, I., GALLESE, V., BUCCINO, G., MAZZIOTTA, J.C., RIZZOLATTI, G. (2005), "Grasping the intentions of others with one's own mirror neuron system". In *PLoS Biology*, 3, pp. 529-535.

· INGLE, D. (1967), "Two visual mechanisms underlying the behavior of fish". In *Psychologische Forschung*, 31, pp. 44-51.

· INGLE, D. (1973), "Two visual systems in the frog". In *Science*, 181, pp. 1053-1055.

· IRIKI, A., TANAKA, M., IWAMURA, Y. (1996), "Coding of modified body schema during tool use by macaque postcentral neurones". In *Neuroreport*, 7, pp. 2325-2330.

· JACOB, P., JEANNEROD, M. (2003), *Ways of Seeing. The Scope and Limits of Visual Cognition.* Oxford University Press, New York.

· JAMES, W. (1890), *The Principles of Psychology*. Holt, Rinehart & Winston, New York. [「心理学の根本問題」『現代思想新書』第 6 巻, 松浦孝作訳, 三笠書房, 1940]

· JEANNEROD, M. (1988), *The Neural and Behavioural Organization of Goal-directed Movements*. Oxford University Press, Oxford.

· JEANNEROD, M. (1994), "The representing brain: neural correlates of motor intention and imagery". In *Behavioral and Brain Sciences*, 17, pp. 187-245.

· JEANNEROD, M. (1997), *The Cognitive Neuroscience of Action*. Blackwell, Oxford.

· JEANNEROD, M., ARBIB, M.A., RIZZOLATTI, G., SAKATA, H. (1995), "Grasping objects: the cortical mechanisms of visuomotor transformation". In *Trends in Neurosciences*, 18, pp. 314-320.

· JELLEMA, T., BAKER, C.I., WICKER, B., PERRETT, D.I. (2000), "Neural representation for the perception of the itentionality of actions". In *Brain and Cognition*, 44, pp. 280-302.

· JELLEMA, T., BAKER, C.I., ORAM, M.W., PERRETT, D.I. (2002), "Cell populations in the banks of the superior temporal solcus of the macaque monkey and imitation". In MELTZOFF, A.N., PRINZ, W. (eds.), *The Imitative Mind: Development, Evolution and Brain Bases*. Cambridge University Press, Cambridge, pp. 267-290.

· JÜRGENS, U. (1995), "Neuronal control of vocal production in humans and non humans primates". In ZIMMERMAN, E., NEWMAN, J.D., JÜRGENS, U. (eds.), *Current Topics in Primate Vocal Communication*. Plenum Press, New York, pp. 199-206.

· JÜRGENS, U. (2002), "Neural pathways underlying vocal control". In *Neuroscience and Biobehavioral Review*, 26, pp. 235-258.

· KAADA, B.R., PRIBRAM, K.H., EPSTEIN, J. (1949), "Respiratory and vascular responses in monkeys from temporal pole, insula, orbital surface and cingulated gyrus". In *Journal of Neurophysiology*, 12, pp. 347-356.

· KAWATO, M. (1997), "Bidirectional theory approach to consciousness". In ITO, M., MIYASHITA, Y., ROLLS, E.T. (eds.), *Cognition, Computation and Consciousness*. Oxford

University Press, Oxford, pp. 223-248.
- KAWATO, M. (1999), "Internal models for motor control and trajectory planning". In *Current Opinion in Neurobiology*, 9, pp. 718-727.
- KEIZER, K., KUYPERS, H.G.J.M. (1989), "Distribution of corticospinal neurons with collaterals to the lower brain stem reticular formation in monkey (*Macaca fascicularis*)". In *Experimental Brain Research*, 74, pp. 311-318.
- KEYSERS, C., KOHLER, E., UMILTÀ, M.A., FOGASSI, L., RIZZOLATTI, G., GALLESE, V. (2003), "Audio-visual mirror neurons and action recognition". In *Experimental Brain Research*, 153, pp. 628-636.
- KOHLER, E., KEYSERS, C., UMILTÀ, M.A., FOGASSI, L., GALLESE, V., RIZZOLATTI, G. (2002), "Hearing sounds, understanding actions: action representation in mirror neurons". In *Science*, 297, pp. 846-848.
- KOSKI, L., WOHLSCHLÄGER, A., BEKKERING, H., WOODS, R.P., DUBEAU, M.C. (2002), "Modulation of motor and premotor activity during imitation of target-directed actions". In *Cerebral Cortex*, 12, pp. 847-855.
- KOSKI, L., IACOBONI, M., DUBEAU, M.C., WOODS, R.P., MAZZIOTTA, J.C. (2003), "Modulation of cortical activity during different imitative behaviors". In *Journal of Neurophysiology*, 89, pp. 460-471.
- KRAMS, M., RUSHWORTH, M.F., DEIBER, M.P., FRACKOWIAK, R.S., PASSINGHAM, R.E. (1998), "The preparation, execution and suppression of copied movements in the human brain". In *Experimental Brain Research*, 120, pp. 386-398.
- KROLAK-SALMON, P., HENAFF, M.A., ISNARD, J., TALLON-BAUDRY, C., GUENOT, M., VIGHETTO, A., BERTRAND, O., MAUGUIERE, F. (2003), "An attention modulated response to disgust in human ventral anterior insula". In *Annals of Neurology*, 53, pp. 446-453.
- LACQUANITI, F., GUIGON, E., BIANCHI, L., FERRAINA, S., CAMINITI, R. (1995), "Representing spatial information for limb movement: role of area 5 in the monkey". In *Cerebral Cortex*, 5, pp. 391-409.
- LÀDAVAS, E., DI PELLEGRINO, G., FARNE, A., ZELONI, G. (1998a), "Neuropsychological evidence of an integrated visuotactile representation of peripersonal space in humans". In *Journal of Cognitive Neuroscience*, 10, pp. 581-589.
- LÀDAVAS, E., ZELONI, G., FARNÉ, A. (1998b), "Visual peripersonal space centred on the face in humans". In *Brain*, 121, pp. 2317-2326.
- LEINONEN, L., HIVÄRINEN, J., NYMAN, G., LINNANKOSKI, I. (1979), "I. Function properties of neurons in lateral part of associative area 7 in awake monkeys". In *Experimental Brain Research*, 34, pp. 299-320.
- LEINONEN, L., NYMAN, G. (1979), "II. Functional properties of cells in anterolateral part of area 7 associative face area of awake monkeys". In *Experimental Brain Research*, 34, pp. 321-333.
- LIBERMAN, A.M. (1993), "Some assumptions about speech and how they changed". In *Haskins Laboratories Status Report on Speech Research*, 113, pp. 1-32.

· LIBERMAN, A.M., WHALEN, D.H. (2000), "On the relation of speech to language". In *Trends in Cognitive Neuroscience*, 4, pp. 187-196.
· LIEBERMAN, P. (1975), *On the Origins of Language. An Introduction to the Evolution of Human Speech*. Macmillan Publishing Co., New York.
· LIVET, P. (1997), "Modèles de la motricité et théorie de l'action". In PETIT, J.-L. (ed.), *Les neurosciences et la philosophie de l'action*. Vrin, Paris, pp. 341-361.
· LOTZE, H. (1852), *Medicinische Psychologie oder Physiologie der Seele*. Weidmannsche Buchandlung, Leipzig.
· LUPPINO, G., MATELLI, M., CAMARDA, R., GALLESE, V., RIZZOLATTI, G. (1991), "Multiple representations of body movements in mesial area 6 and the adjacent cingulate cortex: an intercortical microstimulation study". In *The Journal of Comparative Neurology*, 311, pp. 463-482.
· LUPPINO, G., MATELLI, M., CAMARDA, R., RIZZOLATTI, G. (1993), "Corticocortical connections of area F3 (SMA-Proper) and area F6 (Pre-SMA) in the macaque monkey". In *The Journal of Comparative Neurology*, 338, pp. 114-140.
· LUPPINO, G., MURATA, A., GOVONI, P., MATELLI, M. (1999), "Largely segregated parietofrontal connections linking rostral intraparietal cortex (areas AIP and VIP) and the ventral premotor cortex (areas F5 and F4)". In *Experimental Brain Research*, 128, pp. 181-187.
· LUPPINO, G., RIZZOLATTI, G. (2000), "The organization of the frontal motor cortex". In *News Physiological Science*, 15, pp. 219-224.
· LURIJA, A.R. (1973), *The Working Brain. An Introduction to Neuropsychology*. Penguin Books, Harmondsworth.
· MACH, E. (1905), *Erkenntnis und Irrtum*. Johann Ambrosius Barth, Leipzig. [『時間と空間』野家啓一編訳, 法政大学出版局, 2008]
· MACNEILAGE, P.F. (1998), "The frame/content theory of evolution of speech production". In *Behavioral and Brain Sciences*, 21, pp. 499-511.
· MAEDA, F., KLEINER-FISMAN, G., PASCUAL-LEONE, A. (2002), "Motor facilitation while observing hand actions: specificity of the effect and role of observer's orientation". In *Journal of Neurophysiology*, 87, pp. 1329-1335.
· MAESTRIPIERI, D. (1996), "Gestural communication and its cognitive implications in pigtail macaques (Macaca nemestrina) ". In *Behaviour*, 133, pp. 997-1022.
· MARSHALL, J.F., HALLIGAN, P.W. (1988), "Blindsight and insight in visuo-spatial neglect". In *Nature*, 311, pp. 445-462.
· MARTIN, A. WIGGS, C.L., UNGERLEIDER, L.G. HAXBY, J.V (1996), "Neural correlates of category-specific knowledge". In *Nature*, 379, pp. 649-652.
· MASSARO, D.W. (1990), "An information-processing analysis of perception and action". In NEUMANN, O., PRINZ, W. (eds.), *Relationship between Perception and Action: Current Approaches*. Springer, Berlin, pp. 133-166.
· MATELLI, M., LUPPINO, G., RIZZOLATTI, G. (1985), "Patterns of cytochrome oxydase

activity in the frontal agranular cortex of the macaque monkey". In *Behavioural Brain Research*, 18, pp. 125-136.

· MATELLI, M., CAMARDA, R., GLICKSTEIN, M., RIZZOLATTI, G. (1986), "Afferent and efferent projections of the inferior area 6 in the macaque monkey". In *The Journal of Comparative Neurology*, 251, pp. 291-298.

· MATELLI, M., LUPPINO, G., RIZZOLATTI, G. (1991), "Architecture of superior and mesial area 6 and of the adjacent cingulate cortex". In *The Journal of Comparative Neurology*, 311, pp. 445-462.

· MATELLI, M., LUPPINO, G. (1998), "Functional anatomy of human motor cortical areas". In BOLLER, F., GRAFMAN, J. (eds.), *Handbook of Neurophysiology*. Elsevier Science, Amsterdam, vol. 11, pp. 9-26.

· MATSUMARA, M., KUBOTA, K. (1979), "Cortical projection of handarm motor area from postarcuate area in macaque monkey: a histological study of retrograde transport of horseradish peroxidase". In *Neuroscience Letters*, 11, pp. 241-246.

· MEAD, G.H. (1907), "Concerning animal perception". In *Psychological Review*, 14, pp. 383-390.

· MEAD, G.H. (1910), "Social Consciousness and the Consciousness of Meaning". In *Psychological bulletin*, 7 (12), 398. Also in *Selected Writings of George Herbert Mead*. University of Chicago Press, Chicago. [『創造的知性』清水幾太郎訳，河出書房, 1941]

· MEAD, G.H. (1938), *The Philosophy of the Act*. Edited by C.W. Morris, J.M. Brewster, A.M. Dunham, D. Milller, University of Chicago, Chicago.

· MEISTER, I.G., BOROOJERDI, B., FOLTYS, H., SPARING, R., HUBER, W., TOPPER, R. (2003), "Motor cortex hand area and speech: implications for the development of language". In *Neurophysiologia*, 41, pp. 401-406.

· MELTZOFF, A.N. (2002), "Elements of a developmental theory of imitation". In PRINZ, W., MELTZOFF, A.N. (eds.), *The Imitative Mind: Development, Evolution and Brain Bases*. Cambridge University Press, Cambridge , pp. 19-41.

· MELTZOFF, A.N., MOORE, M.K. (1977), "Imitation of facial and manual gestures by human neonates". In *Science*, 198, pp. 75-78.

· MELTZOFF, A.N., MOORE, M.K. (1997), "Explaining facial imitation: a theoretical model". In *Early Development and Parenting*, 6, pp. 179-192.

· MERLEAU-PONTY, M. (1945), *Phénoménologie de la Perception*. Gallimard, Paris. [『知覚の現象学』〈1〉〈2〉 竹内芳郎ほか訳，みすず書房, 1967-74]

· MESULAM, M.M., MUFSON, E.J. (1982a), "Insula of the old world monkey. I. Architectonics in the insulo-orbito-temporal component of the paralimbic brain". In *The Journal of Comparative Neurology*, 212, pp. 1-22.

· MESULAM, M.M., MUFSON, E.J. (1982b), "Insula of the old world monkey. III. Efferent cortical output and comments on function". In *The Journal of Comparative Neurology*, 212, pp. 38-52.

- MILNER, A.D. (1987), "Animal model for the syndrome of spatial neglect". In JEANNEROD, M. (ed.), *Neurophysiological and Neuropsychological Aspects of Spatial Neglect.* North-Holland, Amsterdam, pp. 295-288.
- MILNER, A.D., GOODALE, M.A. (1995), *The Visual Brain in Action.* Oxford University Press, Oxford.
- MOUNTCASTLE, V.B., LYNCH, J.C, GEORGOPULOS, A., SAKATA, H., ACUNA, C. (1975), "Posterior parietal association cortex of the monkey: command functions for operations within extrapersonal space". In *Journal of Neurophysiology*, 38, pp. 871-908.
- MOUNTCASTLE, V.B. (1995), "The parietal system and some higher brain functions". In *Cerebral Cortex*, 5, pp. 377-390.
- MUAKKASSA, K.F., STRICK, P.L. (1979), "Frontal lobe inputs to primate motor cortex: evidence for four somatotopically organized 'premotor' areas". In *Brain Research*, 177, pp. 176-182.
- MUFSON, E.J., MESULAM, M.M. (1982), "Insula of the old world monkey. II. Afferent cortical output and comments on the claustrum". In *The Journal of Comparative Neurology*, 212, pp. 23-37.
- MURATA, A., GALLESE, V., KASEDA, M., SAKATA, H. (1996), "Parietal neurons related to memory-guided hand manipulation". In *Journal of Neurophysiology*, 75, pp. 2180-2185.
- MURATA, A., FADIGA, L., FOGASSI, L., GALLESE, V., RAOS, V., RIZZOLATTI, G. (1997), "Object representation in the ventral premotor cortex (area F 5) of the monkey". In *Journal of Neurophysiology*, 78, pp. 2226-2230.
- MURATA, A., GALLESE, V., LUPPINO, G., KASEDA, M., SAKATA, H. (2000), "Selectivity for the shape, size and orientation of objects for grasping in neurons of monkey parietal area AIP". In *Journal of Neurophysiology*, 79, pp. 2580-2601.
- NELISSEN, K., LUPPINO G., VANDUFFEL,W., RIZZOLATTI, G., ORBAN, G.A. (2005), "Observing others: multiple action representation in the frontal lobe". In *Science*, 14, 310, pp. 332-336.
- NISHITANI, N., HARI, R. (2000), "Temporal dynamics of cortical representation for action". In *Proceedings of National Academy of Sciences of USA*, 97, pp. 913-918.
- NISHITANI, N., HARI, R. (2002), "Viewing lip forms: cortical dynamics". In *Neuron*, 36, pp. 1211-1220.
- PAGET, R. (1930), *Human Speech.* Keegan Paul, London.
- PANDYA, D.N., SELTZER, B. (1982), "Intrinsic connections and architectonics of posterior parietal cortex in rhesus monkey". In *The Journal of Comparative Neurology*, 204, pp. 196-210.
- PASSINGHAM, R.E. (1993), *The Frontal Lobe and Voluntary Action.* Oxford University Press, Oxford.
- PASSINGHAM, R.E., TONI, I., RUSHWORTH, M.F.S. (2000), "Specialisation within the prefrontal cortex: the ventral prefrontal cortex and associative learning". In *Experimental Brain Research*, 133, pp. 103-113.

· PENFIELD, W., RASMUSSEN, T. (1950), *The Cerebral Cortex of Man. A Clinical Study of Localization of Function*. Macmillan, New York. [『脳の機能と行動』岩本隆茂ほか訳, 福村出版, 1986]
· PENFIELD, W., FAULK, M.E. (1955), "The insula: further observations on its function". In *Brain*, 78, pp. 445-470.
· PERANI, D., CAPPA, S.F., BETTINARDI, V. (1995), "Different neural systems for the recognition of animals and man-made tools". In *Neuroreport*, 6, pp. 1637-1641.
· PERRETT, D.I., ROLLS, E.T., CAAN, W. (1982), "Visual neurons responsive to faces in the monkey temporal cortex". In *Experimental Brain Research*, 47, pp. 329-342.
· PERRETT, D.I., SMITH, P.A.J., POTTER, D.D., MISTLING, A.J., HEAD, A.S., MILNER, A.D., JEVES, M.A. (1984), "Neurons responsive to faces in the temporal cortex: studies of functional organization, sensitivity to identity and relation to perception". In *Human Neurobiology*, 3, pp. 197-208.
· PERRETT, D.I., SMITH, P.A.J., POTTER, D.D., MISTLING, A.J., HEAD, A.S., MILNER, A.D., JEVES, M.A. (1985), "Visual cells in the temporal cortex sensitive to face view and gaze direction". In *Proceedings of Royal Society of London Series B Biological Sciences*, 223, pp. 293-317.
· PERRETT, D.I., HARRIES, M.H., BEVAN, R., THOMAS, S., BENSON, P.J., MISTLIN, A.J., CHITTY, A.J., HIETANEN, J.K., ORTEGA, J.E. (1989), "Frameworks of analysis for the neural representation of animate objects and actions". In *Journal of Experimental Biology*, 146, pp. 87-113.
· PERRETT, D.I., MISTLIN, A.J., HARRIES, M.H., CHITTY, A.J. (1990), "Understanding the visual appearance and consequence of hand actions". In GOODALE, M.A. (ed.), *Vision and Action: The Control of Grasping*. Ablex, Norwood, pp. 163-180.
· PETIT, J.-L. (1999), "Constitution by movement : Husserl in light of recent neurobiological findings". In PETITOT, J., VARELA, F.J., PACHOUD, B., ROY, J.-M. (eds.), *Naturalizing Phenomenology: Issues in Contemporary Phenomenology and Cognitive Science*. Stanford University Press, Stanford, pp. 220-244.
· PETRIDES, M., PANDYA, D.N. (1984), "Projections to the frontal cortex from the posterior parietal region in the rhesus monkey". In *The Journal of Comparative Neurology*, 228, pp. 105-116.
· PETRIDES, M., PANDYA, D.N. (1997), "Comparative architectonic analysis of the human and the macaque frontal cortex". In BOLLER,F., GRAFMAN, J. (eds.), *Handbook of Neuropsychology*. Elsevier, Amsterdam, vol. 9, pp. 17-58.
· PHILLIPS, M.L., YOUNG, A.W., SENIOR, C., BRAMMER, M., ANDREW, C., CALDER, A.J., BULLMORE, E.T., PERRETT, D.I., ROWLAND, D., WILLIAM, S.C., ET AL. (1997), "A specific neural substrate for perceiving facial expressions of disgust". In *Nature*, 389, pp. 495-498.
· PHILLIPS, M.L., YOUNG, A.W., SCOTT, S.K., CALDER, A.J., ANDREW, C., GIAMPIETRO, V., WILLIAM, S.C., BULLMORE, E.T., BRAMMER, M., GRAY, J.A. (1998),

"Neural responses to facial and vocal expressions of fear and disgust". In *Proceedings of Royal Society of London Series B Biological Sciences*, 265, pp. 1089-1817.

- PIAGET, J. (1936), *La Naissance de L'Intelligence Chez L'Enfant*. Delachaux et Niestlé, Neuchâtel, Paris.
- PINKER, S. (1994), *The Language Instinct*. William Morrow & Co., New York. [『言語を生みだす本能』上下巻, 椋田直子訳, 日本放送出版協会, 1995-96]
- POINCARÉ, J.-H. (1902), *La Science et L'Hypothése*. Ernest Flammarion, Paris. [『科学と仮説』河野伊三郎訳, 岩波文庫, 1938]
- POINCARÉ, J.-H. (1908), *La Science et Méthode*. Ernest Flammarion, Paris. [『科学と方法』吉田洋一訳, 岩波文庫, 1926]
- POINCARÉ, J.-H. (1913), *Dernierés Pensées*. Ernest Flammarion, Paris. [『晩年の思想』河野伊三郎訳, 岩波文庫, 1939]
- PORTER, R., LEMON, R. (1993), *Corticospinal Function and Voluntary Movement*. Clarendon Press, Oxford.
- PRINZ, W. (1987), "Ideomotor action". In HEUER, H., SANDERS, A.F. (eds.), *Perspectives on Perception and Action*. Erlbaum, Hillsdale (NJ), pp. 47-76.
- PRINZ, W. (1990), "A common-coding approach to perception and action". In NEUMANN, O., PRINZ, W. (eds.), *Relationship between Perception and Action: Current Approaches*. Springer, Berlin, pp. 167-203.
- PRINZ, W. (2002), "Experimental approaches to imitation". In PRINZ, W., MELTZOFF, A.N. (eds.), *The Imitative Mind: Development, Evolution and Brain Bases*. Cambridge University Press, Cambridge, pp. 143-162.
- RIZZOLATTI, G. (2005), "The mirror neuron system and imitation". In HURLEY, S., CHATER, N. (eds.), *Perspectives on Imitation. From Neuroscience to Social Science*. MIT Press, Cambridge (MA), vol. 1, pp. 55-76.
- RIZZOLATTI, G., SCANDOLARA, C., GENTILUCCI, M., MATELLI, M. (1981a), "Afferent properties of periarcuate neurons in macaque monkeys. I. Somatosensory responsens". In *Experimental Brain Research*, 2, pp. 125-146.
- RIZZOLATTI, G., SCANDOLARA, C., MATELLI, M., GENTILUCCI, M. (1981b), "Afferent properties of periarcuate neurons in macaque monkeys. II. Visual responsens". In *Experimental Brain Research*, 2, pp. 147-163.
- RIZZOLATTI, G., MATELLI, M., PAVESI, G. (1983), "Deficits in attention and movement following the removal of postarcuate (area 6) and prearcuate (area 8) cortex in macaque monkeys". In *Brain*, 206, pp. 655-673.
- RIZZOLATTI, G., GENTILUCCI, M., FOGASSI, L., LUPPINO, G., MATELLI, M., PONZONI MAGGI S. (1987), "Neurons related to goal-directed motor acts in inferior area 6 of the macaque monkey". In *Experimental Brain Research*, 67, pp. 220-224.
- RIZZOLATTI, G., GALLESE, V. (1988), "Mechanisms and theories of spatial neglect". In BOLLETT, F., GRAFMAN, J. (eds.), *Handbook of Neuropsychology*. Elsevier, Amsterdam, vol. 1,

pp. 223-246.

· RIZZOLATTI, G., GENTILUCCI, M. (1988), "Motor and visual-motor functions of the premotor cortex". In RAKIC, P., SINGER, W. (eds.), *Neurobiology of Neocortex*. John Wiley & Sons, Chichester, pp. 269-284.

· RIZZOLATTI, G., CAMARDA, R., FOGASSI, L., GENTILUCCI, M., LUPPINO, G., MATELLI, M. (1988), "Functional organization of area 6 in the macaque monkey. II. Area F5 and the control of distal movements". In *Experimental Brain Research*, 71, pp. 491-507.

· RIZZOLATTI, G., RIGGIO, L., SHELIGA, B.M. (1994), "Space and selective attention". In UMILTÀ, C., MOSCHOVITCH, M. (eds.), *Attention and Performance XV*. MIT Press, Cambridge (MA), pp. 231-265.

· RIZZOLATTI, G., FADIGA, L., GALLESE, V., FOGASSI, L. (1996a), "Premotor cortex and the recognition of motor actions". In *Cognitive Brain Research*, 3, pp. 131-141.

· RIZZOLATTI, G., FOGASSI, L., MATELLI, M., BETTINARDI, V., PAULESU, E., PERANI, D., FAZIO, F. (1996b), "Localization of grasp representations in humans by PET: 1. Observation versus execution". In *Experimental Brain Research*, 111, pp. 246-252.

· RIZZOLATTI, G., GALLESE, V. (1997), "From action to meaning: a neurophysiological perspective". In PETIT, J.-L. (ed.), *Les neurosciences et la philosophie de l'action*. Vrin, Paris, pp. 217-229.

· RIZZOLATTI, G., FADIGA, L., FOGASSI, L., GALLESE, V. (1997), "The space around us". In *Science*, 277, pp. 190-191.

· RIZZOLATTI, G., ARBIB, M.A. (1998), "Language within our grasp". In *Trends in Neurosciences*, 21, pp. 188-194. RIZZOLATTI, G., FADIGA, L. (1998), "Grasping objects and grasping action meanings: the dual role of monkey rostroventral premotor cortex (area F5)". In BOCK, G.R., CODE, J.A. (eds.), *Sensory Guidance of Movement*. Novartis Foundation Symposium 218, John Wiley & Sons, Chichester, pp. 269-284.

· RIZZOLATTI, G., LUPPINO, G., MATELLI, M. (1998), "The organization of the cortical motor system: new concepts". In *Electroencephalography and Clinical Neurophysiology*, 106, pp. 283-296.

· RIZZOLATTI, G., FOGASSI, L., GALLESE, V. (1999a), "Cortical mechanisms subserving object grasping and action recognition: a new view on the cortical motor functions". In GAZZANIGA, M.S. (ed.), *The Cognitive Neurosciences*, 2ª ed. MIT Press, Cambridge (MA), pp. 539-552.

· RIZZOLATTI, G., FADIGA, L., FOGASSI, L., GALLESE, V. (1999b), "Resonance behaviors and mirror neurons". In *Archives Italiennes de Biologie*, 137, pp. 83-99.

· RIZZOLATTI, G., BERTI, A., GALLESE, V., (2000) "Spatial neglect: neurophysiological bases, cortical circuits and theories". In BOLLER, F., GRAFMAN, J. (eds.), *Handbook of Neurophysiology*, 2ª ed. Elsevier, Amsterdam, pp. 503-537.

· RIZZOLATTI, G., LUPPINO, G. (2001), "The cortical motor system". In *Neuron*, 31, pp. 889-901.

- RIZZOLATTI, G., FOGASSI, L., GALLESE, V. (2001), "Neurophysiological mechanisms underlying the understanding and imitation of action". In *Nature Reviews Neuroscience*, 2, pp. 661-670.
- RIZZOLATTI, G., FOGASSI, L., GALLESE, V. (2002a), "Motor and cognitive functions of the ventral premotor cortex". In *Current Opinion in Neurobiology*, 12, pp. 149-154.
- RIZZOLATTI, G., FADIGA, L., FOGASSI, L., GALLESE, V. (2002b), "From mirror neurons to imitation: facts and speculations ". In MELTZOFF, A.N., PRINZ, W. (eds.), *The Imitative Mind. Development, Evolution, and Brain Bases*. Cambridge University Press, Cambridge, pp. 247-266.
- RIZZOLATTI, G., MATELLI, M. (2003), "Two different streams form the dorsal visual stream: anatomy and functions". In *Experimental Brain Research*, 153, pp. 146-157.
- RIZZOLATTI, G., CRAIGHERO, L. (2004), "The mirror neuron system". In *Annual Reviews of Neuroscience*, 27, pp. 169-192.
- RIZZOLATTI, G., BUCCINO, G. (2005), "The mirror neuron system and its role in imitation and language". In DEHAENE, S., DUHAMEL, J.-R., HAUSER, M.D., RIZZOLATTI, G. (eds.), *From Monkey Brain to Human Brain. A Fyssen Foundation Symposium*. MIT Press, Cambridge (MA), pp. 213-233.
- ROWE, J.B., TONI, I., JOSEPHS, O., FRACKOWIACK, R.S., PASSINGHAM, R.E. (2000), "The prefrontal cortex: response selection or maintenance within working memory". In *Science*, 288, pp. 1656-1660.
- ROYET, J.P., ZALD, D., VERSACE, R., COSTES, N., LAVENNE, F., KOENIG, O., GERVAIS, R. (2000), "Emotional responses to pleasant and unpleasant olfactory, visual and auditory stimuli: a positron emission tomography study". In *Journal of Neuroscience*, 20, pp. 7752-7759.
- ROYET, J.P., HUDRY, J., ZALD, D.H., GODINOT, D., GREGOIRE, M.C., LAVENNE, F., COSTES, N., HOLLEY, A. (2001), "Functional neuroanatomy of different olfactory judgements". In *Neuroimage*, 13, pp. 506-519.
- ROYET, J.P., PLAILLY, J., DELON-MARTIN, C., KAREKEN, D.A., SEGEBARTH, C. (2003), "fMRI of emotional responses to odors: influence of hedonic valence and judgement, handedness, and gender". In *Neuroimage*, 20, pp. 713-728.
- ROZIN, R., HAIDT, J., MCCAULEY, C.R. (2000), "Disgust". In LEWIS, M., HAVILAND-JONES, J.M. (eds.), *Handbook of Emotions*, 2ª ed. Guilford Press, New York, pp. 637-653.
- SAKATA, H., TAIRA, M., MURATA, A., MINE, S. (1995), "Neural mechanisms of visual guidance of hand action in the parietal cortex of the monkey". In *Cerebral Cortex*, 5, pp. 429-438.
- SCHIEBER, M.H., POLIAKOV, A.V. (1998), "Partial activation of the primary motor cortex hand area: effects of individuated movements". In *Journal of Neuroscience*, 18, pp. 9038-9054.
- SCHIENLE, A., STARK, R., WALKER, B., BLECKER, C., OTT, U., KIRSCH, P., SAMMER, G., VAITI, D. (2002), "The insula is not specifically involved in disgust processing:

an fMRI study". In *Neuroreport*, 13, pp. 2023-2036.
· SCHNEIDER, E.G. (1969), "Two visual systems". In *Science*, 163, pp. 895-902.
· SCOTT, T.R., PLATA-SALAMAN, C.R., SMITH, V.L., GIZA, B.K. (1991), "Gustatory neural coding in the monkey cortex: stimulus intensity". In *Journal of Neurophysiology*, 65, pp. 76-86.
· SELTZER, B., PANDYA, Y. (1994), "Parietal temporal and occipital projections to cortex of the superior temporal sulcus in the rhesus monkey: a retrograde trace study". In *The Journal of Comparative Neurology*, 243, pp. 445-463.
· SEYAL, M., MULL, B., BHULLAR, N., AHMAD, T., GAGE, B. (1999), "Anticipation and execution of a simple reading task enhance corticospinal excitability". In *Nature Reviews Neuroscience*, 2, pp. 661-670.
· SHIKATA, E., TANAKA, Y., NAKAMURA, H., TAIRA, M., SAKATA, H. (1996), "Selectivity of the parietal visual neurons in 3 Dorientation of surface of stereoscopic stimuli". In *Neuroreport*, 7, pp. 2389-2394.
· SHOWERS, M.J.C., LAUER, E.W. (1961), "Somatovisceral motor patterns in the insula". In *The Journal of Comparative Neurology*, 117, pp. 107-115.
· SINGER, T., SEYMUR, B., O'DOHERTY, J., KAUBE, H., DOLAN, R.J., FRITH, C.D. (2004), "Empathy for pain involves the affective but not the sensory components of pain". In *Science*, 303, pp. 1157-1162.
· SMALL, D.M., GREGORY, M.D., MAK, Y.E., GITELMAN, D., MESULAM, M.M., PARRISH, T. (2003), "Dissociation of neural representation of intensity and affective valuation in human gustation". In *Neuron*, 39, pp. 701-711.
· SPERRY, R.W. (1952), "Neurology and the mind-brain problem". In *American Scientist*, 40, pp. 291-312.
· SPRENGELMEYER, R., RAUSCH, M., EYSEL, U.T., PRZUNTEK, H. (1998), "Neural structures associated with recognition of facial expressions of basic emotions". In *Proceedings of Royal Society of London Series B Biological Sciences*, 265, pp. 1927-1931.
· STEIN, J.F. (1992), "The representation of egocentric space in the posterior parietal cortex". In *Behavioral and Brain Sciences*, 15, pp. 691-700.
· STERN, D.N. (1985), *The Interpersonal World of the Infant*. Basic Books, New York.
· SWADESH, M. (1972), *The Origin and Diversification of Language*. Routledge & Kegan Paul, London.
· TAIRA, M., MINE, S., GEORGOPULOS, A.P., MURATA, A., SAKATA, H. (1990), "Parietal cortex neurons of the monkey related to the visual guidance of hand movement". In *Experimental Brain Research*, 83, pp. 29-36.
· TANIJ, J. (1994), "The supplementary motor area in the cerebral cortex". In *Neuroscience Research*, 19, pp. 251-268.
· TANNÉ, J., BOUSSAOUD, D., BOYERZELLER, N., ROUILLER, E.M. (1995), "Direct visual pathways for reaching movements in the macaque monkeys". In *Neuroreport*, 7, pp. 267-272.

· TANNER, J.E., BYRNE, R.W. (1996), "Representation of action through iconic gesture in a captive lowland gorilla". In *Current Antropology*, 37, pp. 162-173.
· TOBIAS, P.V. (1987), "The brain of Homo habilis: a new level of organization in cerebral evolution". In *Journal of Human Evolution*, 16, pp. 741-761.
· TOKIMURA, H., TOKIMURA, Y., OLIVIERO, A., ASAKURA, T., ROTHWELL, J.C. (1996), "Speech-induced changes in corticospinal excitability". In *Annual of Neurology*, 40, pp. 628-634.
· TOMASELLO, M., CALL, J. (1997), *Primate Cognition*. Oxford University Press, Oxford.
· TOMASELLO, M., CALL, J., WARREN, J., FROST, G.T., CARPENTER, M., NAGEL, K. (1997), "The ontogeny of chimapanzee gestural signals: a comparison across groups and generations". In *Evolution of Communication*, 1, pp. 223-259.
· TREVARTHEN, C.B. (1968), "Two mechanisms of vision in primate". In *Psychologische Forschung*, 31, pp. 299-337.
· UMILTÀ, M.A., KOHLER, E., GALLESE, V., FOGASSI, L., FADIGA, L., KEYSERS, C., RIZZOLATTI, G. (2001), "'I know what you are doing: a neurophysiological study". In *Neuron*, 32, pp. 91-101.
· UNGERLEIDER, L., MISHKIN, M. (1982), "Two cortical visual systems". In INGLE, D.J., GOODALE, M.A., MANSFIELD, R.J.W. (eds.), *Analysis of Visual Behavior*. MIT Press, Cambridge (MA), pp. 549-586.
· VANHOOF, J.A.R.A.M. (1962), "Facial expressions in higher primate". In *Symposium of the Zoological Society of London*, pp. 97-125.
· VANHOOF, J.A.R.A.M. (1967), "The facial displays of the catarrhine monkeys and apes". In MORRIS, D. (ed.), *Primate Ethology*. Weidenfield & Nicholson, London, pp. 7-68.
· VISALBERGHI, E., FRAGASZY, D. (1990), "Do monkeys ape?". In PARKER, S.T., GIBSON K.R. (eds.), *"Language" and Intelligence in Monkeys and Apes*. Cambridge University Press, Cambridge, pp. 247-273.
· VISALBERGHI, E., FRAGASZY, D. (2002), "Do monkeys ape? Ten years after". In DAUTENHAHN, K., NEHANIV, C. (eds.), *Imitation in Animals and Artifacts*. MIT Press, Boston (MA), pp. 471-499.
· VUILLEMIEUR, P., VALENZA, N., MAYER, E., REVERDIN, A., LANDIS, T. (1998), "Near and far space in unilateral neglect". In *Annals of Neurology*, 43, pp. 406-410.
· VYGOTSKIJ, L.S. (1934), *Thought and Language*. MIT Press, Cambridge (MA).
· WATKINS, K.E., STRAFELLA, A.P., PAUS, T. (2003), "Seeing and hearing speech excites the motor system involved in speech production". In *Neurophysiologia*, 41, pp. 989-994.
· WEINRICH, M., WISE, S.P. (1982), "The premotor cortex of the monkey". In *Journal of Neuroscience*, 2, pp. 1329-1345.
· WELFORD, A.T. (1968), *Fundamentals of Skill*. Methuen, London.
· WICKER, B., KEYSERS, C., PLAILLY, J., ROVET, J.P., GALLESE, V., RIZZOLATTI, G. (2003), "Both of us disgusted in my insula: the common neural basis of seeing and feeling

disgust". In *Neuron*, 40, pp. 655-664.

· WISE, S.P., BOUSSAOUD, D., JOHNSON, P.B., CAMINITI, R. (1997), "Premotor and parietal cortex: corticocortical connectivity and combinatorial computations". In *Annual Reviews of Neuroscience*, 20, pp. 25-42.

· WOHLSCHLÄGER, A., GATTIS, M., BEKKERING, H. (2003), "Action generation and action perception in imitation: an instance of ideomotor principle". In *Philosophical Transactions of Royal Society of London Series B Biological Sciences*, 358, pp. 501-515.

· WOOLSEY, C.N. (1958), "Organization of somatic sensory and motor areas of the cerebral cortex". In HARLOW, H.F., WOOLSEY, C.N. (eds.), *Biological and Biochemical Bases of Behavior*. University of Wisconsin Press, Madison, pp. 63-81.

· WOOLSEY, C.N., SETTLAGE, P.H., MEYER, D.R., SENCER, W., PINTO HAMUY, T., TRAVIS, A.M. (1952), "Patterns of localization in precentral and 'supplementary' motor areas and their relation to the concept of a premotor area". In *Research in Nervous and Mental Disease*. 30, pp. 238-264.

· WUNDT, W. (1916), *Elements of Folk Psychology*. English translation, Macmillan, New York.

· YAXLEY, S., ROLLS, E.T., SIENKIEWICZ, Z.J. (1990), "Gustatory responses of single neurons in the insula of macaque monkey". In *Journal of Neurophysiology*, 63, pp. 689-700.

· YOKOCHI, H., TANAKA, M., KUMASHIRO, M., IRIKI, A. (2003), "Inferior parietal somatosensory neurons coding face-hand coordination in Japanese macaques". In *Somatosensory & Motor Research*, 20, pp. 115-125.

· ZAHN-WAXLER, C., RADKE-YARROW, M., WAGNER, E., CHAPMAN, M. (1992), "Development of concern of others". In *Developmental Psychology*, 28, pp. 126-136.

· ZALD, D.H. (2003), "The human amygdala and the emotional evaluation of sensory stimuli". In *Brain Research Reviews*, 41, pp. 88-123.

· ZALD, D.H., PARDO, J.V. (1997), "Emotion, olfaction, and the human amygdala: amgydala activation during aversive olfactory stimulation". In *Proceedings of the National Academy of Sciences of USA*, 94, pp. 4119-4124.

· ZALD, D.H., DONNDELINGER, M.J., PARDO, J.V. (1998a), "Elucidating dynamic brain interactions with across-subjects correlational analyses of positron emission tomographic data: the functional connectivity of the amygdala and orbitofrontal cortex during olfactory tasks". In *Journal of Cerebral Blood Flow Metabolism*, 18, pp. 896-905.

· ZALD, D.H., LEE, J.T., FLUEGEL, K.W., PARDO, J.V. (1998b), "Aversive gustatory stimulation activates limbic circuits in humans". In *Brain*, 121, pp. 1143-1154.

· ZALD, D.H., PARDO, J.V. (2000), "Functional neuroimaging of the olfactory system in humans". In *International Journal of Psyhophysiology*, 36, pp. 165-181.

· ZIPSER, D., ANDERSEN, R.A. (1988), "A back propagation programmed network that simulates response properties of a subset of posterior parietal neurons". In *Nature*, 331, pp. 679-684.

原注

第1章

注1　Woolsey et al.（1952）; Woolsey（1958）; Penfield and Rasmussen（1950）.

注2　Brodmann（1909）.

注3　Henneman（1984）.

注4　同上.

注5　Matelli et al.（1985; 1991）; Petrides and Pandya（1997）.

注6　Matsumura and Kubota（1979）; Muakkassa and Strick（1979）; Matelli et al.（1986）; Luppino et al.（1993）を参照のこと.

注7　Keizer and Kuypers（1989）; He et al.（1993; 1995）; Galea and Darian-Smith（1994）; Rizzolatti and Luppino（2001）からさらなる情報が入手できる.

注8　Fuster（1989）を参照のこと.

注9　Colby et al.（1988）; Colby and Duhamel（1991）; Tanné et al.（1995）; Lacquaniti et al.（1995）; Caminiti et al.（1996）; Rizzolatti et al.（1997）; Wise et al.（1997）を参照のこと.

注10　Mountcastle et al.（1975）; Hyvärinen（1981）; Andersen（1987）; Sakata et al.（1995）を参照のこと.

注11　さらに詳しくは, Rizzolatti et al.（1998）を参照のこと.

第2章

注1　たとえば, Schieber and Poliakov（1998）; Fogassi et al.（2001）を参照のこと. 上記の文献に対する論評は, Porter and Lemon（1993）に見られる.

注2　たとえば, Evarts et al.（1984）; Weinrich and Wise（1982）を参照のこと.

注3　Rizzolatti and Gentilucci（1988）; Rizzolatti et al.（1988）.

注4　Jeannerod et al.（1995）.

注5　Rizzolatti and Gentilucci（1988）.

注6　たとえば, Rizzolatti et al.（1988）を参照のこと.

注7　Murata et al.（1997）. Rizzolatti et al.（2000）; Gallese（2000）も参照のこと.

注8　Perani et al.（1995）; Martin et al.（1996）; Grafton et al.（1997）; Chao and Martin

(2000); Binkofski et al. (1999); Ehrsson et al. (2000)を参照のこと.
注9　Sakata et al. (1995).
注10　Murata et al. (2000).
注11　Gallese et al. (1994)を参照のこと.
注12　Fogassi et al. (2001)を参照のこと.
注13　Binkofski et al. (1998).
注14　Binkofski et al. (1999).
注15　Gibson (1979).
注16　同上.
注17　たとえば, Fagg and Arbib (1998)を参照のこと.
注18　たとえば, Rizzolatti and Luppino (2001)を参照のこと.
注19　Petrides and Pandya (1984).
注20　Goodale and Milners (1992).
注21　Ungerleider and Mishkin (1982).
注22　Ingle (1967; 1973).
注23　Trevarthen (1968).
注24　Schneider (1969).
注25　Milner and Goodale (1995).
注26　Jeannerod (1994).　このモデルのもっと精巧なヴァージョンは, Jacob and Jeannerod (2003)を参照のこと.
注27　グッデイルとミルナーのモデルに対する批判的論評はGallese et al. (1999)を参照のこと.
注28　Bisiach and Vallar (2000).
注29　De Renzi (1982).
注30　Galletti et al. (1999; 2001); Gamberoni et al. (2002)を参照のこと.
注31　Rizzolatti and Matelli (2003)を参照のこと.
注32　Livet (1997)を参照のこと.
注33　Rizzolatti and Gallese (1997)を参照のこと.
注34　Mead (1907).
注35　Mead (1938)を参照のこと.
注36　Gallese (2000).
注37　Petit (1999).
注38　Jeannerod (1994; 1997)を参照のこと.
注39　Jacob and Jeannerod (2003).
注40　Sperry (1952).
注41　Merleau-Ponty (1945).
注42　Changeux and Ricoeur (1998).

第３章

注1　Gentilucci et al. (1988); Godschalk et al. (1984).

注2　Rizzolatti et al. (1981a, b).

注3　Fogassi et al. (1992; 1996a, b); Graziano et al. (1994).

注4　Graziano et al. (1999).

注5　Fogassi et al. (1996a); Graziano et al. (1997).

注6　Berthoz (1997).

注7　Gentilucci et al. (1983); Fogassi et al. (1996a, b).

注8　同じような受容野は，下頭頂小葉の凸状体にあるPF領域にも見られる．さらに詳しくは，Fogassi et al. (1998); Rizzolatti et al. (2000)などを参照のこと．

注9　たとえば，Stein (1992)を参照のこと．

注10　Andersen et al. (1997); Colby and Goldberg (1999)を参照のこと．

注11　Gentilucci et al. (1983; 1988); Graziano and Gross (1995; 1997; 1998).

注12　Zipser and Andersen (1988).

注13　他の解法はBruce (1988); Goldberg and Bruce (1990); Goldberg et al. (1990)などに見られる．

注14　Rizzolatti et al. (1983).

注15　Halligan and Marshall (1991). Berti and Frassinetti (2000); Berti and Rizzolatti (2002)も参照のこと．

注16　Cowey et al. (1994). こうした分離状態はCoweyによって再び発見され，Cowey et al. (1999); Vuillemieur et al. (1998); Frassinetti et al. (2001)に報告されている．

注17　di Pellegrino et al. (1997); Làdavas et al. (1998a, b)も参照のこと．

注18　Bremmer et al. (2001).

注19　Mach (1905).

注20　Poincaré (1913).

注21　Poincaré (1908).

注22　同上〔傍点，筆者〕.

注23　同上.

注24　同上.

注25　Butterworth and Harris (1994)を参照のこと．

注26　Piaget (1936). Berti and Rizzolatti (2002)も参照のこと．

注27　Poincaré (1908).

注28　Fogassi et al. (1996a). Chieffi et al. (1992)も参照のこと．

注29　Iriki et al. (1996).

注30　Aglioti et al. (1996)も参照のこと．

注31　Berti and Frassinetti (2000). Berti et al. (2001)も参照のこと．

注32　Bubner (1976).

注33　Merleau-Ponty (1945).

注34 Husserl(1931).
注35 Marshall and Halligan(1988).

第4章

注1 di Pellegrino et al. (1992).
注2 Rizzolatti et al. (1996a); Gallese et al. (1996).
注3 Ferrari et al. (2003).
注4 Van Hoof(1962; 1967)に加えて，Maestripieri(1996)も参照のこと.
注5 Perrett et al. (1989; 1990)を参照のこと.
注6 Selzer and Pandya(1994).
注7 とくに, Petrides and Pandya(1984)を，そしてMatelli et al. (1986)を参照のこと．この点に関するさらなる詳細は本書の第1章を参照のこと.
注8 Leinonen et al. (1979); Leinonen and Nyman(1979); Hyvärinen(1981). Graziano and Gross(1995)も参照のこと.
注9 Fogassi et al. (1998); Gallese et al. (2002).
注10 Jeannerod(1994).
注11 なかでも，Byrne(1995); Tomasello and Call(1997); Visalberghi and Fragaszy(1990; 2002)を参照のこと.
注12 di Pellegrino et al. (1992).
注13 Jellema et al. (2000; 2002).
注14 Umiltà et al. (2001).
注15 Kohler et al. (2002); Keynes et al. (2003)も参照のこと.
注16 Fogassi et al. (2005).
注17 他の例については，Yokochi et al. (2003)を参照のこと.
注18 Lurija(1973).

第5章

注1 Gastaut and Bert(1954); Cohen-Seat et al. (1954).
注2 Altschuler et al. (1997; 2000); Cochin et al. (1998; 1999).
注3 Fadiga et al. (1995). Maeda et al. (2002)も参照のこと.
注4 Gangitano et al. (2001).
注5 Decety et al. (1994).
注6 Rizzolatti et al. (1996b). Grafton et al. (1996); Grèzes et al. (1998; 2001)も参照のこと.
注7 Campbell(1905).

注8　Petrides and Pandya (1997).
注9　Krams et al. (1998); Binkofski et al. (1999); Ehrsson et al. (2000).
注10　Grézes and Decety (2001); Heyes (2001) を参照のこと.
注11　Buccino et al. (2001).
注12　Iacoboni et al. (2005).
注13　Merleau-Ponty (1945).
注14　Buccino et al. (2004a).
注15　これらの研究の包括的な見解は, Allison et al. (2000) を参照のこと.
注16　Calvo-Merino et al. (2005).
注17　Dan Sperberの私信より.

第6章

注1　たとえば, Bekkering and Wohlschläger (2002); Wohlschläger et al. (2003) を参照のこと.
注2　たとえば, Byrne (1995); Tomasello and Call (1997); Visalberghi and Fragaszy (2002) を参照のこと.
注3　たとえば, Welford (1968); Massaro (1990) を参照のこと.
注4　Lotze (1852); James (1890). ジェイムズは著書の*The Principles of Psychology*(「心理学の根本問題」)の中でロッツェの*Medicinische Psychologie*(『医療心理学』)からたびたび引用しており, 第26章では, 私たちの日常的行為の大半は, 「明確な決意」やきっぱりとした決断を必要とせず, 概念や表象の出現に「躊躇なくただちに」続く(ただし, 「相反する考えが心に」ない場合)という事実に注意を喚起している. 「私たちは凍りつくような朝に火の気のない部屋でベッドから起き出すのがどのようなものか, その試練に抵抗する内なる力がどれほどのものかを知っている. おそらくほとんどの人が, 朝どうしても踏ん切りがつかず, 横になったままずるずると一時間も過ごしたことがあると思う. かなり遅れるだろうとか, きょうの仕事に差し障りが出るだろうなどと考え, 『起きなくてはいけない. これは恥ずべきことだ』などと自分に言い聞かせる. それでもまだ温かいベッドはあまりにも心地良く寒い外はあまりにもつらすぎて, いよいよ抵抗を振りきり思いきって行動に出るという瞬間に決意が鈍り実行が先延ばしになる. さてこのような状況下で, 私たちはいったいどうやって起き上がるのだろうか. もし私自身の経験を一般論として述べさせてもらえるなら, たいていの場合, 何の葛藤も決意もなしに起き上がるものだ. 気がつくと, もう起きている. 折良く意識の喪失が起こり, 私たちは温かさも寒さも忘れてしまう. その日の生活と結びついた白昼夢のようなものに陥り, その中で考えが閃く. 『ほら, これ以上寝ていてはいけない』——幸いにもこの瞬間, この考えは, それと対立したりそれを麻痺させたりするような連想を喚起することはなく, その

結果，適切な運動がただちに実行に移される．葛藤の間，動きを麻痺させ，起きようという考えを意志ではなく，願望の状態に押しとどめたのは，温かさと寒さ，両方の痛烈な意識だ．だからこの抑圧的な考えが消滅した瞬間，本来の考えが効果を現したのだ」(James, 1890)．

注5 Greenwald(1970)．

注6 Bekkering et al. (2000); Bekkering(2002)．

注7 Iacoboni et al. (1999; 2001)．

注8 Nishitani and Hari(2000); Nishitani and Hari(2002)も参照のこと．

注9 Heiser et al. (2003)．

注10 Iacoboni et al. (2001); 同様の実験についてはKoski et al. (2002; 2003)も参照のこと．

注11 Byrne and Russon(1998); Byrne(2002; 2003)．

注12 Buccino et al. (2004b)．

注13 たとえば，Fuster and Alexander(1971); Funahashi et al. (1990)を参照のこと．

注14 同様の解釈は，Passingham et al. (2000); Rowe et al. (2000)に見られる．

注15 Meltzoff and Moore(1977)．

注16 Darwin(1872)．

注17 Rizzolatti and Arbib(1998); Fogassi and Ferrari(2005)．

注18 Liberman(1993); Liberman and Whalen(2000)も参照のこと．

注19 Mead(1910)．

注20 De Waal(1982); Tanner and Byrne(1996); Tomasello et al. (1997)．

注21 Vygotskij(1934)．

注22 Cheney and Seyfarth(1990)．

注23 Pinker(1994)．ピンカー自身，自嘲気味に，「この考えには，ディンドン説〔訳注 周囲の環境から受ける刺激に音声で反応したことからヒトの言語が生じたとする説〕(あるいは，リリー・トムリンの「ヒトが最初に言った文は『なんて毛深い背中でしょう！』」という意見)同様，有力な証拠がない」と認めていることは特記しておく必要がある(同書)．

注24 Hauser et al. (2002)．

注25 Jüergens(2002)．

注26 Condillac(1746)．

注27 Wundt(1916)．

注28 たとえば，Armstrong et al. (1995); Armstrong(1999); Corballis(1992; 2002; 2003)などを参照のこと．

注29 MacNeilage(1998)．

注30 Corballis(2002)．

注31 Arbib(2002; 2005)．

注32 Tobias(1987); Holloway(1983; 1985); Falk(1983)．

注33 Donald(1991)．

注34 Paget(1930)．「原始的言語」の概念については，Bickerton(1995)を参照のこと．

注35　Swadesh (1972).
注36　Meister et al. (2003). Tokimura et al. (1996); Seyal et al. (1999) も参照のこと.
注37　Gentilucci et al. (2001).
注38　Gentilucci (2003).
注39　Hanlon et al. (1990).
注40　Hadar et al. (1998).
注41　Liberman (1975).
注42　たとえば, Gibson and Jessee (1999) を参照のこと.
注43　Liberman and Whalen (2000).
注44　Rizzolatti and Buccino (2005).
注45　Fadiga et al. (2002).
注46　Watkins et al. (2003).
注47　Pinker (1994).

第7章

注1　Darwin (1872).
注2　同上.
注3　Field et al. (1982).
注4　Stern (1995).
注5　Bretherton et al. (1986); Zahn-Waxler et al. (1992).
注6　嫌悪の典型的な反応の最近の分類は, Rozin et al. (2000) を参照のこと.
注7　Mesulam and Mufson (1982a, b); Mufson and Mesulam (1982) を参照のこと.
注8　Yaxley et al. (1990); Scott et al. (1991); Augustine (1996).
注9　Bruce et al. (1981); Perrett et al. (1982; 1984; 1985); Desimone et al. (1984).
注10　Craig (2002).
注11　Kaada et al. (1949); Frontera (1956); Showers and Lauer (1961).
注12　Mesulam and Mufson (1982a).
注13　Zald et al. (1998a); Zald and Pardo (2000); Royet et al. (2003).
注14　Royet et al. (2000; 2001; 2003); Zald and Pardo (1997); Zald et al. (1998b); Zald (2003).
注15　Penfield and Faulk (1955); Krolak-Salmon et al. (2003).
注16　Phillips et al. (1997; 1998); Sprengelmeyer et al. (1998); Schienle et al. (2002).
注17　Phillips et al. (1997).
注18　Krolak-Salmon et al. (2003).
注19　Calder et al. (2000).
注20　Adolphs et al. (2003).
注21　Wicker et al. (2003).

注22　たとえば，Calder et al.（2001）を参照のこと.
注23　Hutchison et al.（1999）.
注24　Singer et al.（2004）.
注25　たとえば，Damasio（2003）; Adolphs（2001; 2002; 2003）を参照のこと.
注26　Damasio（2003）.
注27　同上.
注28　同上.
注29　James（1890）.

著者 **ジャコモ・リゾラッティ** Giacomo Rizzolatti

1937年生まれ。世界的に有名な神経生理学者。パルマ大学名誉教授。1990年代初め、同大の人間生理学教授、神経科学科長として指揮した研究チームがミラーニューロンを発見。大脳皮質の運動系とミラーニューロンに関する研究は、「サイエンス」「ニューロン」「米国科学アカデミー紀要」「パブリック・ライブラリー・オブ・サイエンス」「ブレイン」「トレンズ・イン・ニューロサイエンスィズ」などの権威ある科学専門誌に掲載され、認知科学の議論に重大な影響を与えてきた。現在、欧州学術院会員、アカデミア・ナツィオナーレ・デイ・リンチェイ会員、アメリカ芸術科学アカデミー外国人名誉会員、フランス科学アカデミー外国人名誉会員。おもな受賞歴にゴルジ生理学賞、認知神経科学協会ジョージ・ミラー賞、グロマイヤー心理学賞、アカデミア・ナツィオナーレ・デイ・リンチェイのフェルトリネリ医学賞がある。

コラド・シニガリア Corrado Sinigaglia

1966年生まれ。ミラノ大学科学哲学教授。数年にわたってルーヴァン、パリ、ジェノバで知覚の現象学と行為の哲学を研究。科学と数学の歴史、認識論、確率の基礎に関する諸論文の著者でもある。2006年当時、イタリア論理学・科学哲学協会運営委員、科学振興のための「ピエロ・カルディローラ」国際センター会員。

訳者 **柴田裕之** Yasushi Shibata

1959年生まれ。翻訳家。早稲田大学理工学部、アーラム大学卒。訳書にハラリ『ホモ・デウス』『サピエンス全史』(以上、河出書房新社)、ベジャン『流れとかたち』『流れといのち』『自由と進化』、コーク『身体はトラウマを記録する』(以上、紀伊國屋書店)、コルカー『統合失調症の一族』(早川書房)、ガロー『格差の起源』(監訳、NHK出版)、ファーガソン『大惨事の人類史』(東洋経済新報社)ほか多数。

監修者 **茂木健一郎** Ken Mogi

1962年生まれ。ソニーコンピュータサイエンス研究所シニアリサーチャー。東京大学大学院特任教授。専門は脳科学、認知科学。著書に『脳とクオリア』(講談社学術文庫)、『脳と仮想』(第4回小林秀雄賞、新潮社)、『今、ここからすべての場所へ』(第12回桑原武夫学芸賞、筑摩書房)、『クオリアと人工意識』(講談社現代新書)ほか。IKIGAIやNAGOMIに関する英語の著作が多数の言語に翻訳されている。

ミラーニューロン　新装版
2023年5月16日　第1刷発行

発行所　株式会社 紀伊國屋書店
東京都新宿区新宿 3-17-7
出版部（編集）　電話 03（6910）0508
ホールセール部（営業）　電話 03（6910）0519
東京都目黒区下目黒 3-7-10
郵便番号 153-8504

印刷・製本　中央精版印刷

ISBN978-4-314-01199-0 C0040
Printed in Japan
定価は外装に表示してあります